Peter Kirsch • Nina Haible-Baer

Therapie-Tools ADHS im Erwachsenenalter

Mit E-Book inside und Arbeitsmaterial

2., neu ausgestattete Auflage

BELTZ

Prof. Dr. Peter Kirsch
Zentralinstitut für Seelische Gesundheit
J 5
68159 Mannheim
E-Mail: peter.kirsch@zi-mannheim.de

Dr. Nina Haible-Baer
Goethe-Universität Frankfurt
Lehrambulanz am Zentrum für Psychotherapie
Varrentrappstr. 40-42
60486 Frankfurt am Main
E-Mail: haible-baer@zpt-gu.de

FSC
www.fsc.org
MIX
Papier | Fördert gute Waldnutzung
FSC® C089473

Dieses Buch ist erhältlich als:
ISBN 978-3-621-29238-2 Print
ISBN 978-3-621-29239-9 E-Book (PDF)

2., neu ausgestattete Auflage 2024

Beltz Verlagsgruppe GmbH & Co. KG
Werderstraße 10, 69469 Weinheim
Service@beltz.de

Lektorat: Karin Ohms
Einbandgestaltung/Umschlaggestaltung: Lina-Maire Oberdorfer
Herstellung: Lelia Rehm
Satz: Markus Schmitz, Altenberge
Gesamtherstellung: Beltz Grafische Betriebe, Bad Langensalza
Printed in Germany

Weitere Informationen zu unseren Autor_innen und Titeln finden Sie unter: www.beltz.de

Inhalt

Verzeichnis der Arbeits- und Informationsblätter

9 Zeitmanagement

10 Organisationstechniken und Mittel gegen Vergesslichkeit

11 Prokrastination

Vorwort

Es ist inzwischen klar, dass ADHS auch im Erwachsenenalter als eine eher häufige psychische Störung angesehen werden kann. Trotzdem sind psychotherapeutische Ansätze zur Behandlung der Störung eher rar gesät, was zum einen daran liegen mag, dass eine wirksame pharmakologische Behandlung vorhanden ist, zum anderen aber erstaunt, da die Nachfrage nach psychotherapeutischer Unterstützung bei Betroffenen nach unserer Wahrnehmung erstaunlich groß ist.

Mit dem vorliegenden Therapie-Tools-Band möchten wir diesem Mangel ein Stück weit begegnen und den Behandelnden eine Reihe von Materialien an die Hand geben, die hilfreich sein können, nicht nur die Kernsymptome, sondern auch die vielfältigen Probleme, die ADHS-Betroffene im Alltag aufgrund ihrer Symptome erleben, zu adressieren.

Die Idee der Therapie-Tools-Reihe ist es ja, Therapeutinnen und Therapeuten eine gewisse Vielfalt von praktischen Materialien zur Verfügung zu stellen. Im vorliegenden Buch verstehen wir diese Breite insbesondere im Hinblick auf die Problembereiche, die wir adressieren möchten, und weniger im Hinblick auf die therapeutischen Techniken, die zum Einsatz kommen. Zwar finden sich Kapitel zu kognitiven Verfahren (Kap. 6) oder zur Achtsamkeit (Kap. 7), aber zentral in der Behandlung der ADHS ist in unseren Augen eine Mechanismus-zentrierte Behandlung der Impulsstörung. Daher ziehen sich die Ansätze zur Impulskontrolle wie ein roter Faden durch die Kapitel des Buchs und es ist dringend anzuraten, das Thema »Mangelnde Hemmung von Impulsen« (Kap. 3) mit den Betroffenen prioritär zu bearbeiten.

Dass wir zu einer Mechanismus-zentrierten Behandlung raten, liegt sicher in nicht unerheblichem Maße daran, dass unser störungsspezifisches Wissen über die neurobiologischen Mechanismen der ADHS inzwischen ziemlich breit ist. Deswegen haben wir ein recht umfangreiches Kapitel zur Psychoedukation (Kap. 2) aufgenommen und empfehlen, dieses mit den Patientinnen und Patienten zu bearbeiten und sie damit auf die Behandlung ihrer Störung vorzubereiten.

Ansonsten haben wir in diesem Buch, auch dies folgt ja der Tradition der Reihe, versucht, die thematischen Einführungen eher kurz zu halten und spezifische Informationen und theoretische Hintergründe in Infoblättern darzustellen, die sich dann in erster Linie an die Therapeutinnen und Therapeuten richten. Daneben finden sich aber auch etliche Infoblätter, die behandlungsspezifisches Wissen für die Patientinnen und Patienten aufbereiten und damit den Betroffenen die Möglichkeit geben, das Behandlungsrational besser zu verstehen. Insgesamt finden sich also drei Arten von Infoblättern im Buch, solche, die mit einem »T« markiert sind und die insbesondere Ihr störungs- und behandlungsspezifisches Wissen erweitern sollen, die Sie aber durchaus mit entsprechend interessierten und differenzierten Patientinnen und Patienten teilen können, solche, die mit »T« und »P« markiert sind, bei denen wir dazu raten, sie gemeinsam mit den Patientinnen oder Patienten zu studieren, und solche, die mit »P« markiert sind und den Betroffenen nötiges Wissen für Übungen vermitteln und zur Lektüre mitgegeben werden können. Analog finden Sie auch Arbeitsblätter, die mit »P« und »T« markiert sind, hier empfehlen wir die gemeinsame Bearbeitung in der Sitzung, und solche, die nur mit »P« markiert sind und die sich entsprechend gut als Hausaufgabe eignen.

Ein paar grundlegende Gedanken zur Arbeit mit Patientinnen und Patienten mit ADHS und Hinweise zur Benutzung dieses Buchs finden Sie auch noch mal im Kapitel 1.

Dieses Buch ist das Ergebnis unserer langjährigen Arbeit mit Patientinnen und Patienten mit ADHS, die vor mehr als zehn Jahren mit dem Erscheinen unseres Gruppenmanuals *TADSE* erste Früchte getragen hat. Die Weiterentwicklung unserer Erfahrungen mit diesem Behandlungsansatz ist jetzt maßgeblich in dieses Buch geflossen und daher sind wir insbesondere unseren Patientinnen und Patienten zu großem Dank verpflichtet, die uns diese Erfahrungen ermöglicht haben und uns zum einen manchmal die Grenzen unserer Ideen aufzeigen, auf der anderen Seite aber auch durch ihr positives und konstruktives Feedback in unserer Arbeit ermutigen. Den Psychotherapeutinnen und Psychotherapeuten in Ausbildung, die im Rahmen von Workshops schon einmal Materialien ausprobiert und uns kritische Rückmeldung gegeben haben, sind wir ebenfalls zu Dank verpflichtet. Danken möchten wir auch unserer Lektorin Karin Ohms vom Beltz Verlag, die uns immer wieder auf die Spur gebracht hat, was nicht so einfach war, gerade wenn die Fertigstellung des Buchs in die Zeit einer Pandemie fällt, die uns viele neue Erfahrungen und unerwartete Aufgaben abverlangt hat. Ellen Schmucker danken wir für die Unterstützung beim Korrekturlesen.

Schlussendlich müssen wir natürlich auch unseren Familien und Partnern danken, die mit Nachsicht und Ermutigung den Entstehungsprozess begleitet haben und sich mit uns freuen, dass wir nun das fertige Werk vor uns haben.

Ihnen, liebe Leserinnen und Leser, danken wir, dass Sie das Buch zur Hand genommen und im (für uns und den Verlag) besten Fall sogar gekauft haben und wünschen Ihnen viel Freude bei der Lektüre und Erfolg bei der Anwendung der Therapie-Tools.

Mannheim und Gießen, im Februar 2021

Peter Kirsch
Nina Haible-Baer

1 Ein paar grundlegende Überlegungen

Die Aufmerksamkeitsdefizit-Hyperaktivitätsstörung (ADHS) des Erwachsenenalters ist in vielerlei Hinsicht ein besonderes Störungsbild. Lange Zeit galt die Störung als ein rein kinder- und jugendpsychiatrisches Problem, die Betroffenen wurden von Kinder- und Jugendpsychiater*innen und Pädiater*innen behandelt, seltener auch von Psychotherapeut*innen des Kindes- und Jugendalters, wenn sie denn Kapazitäten hatten. Aber auch diese Kinder wurden irgendwann erwachsen und mittlerweile wissen wir, dass ca. 2/3 der Betroffenen auch als Erwachsene noch mit ADHS-assoziierten Problemen zu kämpfen haben. Und das ist dann eine Herausforderung auch für Psychotherapeut*innen.

Eine andere Besonderheit der Störung ist, dass es kein anderes Störungsbild im Bereich psychischer Erkrankungen gibt, bei dem eine so wirksame und spezifische medikamentöse Behandlung zur Verfügung steht wie bei ADHS. Trotzdem gibt es eine große Nachfrage nach einer psychotherapeutischen Behandlung. Und dies gilt nicht nur für die Kinder, sondern ganz besonders auch für die Erwachsenen mit ADHS. Viele der betroffenen Erwachsenen suchen nach nachhaltiger Veränderung. Sie wünschen sich Strategien und Vorgehensweisen, die ihnen helfen, ihre besondere Art auszugleichen. Eine alleinige medikamentöse Behandlung wird diesen Wünschen häufig nicht gerecht. Dazu zeigt sich bei vielen Betroffenen eine Komorbidität etwa mit Depressionen und Ängsten, die eine Psychotherapie mit dem Fokus auf eine Rückfallprophylaxe erfordern. Betroffene müssen lernen, sich selbst und ihre Kräfte und Ressourcen richtig einzuschätzen. Mit viel Kraftaufwand können sie oft einiges ausgleichen und sich einige Zeit in einer Welt zurechtfinden, die, wie es einmal einer unserer Patient*innen ausdrückte, »für anders tickende Menschen gemacht ist«. Diese Anpassungsleistung bringt die Betroffenen aber regelhaft an den Rand ihrer Kräfte und teilweise darüber hinaus. Als Therapeut*in muss man dabei immer beachten, dass die Betroffenen ihren eigenen Weg finden müssen. Für sie ist es keine Kleinigkeit, den Alltag zu managen, alle Termine zu erinnern und pünktlich zu sein. Die Organisation des Alltags und die Koordination von banalen Dingen, wie z.B. noch etwas zu essen im Haus zu haben und das Hemd für den wichtigen Termin einige Tage vorher schon zur Reinigung zu bringen, stellt für sie regelhaft eine hohe Hürde und Herausforderung dar. Was für einen Menschen ohne ADHS im Normalfall gut gelingt, erfordert von ADHS-Betroffenen eine Menge bewusstes Vorausdenken und somit aktives, bedachtes, auf die Zukunft ausgerichtetes Handeln.

ADHS hat eine hohe genetische Komponente, in der Regel findet man in Familien über die Generationen hinweg mehrere Betroffene. Damit ist ADHS auch eine Familienstörung. So ist es nicht erstaunlich, dass viele Betroffene, die erst im Erwachsenenalter eine Diagnose erhalten haben, durch das Wiedererkennen der eigenen Probleme in den Problemen ihrer Kinder darauf gestoßen wurden, dass sie vielleicht auch eine ADHS haben. Sind mehrere Personen einer Familie betroffen, wird es für die Mitglieder der Familie umso schwieriger, ausgleichend zu wirken und ein regelrechtes Chaos in der Familie zu verhindern. Zudem fehlt es dann häufig auch an guten Modellen für ein strukturiertes Vorgehen. Hier sind dann auch Sie als Therapeut*in gefragt, alltagsnahe Hilfen zu geben und dabei durchaus auch mal direktiv vorzugehen.

Dadurch, dass unser Wissen über die Störung, erst im Kindes- und Jugendalter, aber später dann auch im Erwachsenenalter, enorm zugenommen hat, erhalten heute deutlich mehr Menschen mit dem Störungsbild eine Diagnose. Das hat in der Folge zu dem schwierigen Begriff der »Modediagnose« geführt. Natürlich führt eine erhöhte Sensibilität für ein Störungsbild immer auch zu einem gewissen Anstieg falsch positiver Diagnosen, dies ist bei ADHS aus unserer klinischen Erfahrung aber erheblich seltener der Fall, als es immer wieder in der Öffentlichkeit suggeriert wird. Und man sollte sich immer bewusst sein, dass Menschen, die unter ihrer Symptomatik leiden, durch solche Begrifflichkeiten das Gefühl bekommen, dass ihre Probleme bagatellisiert und nicht ernst genommen werden. Damit verstärkt sich das Leid der Betroffenen, die häufig schon seit ihrer Kindheit, egal ob bereits als ADHS-

Betroffene diagnostiziert oder nicht, Erfahrungen von sozialer Ausgrenzung und Stigmatisierung gemacht haben. Und es sind nicht selten die psychischen Konsequenzen dieser Lebenserfahrungen, die eine psychotherapeutische Behandlung, neben der Behandlung der Kernsymptomatik, sinnvoll und wichtig machen.

Wenn Sie sich dieses Tools-Buch gekauft haben, dann gehören Sie zu der Gruppe der Kolleg*innen, die einer psychotherapeutischen Behandlung von ADHS-Betroffenen positiv und aufgeschlossen gegenübersteht. Das ist großartig, schließlich finden wir eine substanzielle Unterversorgung der Betroffenen in unserem Gesundheitssystem und viele Kolleg*innen bevorzugen die Behandlung anderer Störungsbilder. Das kann man verstehen, wenn man an die Psychopathologie der ADHS, also z.B. die Impulsivität, aber auch die Desorganisation denkt, was sowohl organisatorisch als auch interaktionell zu Schwierigkeiten führen kann. Wir erleben aber, dass es Spaß macht und auch außerordentlich befriedigend sein kann, mit ADHS-Betroffenen therapeutisch zu arbeiten. Gerade im Kontrast zu depressiven Patient*innen wirkt die Offenheit für Neues, die Begeisterungsfähigkeit, die Aktivität, die Unvoreingenommenheit dafür, einfach einmal Dinge auszuprobieren und loszulegen, sehr erfrischend und belebend. Man muss nur ein paar grundsätzliche Aspekte berücksichtigen, die hilfreich sind, um in der Behandlung erfolgreich zu sein.

Wichtig

Dieses Buch stellt kein einheitliches Therapiemanual dar, sondern lädt ein, für verschiedene Patient*innen unterschiedliche Methoden und Ansätze zu wählen. Trotzdem ist es unsere nachdrückliche Empfehlung, dass Sie, egal welche Schwerpunkte Sie in der Behandlung Ihrer Patient*innen wählen, immer die **Hemmung des dominanten Handlungsimpulses** üben. In diesem Bereich finden sich die Kerndefizite der Störung und diese Fähigkeit ist so zentral, dass sie in verschiedenen Themenbereichen und unterschiedlichen Varianten immer wieder auftaucht. Eingeführt wird sie in Kapitel 4 zur Impulskontrolle. Dies ist die zentrale Basisfähigkeit für ADHS-Betroffene. Sich zu stoppen und zielgerichtet Schritt für Schritt vorzugehen wird in angepasster Form auch in Kapitel 5 zur Emotionsregulation und Kapitel 8 zu den sozialen Kompetenzen genutzt.

Immer wieder werden im therapeutischen Prozess die Symptome zu Schwierigkeiten in der gemeinsamen Arbeit führen. Hausaufgaben und Materialien werden vergessen, Termine verpasst. Dies ist ein Ausdruck der Symptomatik und Anlass für die Behandlungsmotivation der Betroffenen. Seien Sie hier also nachsichtig und verständnisvoll. Suchen Sie gemeinsam nach Lösungen und bauen Sie planvolles Handeln mit Ihren Patient*innen Stück für Stück auf. Und denken Sie dabei immer an eins der elf Gesetze der Selbstmanagment-Therapie, dass man den Betroffenen nicht den Ast absägen sollte, auf dem sie sitzen, bevor man eine Leiter gebaut hat, auf der sie hinabsteigen können.

Dieses Buch gibt Ihnen Materialien an die Hand, die Ihnen helfen, diese Prinzipien in Ihrer Behandlung anzuwenden.

Zur besseren Orientierung sind die Arbeits- und Informationsblätter mit verschiedenen Icons ausgestattet. Hierdurch können Sie sofort erkennen, für wen die Materialien vorgesehen sind und wie sie eingesetzt werden sollen. Folgende Icons finden sich im Buch wieder:

T **Therapeut*in:** Das Icon bezeichnet Arbeits- und Informationsblätter, die für den/die Therapeut*in vorgesehen sind.

P **Patient*in:** Das Icon bezeichnet Arbeits- und Informationsblätter, die für die Patient*innen vorgesehen sind.

Hier passiert etwas: An diesen Stellen werden Handlungsanweisungen gegeben.

Ran an den Stift: Dieses Icon fordert dazu auf, einen Stift in die Hand zu nehmen und sich Antworten bzw. Überlegungen zu notieren.

Input fürs Köpfchen: Hier werden Informationen zum tieferen Verständnis und zum Weiterdenken vermittelt.

Glöckchen: An dieser Stelle ist es sinnvoll, dass während der Übung ein Klang ertönt.

Arbeits- und Informationsmaterialien

INFO 1 Grundprinzipien für die therapeutische Arbeit mit ADHS-Betroffenen
Auf diesem Informationsblatt finden Sie ein paar grundlegende Hinweise für die Therapie mit ADHS Betroffenen, die bei der Arbeit mit ihnen besonders wichtig sind.

INFO 2 Online-Quellen
Auf dem Infoblatt finden Sie weitere Links zu Online-Ressourcen, die für Therapeut*innen und Patient*innen hilfreich sein könnten.

INFO 1 Grundprinzipien für die therapeutische Arbeit mit ADHS-Betroffenen T

(1) ADHS-Therapie braucht Struktur. Strukturieren Sie die Sitzung gut. Halten Sie eine bestimmte Reihenfolge in jeder Sitzung immer wieder ein. Greifen Sie strukturierend ein, wenn Sie das Gefühl haben, dass Ihr*e Patient*in den Faden verliert.

(2) Psychoedukation ist unerlässlich. Es hilft den Betroffenen, sich selbst besser zu verstehen und Ihr Behandlungsrational nachzuvollziehen. Das ist wichtig, weil ADHS-Therapie viel Üben bedeutet und oft anstrengend ist. Damit müssen sowohl Sie als auch Ihre Patient*innen Expert*innen für die Störung werden.

(3) Legen Sie besonderen Wert auf eine gute therapeutische Beziehung, seien Sie besonders wertschätzend und geben Sie häufig positive verbale Verstärkung. ADHS-Betroffene haben in ihrem Leben viele Erfahrungen mit Ablehnung und Ausgrenzung gemacht, sie haben häufig ein reduziertes Selbstwirksamkeitserleben und ein geringes Selbstwertgefühl bzw. ein negatives Selbstbild. Eine empathische und wertschätzende Haltung und damit korrigierende Beziehungserfahrungen erhöhen die Compliance der Betroffenen erheblich und sind damit ein wichtiger Faktor für die Wirksamkeit Ihrer Behandlung.

(4) Seien Sie konsequent und handeln Sie für den/die Patient*in vorhersehbar.

(5) Wählen Sie ein schrittweises Vorgehen. Brechen Sie komplexe Sachverhalte auf wenige, übersichtliche Punkte herunter. Üben Sie mit den Betroffenen das Extrahieren von Einzelschritten aus komplexen Handlungsketten. Erinnern Sie sie regelmäßig daran, dass der letzte Schritt nicht vor dem ersten gegangen werden kann.

(6) Unterstützen Sie die Therapie mit visualisierenden Methoden, halten Sie Ergebnisse fest, dokumentieren Sie für Ihre Patient*innen wichtige Erkenntnisse oder abgeleitete Handlungsabsichten.

(7) Trauen Sie sich, wo es sich anbietet, direktiv zu sein. Vermitteln Sie Wissen über Copingstrategien und lassen Sie die Betroffenen nicht jede neue Strategie selbst erarbeiten. Das ist ermüdend und zeitraubend. Ermutigen Sie aber auch dazu, selbst ein »Detektiv« zu sein und einmal genau hinzuschauen, wie andere die Alltagsorganisation hinbekommen, welche Strategien sie anwenden.

(8) Bedenken Sie die die reduzierte Fähigkeit zum Belohnungsaufschub und die schnelle Abwertung zukünftiger Verstärker bei ADHS-Betroffenen. Arbeiten Sie daher mit viel direktem Lob und unmittelbaren Konsequenzen von Verhalten.

(9) Verdeutlichen Sie Konsequenzen von Verhalten und Aussagen. Fragen Sie nach, ob die jeweilige Konsequenz gewollt war/ist. So wird die Wichtigkeit verdeutlicht, schon vor einer Handlung zu überlegen, ob sie wirklich das gewünschte Ziel bringt.

(10) Seien Sie selbst Vorbild. Verbalisieren Sie gelegentlich modellhaft Gedanken, um einen Problemlöseprozess zu verdeutlichen. Sollen die Betroffenen z. B. lernen, sich Termine aufzuschreiben, lassen Sie sie beobachten, dass es auch für Sie selbstverständlich ist, auf Hilfsmittel zurückzugreifen, um besser durch den Alltag zu kommen.

Inhalt	**Link**
S3-Leitlinien für ADHS im Kindes-, Jugend- und Erwachsenenalter	https://www.awmf.org/leitlinien/detail/ll/028-045.html
Bundesweites Netzwerk zur Verbesserung der Versorgung von Kindern, Jugendlichen und Erwachsenen mit ADHS	https://www.zentrales-adhs-netz.de/
Selbsthilfe für Menschen mit ADHS	http://www.adhs-deutschland.de/Home/ADHS/Erwachsene.aspx
Umfassendes WIKI zum Thema ADHS	https://www.adhspedia.de/wiki/Hauptseite
Diagnostisches Interview für ADHS bei Erwachsenen (DIVA)	http://www.divacenter.eu/
Selbsttest der Hochschulambulanz der Uni Münster für Prokrastination, Depressivität und ADHS-Symptomatik	http://ww3.unipark.de/uc/Selbsttest_Prokrastination/

2 Diagnostik

Die Diagnose einer ADHS im Erwachsenenalter ist eine komplexe klinische Diagnose, für die eine umfassende Anamnese und Exploration unerlässlich ist. Dies gilt bei Erwachsenen insbesondere dann, wenn keine Vordiagnose aus dem Kindesalter vorhanden ist. Dies kommt auch heute noch häufig vor, allerdings eher bei älteren Erwachsenen, da das Wissen und die Erkennung der kindlichen ADHS in den letzten 20 Jahren massiv zugenommen hat, sodass es immer seltener wird, dass die Symptomatik im Kindesalter nicht erkannt und diagnostiziert wurde. Gemäß den 2017 publizierten S3-Leitlinien zu ADHS im Kinder-, Jugend- und Erwachsenenalter kann die Diagnose bei Erwachsenen von Psychologischen und Ärztlichen Psychotherapeut*innen sowie von Fachärzt*innen für Psychiatrie und Psychotherapie, für Neurologie oder für Psychosomatische Medizin gestellt werden. Die Diagnostik setzt sich aus den nachfolgend beschriebenen Bestandteilen zusammen.

Diagnostisches Gespräch

In einem ausführlichen ersten Gespräch werden Symptome erfasst und mögliche Differenzialdiagnosen ausgeschlossen. Neben dem allgemeinen Entwicklungsverlauf sollte hier auch der Verlauf der ADHS-Symptomatik und deren Auswirkung auf unterschiedliche Lebensbereiche erfasst werden. Zum diagnostischen Gespräch gehört auch eine biografische Anamnese, die v. a. den schulischen und beruflichen Werdegang betrachtet, um die Auswirkungen der Symptome und die psychosozialen Folgen zu erfassen.

Klinisches Bild. Auch wenn sich die diagnostischen Kriterien der ADHS des Erwachsenenalters nicht von denen des Kindesalters unterscheiden, ist das klinische Bild doch häufig unterschiedlich. So sind einzelne Merkmale nicht mehr so akzentuiert und generell scheint die Hyperaktivität an Bedeutung zu verlieren. Sie verlagert sich von gut sichtbarem Verhalten zu sehr vielen kleinen Bewegungen, erhöhtem Bewegungsdrang und innerer Unruhe. Die Diagnose der adulten ADHS erfordert daher zum einen, dass man die Symptome ein Stück weit übersetzt, zum anderen, dass man möglicherweise andere Akzente bei der Beschreibung und Bewertung der Symptome im Erwachsenenalter setzt. Als einer der ersten hat Paul Wender bereits im Jahre 1995 spezifische Kriterien für das Auftreten von ADHS im Erwachsenenalter vorgelegt. Diese sind in den sog. »Utah«-Kriterien zusammengefasst, die in der Beschreibung und Diagnostik der adulten ADHS bis heute eine wichtige Rolle spielen.

Auch wenn in der Behandlung der ADHS im Erwachsenenalter die Kernsymptomatik im Mittelpunkt stehen sollte, nehmen Folgeprobleme, die durch diese Kernsymptome entstehen und den Alltag der Betroffenen häufig belasten, erfahrungsgemäß eine nicht unerhebliche Zeit in der Therapie in Anspruch. Aus der Literatur sind insbesondere Probleme im Berufsalltag, in der Partnerschaft, im Straßenverkehr und mit Delinquenz bekannt. Es ist daher wichtig, diese Probleme zu erfassen und mit den Betroffenen zu adressieren. Manche Probleme lassen sich durch einfache, Coaching-artige Interventionen angehen, was für die Therapiemotivation und Compliance überaus hilfreich sein kann.

Standardisierte Verfahren

Standardisierte Interviews oder Fragebögen sollten die Symptomerfassung unterstützen. Dabei können Selbst- und Fremdbeurteilungsinstrumente eingesetzt werden. Darüber hinaus muss bei fehlender Diagnostik aus dem Kindes- oder Jugendalter eine retrospektive Erfassung der Kindheitssymptome erfolgen. Eine umfassende Sammlung von diagnostischen Verfahren, die im Erwachsenenalter angewendet werden können, finden sich in den *Homburger ADHS-Skalen für Erwachsene* (HASE; Rösler et al., 2008).

Neuropsychologische Diagnostik

Die neuropsychologische Diagnostik liefert keine hinreichenden Informationen zur Diagnosestellung. Es ist weder hinreichend für die Diagnose einer ADHS, wenn Patient*innen unterdurchschnittliche Werte in einem neuropsychologischen Verfahren zur Testung der Aufmerksamkeit aufweisen, noch kann beim Fehlen von Auffälligkeiten in einer neuropsychologischen Testung die Diagnose ausgeschlossen werden. Häufig können die Betroffenen in einer zeitlich überschaubaren Testdauer ihre Defizite durch zusätzliche Anstrengung kompensieren, sodass erst eine deutliche Testverlängerung Defizite sichtbar machen würde.

Trotzdem hat die Testung kognitiver Funktionen einen eigenständigen Wert in der Diagnostik der ADHS des Erwachsenenalters. Dabei sind drei Aspekte wichtig:

(1) Die neuropsychologische Testung erlaubt es, ein spezifisches Muster möglicher neuropsychologischer Defizite zu identifizieren.
(2) Die Verhaltensbeobachtung während der Durchführung neuropsychologischer Tests kann wichtige Informationen liefern und den Betroffenen auch ein besseres Verständnis ihrer kognitiven Probleme erlauben.
(3) Neuropsychologische Diagnostik kann für die Verlaufsbeobachtung und die Einschätzung des Therapieerfolgs hilfreich sein.

Für Punkt (1) sollten normierte neuropsychologische Verfahren zum Einsatz kommen.

Neben neuropsychologischen Testverfahren kann ein Selbstrating exekutiver Dysfunktionen eventuell ebenfalls hilfreiche Informationen liefern und damit eine neuropsychologische Diagnostik ergänzen (Kamradt et al., 2014).

Differenzialdiagnose und Abklärung körperlicher Ursachen

Zur Stellung von Differenzialdiagnosen sollte auch eine umfassende psychiatrisch-psychologische Untersuchung erfolgen. Darüber hinaus müssen körperliche Ursachen, die zu den Symptomen führen können, ebenfalls abgeklärt werden, wozu eine körperliche Untersuchung durch einen Arzt/eine Ärztin erfolgen muss. Eine genaue Anamnese von Gebrauch oder Missbrauch von Medikamenten, Alkohol und sonstigen Substanzen ist zudem unerlässlich (s. INFO 7 »Adult Self Report Scale (ASRS) – Auswertung«).

Weitere Informationsquellen

Idealerweise wird der diagnostische Prozess auch durch die Erhebung von Fremdbeurteilungen der ADHS-Symptome unterstützt. Wichtige Hinweise auf die aktuelle Symptomatik können Lebenspartner*innen, Angehörige oder nahe Freund*innen geben. Außerdem besteht die Möglichkeit, eine standardisierte Fremdbeurteilung durch den/die Diagnostiker*in durchführen zu lassen (z. B. mit der ADHS-DC aus dem HASE). Allerdings birgt dies die Gefahr, dass zu sehr auf die Aussagen der Betroffenen zurückgegriffen werden muss. Die Fremdbeurteilung durch Behandler*innen sollte eigentlich nur nach einer längeren Beobachtungs- oder Behandlungszeit durchgeführt werden. Auch die retrospektive Erhebung der Symptomatik aus der Kindheit kann durch die Fremdbeurteilung der Eltern ergänzt werden. Besonders hilfreich sind häufig auch Grundschulzeugnisse, in denen eine deskriptive Leistungsbeurteilung erfolgt ist. Hier lassen sich oft Beschreibungen finden, die helfen, die Symptomatik in der Kindheit einzuschätzen.

Wichtig

Voraussetzungen für die Diagnose sind folgende Kriterien, die zusätzlich zu den spezifischen Symptomen erfüllt sein müssen:

- Störungs- bzw. Symptombeginn in der Kindheit (vor dem 12. Lebensjahr)
- Symptome müssen situationsübergreifend auftreten (z. B. zu Hause und am Arbeitsplatz).
- Aus ihnen resultieren Beeinträchtigungen in der Lebensführung bzw. deutliche Funktionseinschränkungen.
- Andere Erkrankungen (körperlich und psychisch) müssen als Ursache für die Symptomatik ausgeschlossen werden können.

Um sicherzustellen, dass im diagnostischen Prozess nichts vergessen wird, kann der/die Therapeut*in die Checkliste zur Diagnose bei ADHS im Erwachsenenalter (AB 5) benutzen.

Arbeits- und Informationsmaterialien

INFO 3 Diagnostische Kriterien und typische Symptome
Dieses Informationsblatt stellt die DSM-5- bzw. ICD-10/11-Kriterien typischen Symptomäußerungen gegenüber, die von den Betroffenen gezeigt werden.

INFO 4 Subtypen der ADHS
Dieses Infoblatt zeigt die Diagnosen für die Subtypen nach DSM-5 und ICD-11.

INFO 5 Utah-Kriterien
Auf diesem Infoblatt werden die Utah-Kriterien vorgestellt, mit denen eine ADHS im Erwachsenenalter diagnostiziert werden kann.

AB 1 Alltagsprobleme der Betroffenen
Mit diesem Arbeitsblatt werden die bekanntesten Alltagsprobleme der Betroffenen erfasst.

INFO 6 Diagnostische Verfahren zur Diagnose von ADHS im Erwachsenenalter
Das Infoblatt zeigt einen Überblick der vorhandenen diagnostischen Verfahren.

AB 2 Adult Self Report Scale (ASRS)
Das Arbeitsblatt enthält ein Fragebogen-Screeningverfahren, die von der WHO entwickelte *Adult Self Rating Scale* (ASRS).

INFO 7 Adult Self Report Scale (ASRS) – Auswertung
Auf diesem Infoblatt finden sich die Auswertungskriterien für die *Adult Self Report Scale* von Arbeitsblatt 2.

AB 3 Diagnostisches Interview
Das Arbeitsblatt enthält ein strukturiertes Interview, das sowohl Vorhandensein als auch Ausprägung der Symptomatik gegenwärtig und retrospektiv erfasst.

INFO 8 Neuropsychologische Testverfahren bei ADHS
Das Infoblatt zeigt eine Übersicht unterschiedlicher kognitiver Domänen und neuropsychologischer Testverfahren, um diese zu erfassen.

AB 4 Defizite exekutiver Funktionen – Selbstbeschreibungsskala (DexFuSS)
Dieses Arbeitsblatt enthält eine Selbstbeschreibungsskala für exekutive Dysfunktionen, die hilfreich sein kann, um exekutive Funktionseinschränkungen Betroffener zu erfassen und zu beschreiben.

INFO 9 Defizite exekutiver Funktionen – Selbstbeschreibungsskala (DexFuSS) – Auswertung
Auf diesem Infoblatt finden sich die Auswertungskriterien für den *DexFuSS* (AB 4).

INFO 10 Differenzialdiagnostik
Dieses Infoblatt stellt die möglichen Differenzialdiagnosen vor.

AB 5 Diagnose bei ADHS im Erwachsenenalter – Checkliste
Mit diesem Arbeitsblatt können Therapeut*innen überprüfen, ob sie im diagnostischen Prozess nichts vergessen haben.

Diagnostische Kriterien nach DSM-5 und ICD-10/11	Typische Symptome im Erwachsenenalter
(A) Aufmerksamkeitsstörung	
(1) Beachtet häufig Einzelheiten nicht oder macht Flüchtigkeitsfehler bei den Schularbeiten, bei der Arbeit oder bei anderen Tätigkeiten.	Schwierigkeiten beim Aufnehmen und Ausführen von Arbeitsanweisungen. Unvollständige Handlungsausführung, z. B. werden Teile einer Aufgabe nicht erledigt, weil entweder die Hälfte der Anweisung vergessen wurde oder bei der Ausführung Teile nicht mehr erinnert werden.
(2) Hat oft Schwierigkeiten, längere Zeit die Aufmerksamkeit bei Aufgaben oder beim Spielen aufrechtzuerhalten.	Erhöhte Ablenkbarkeit bei Routinetätigkeiten oder im Straßenverkehr. Probleme bei Aufgaben, die monoton und lästig sind, eine lange Ausführungsspanne benötigen oder komplexe Handlungsabfolgen beinhalten.
(3) Scheint häufig nicht zuzuhören, wenn andere ihn/sie ansprechen.	Probleme, Gesprächen adäquat zu folgen und Gesagtes zu verarbeiten und zu erinnern. Betroffene scheinen z. B. nicht zuzuhören oder senden verwirrende nonverbale Signale. Sie schweifen gedanklich ab und »verträumen« weitere Gesprächsinhalte.
(4) Führt häufig Anweisungen anderer nicht vollständig durch und kann Schularbeiten, andere Arbeiten oder Pflichten am Arbeitsplatz nicht zu Ende bringen.	Aufnehmen neuer Tätigkeit vor dem Abschluss der aktuell ausgeführten. Wiederholter Wechsel zwischen mehreren Tätigkeiten. Gefühl der Überforderung bei komplexen Arbeitsanweisungen.
(5) Hat häufig Schwierigkeiten, Aufgaben und Aktivitäten zu organisieren.	Schwierigkeit beim Planen von Handlungsabläufen, beim Organisieren von Tätigkeiten und der Unterscheidung von wichtigen und unwichtigen Aspekten. Manche Betroffenen planen gar nicht und verzetteln sich auf dem Weg der Ausführung, andere versuchen zu planen und »verlieren sich« dabei.
(6) Vermeidet häufig oder hat eine Abneigung gegen oder beschäftigt sich häufig nur widerwillig mit Aufgaben, die länger dauernde geistige Anstrengungen erfordern.	Vermeidungsverhalten bei kognitiv anstrengenden Aufgaben. Gefühl der Überforderung. Oft ausgeprägtes Prokrastinieren.
(7) Verliert häufig Gegenstände, die für Aufgaben oder Aktivitäten benötigt werden.	Regelmäßiges Verlegen und Vergessen von benötigten Gegenständen, wie z. B. Arbeitsmaterialien, Schlüssel, Brille oder auch z. B. wo das Auto geparkt wurde.
(8) Lässt sich oft durch äußere Reize leicht ablenken.	Häufiger Wechsel des Aufmerksamkeitsfokus. Externe und interne Reize können zu einem Wechsel des Aufmerksamkeitsfokus führen.

Diagnostische Kriterien nach DSM-5 und ICD-10/11	Typische Symptome im Erwachsenenalter
(9) Ist bei Alltagstätigkeiten häufig vergesslich.	Oftmals inadäquate Automatismen, die nicht zu zielführenden Handlungen führen. Fehlender Überblick über Gesamtbild, sodass Teile unerledigt und unbedacht bleiben. Gefühl des Kontrollverlustes wegen kleinster Änderungen.
(B) Hyperaktivität	
(1) Zappelt häufig mit Händen oder Füßen oder rutscht auf dem Stuhl herum.	Motorische Unruhe, viele Positionswechsel, Nesteln, Wippen der Füße, Trommeln der Finger.
(2) Steht in der Klasse oder in Situationen, in denen sitzen bleiben erwartet wird, häufig auf.	Starkes Gefühl der inneren Unruhe und des Unwohlseins in Situationen, in denen Ruhe nötig ist (z. B. Theaterbesuch, Meeting, Vortrag). Diese Situationen werden wegen des aversiven Erlebens oft gemieden.
(3) Läuft herum oder klettert exzessiv in Situationen, in denen dies unpassend ist. (Bei Jugendlichen oder Erwachsenen kann dies auf ein subjektives Unruhegefühl beschränkt bleiben.)	Aufsuchen von reizstarken und abwechslungsreichen Umgebungen
(4) Hat häufig Schwierigkeiten, ruhig zu spielen oder sich mit Freizeitaktivitäten ruhig zu beschäftigen.	Risiko- oder bewegungsreiche Sport- und Freizeitaktivitäten
(5) Ist häufig »auf dem Sprung« oder handelt oftmals, als wäre er/sie »getrieben«.	Anzeichen großer Hektik, wirkt auf andere ruhelos ständig in Aktion, kann ruhige Beschäftigungen kaum ertragen, hat generell Probleme, sich zu entspannen.
(6) Redet häufig übermäßig viel.	Dominante Gesprächsführung ohne Rücksicht auf Gesprächspartner und Gesprächsinhalt. Probleme beim Zuhören.
(C) Impulsivität	
(1) Platzt häufig mit Antworten heraus, bevor die Frage zu Ende gestellt ist.	Ergänzung von noch nicht Ausgesprochenem. Häufig werden kleinste Gesprächslücken des Gegenübers genutzt, um etwas einzufügen.
(2) Kann nur schwer warten, bis er/sie an der Reihe ist.	Warten-Müssen (z. B. beim Arzt, Schlange stehen oder Stau) führen zu Aggression, ungeduldig, wenn andere eine Aufgabe ausführen.
(3) Unterbricht und stört andere häufig (platzt z. B. in Gespräche oder Spiele anderer hinein).	Ungefragtes Einmischen in Gespräche anderer. Übernahme von Tätigkeiten, wenn andere nicht schnell genug sind.

INFO 4 **Subtypen der ADHS** T

Während die ICD-10 in erster Linie das kombinierte Auftreten von Aufmerksamkeitsstörung und Hyperaktivität/Impulsivität vorrausetzt (F90 *Hyperkinetische Störung* bzw. F90.0 einfache *Aktivitäts- und Aufmerksamkeitsstörung*), unterscheidet das DSM-5 zwischen den Subtypen des *Mischtyps* (F90.2), des *vorwiegend unaufmerksamen Typs* (F90.0) und des *vorwiegend hyperaktiv-impulsiven Typs* (F90.1). Der vorwiegend unaufmerksame Subtyp ist in der ICD-10 als Variante der Restkategorie F98.8 *Sonstige näher bezeichnete Verhaltens- und emotionale Störungen mit Beginn in der Kindheit und Jugend – Aufmerksamkeitsstörung ohne Hyperaktivität* verzeichnet, die sich streng genommen nicht zur Diagnose im Erwachsenenalter eignet.

Im klinischen Alltag hat sich die Subtypen-Einteilung des DSM-5 durchgesetzt und es empfiehlt sich, diese auch in Bezug auf die Therapieplanung zu verwenden. Darüber hinaus hat das DSM-5 der Tatsache Rechnung getragen, dass die Symptome im Erwachsenenalter geringer werden, und verlangt für Betroffene über 17 Jahre nur fünf Symptome pro Subtyp, um eine Diagnose stellen zu können. Bei Kindern müssen sechs Symptome erfüllt sein.

In der ICD-11 werden ebenfalls die Subtypen beschrieben und die Hyperkinetische Störung wird von der Aufmerksamkeits-Defizit-Hyperaktivitätsstörung (6A05) mit den Subtypen
.0 – vorwiegend unaufmerksames,
.1 – vorwiegend hyperaktiv-impulsives und
.2 – kombiniertes Auftreten abgelöst.

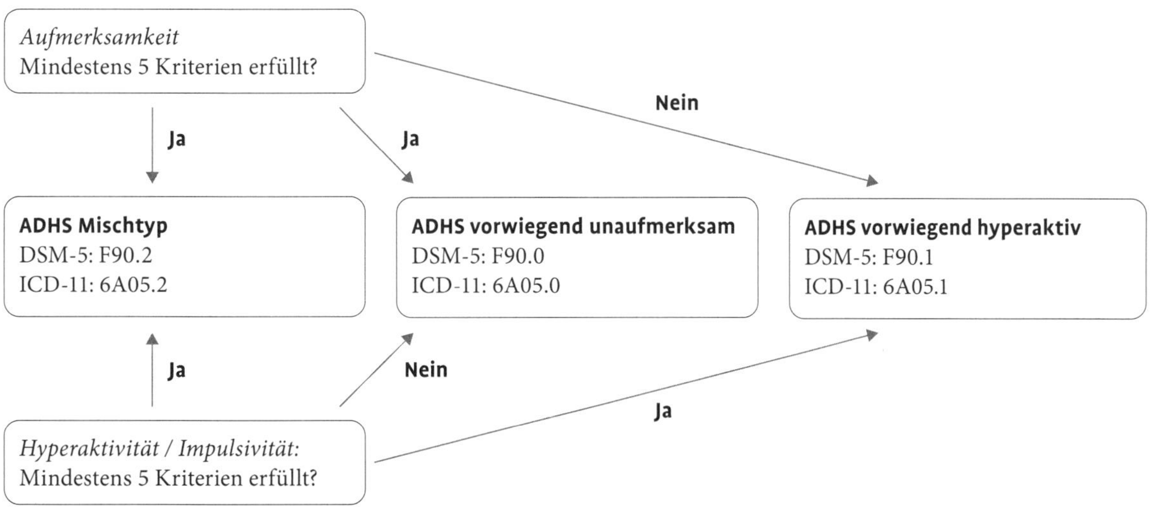

(1) Aufmerksamkeitsstörung. Die Aufmerksamkeitsstörung zeigt sich bei den Betroffenen z. B. in Schwierigkeiten, längeren Gesprächen zu folgen oder längere schriftliche Arbeiten zu erledigen. Auch Erwachsene mit ADHS sind extrem leicht ablenkbar, da es ihnen oftmals nicht gelingt, irrelevante Reize in der Umgebung auszublenden. Die Aufmerksamkeitsstörung führt auch dazu, dass Termine vergessen und Alltagsgegenstände verlegt werden.

(2) Motorische Hyperaktivität. Die motorische Hyperaktivität äußert sich bei Erwachsenen mit ADHS eher in einer inneren Unruhe oder Nervosität sowie ihrer Unfähigkeit, sich effektiv zu entspannen. Die Betroffenen haben meist das Gefühl, wie »auf dem Sprung« zu sein. Phasen der Ruhe und Inaktivität können sie dabei nur schwer ertragen, was sich auch darin äußert, dass es ihnen oft schwerfällt, sitzende Tätigkeiten auszuüben, Zeitung zu lesen oder ins Kino zu gehen.

(3) Affektlabilität. Die Affektlabilität Erwachsener mit ADHS zeigt sich häufig in einer leichten Erregbarkeit und dem häufigen Wechsel zwischen normaler Stimmung und Niedergeschlagenheit, der sowohl plötzlich als auch reaktiv erfolgen kann. Im Gegensatz zu Patient*innen mit Depression zeigen sich allerdings bei den Betroffenen mit ADHS auch in Zeiten niedergeschlagener Stimmung weder ein genereller Interessensverlust noch somatische Begleiterscheinungen.

(4) Desorganisiertes Verhalten. Das desorganisierte Verhalten lässt sich bei von ADHS betroffenen Erwachsenen in verschiedenen Lebensbereichen, sowohl zu Hause als auch im Beruf, beobachten. Typischerweise gelingt es ihnen nicht, ihre Aktivitäten hinreichend gründlich zu planen. Oft werden Aufgaben begonnen, aber nicht zu Ende gebracht, weil die Betroffenen stattdessen zur nächsten Aufgabe wechseln. Die eingesetzten Problemlösestrategien sind oftmals unzureichend bzw. unsystematisch. Dadurch sind auch die zeitliche Organisation und das Einhalten von Terminen für die Betroffenen ausgesprochen schwierig.

(5) Affektkontrolle. Die Affektkontrolle bzw. ihre Störung scheint ein besonders relevantes Merkmal von Erwachsenen mit ADHS darzustellen. Typischerweise berichten sie oder ihre Angehörigen von einer regelmäßig erhöhten Reizbarkeit, von häufigen Wutausbrüchen und einer generell verminderten Frustrationstoleranz im Alltag.

Alltagsprobleme der Betroffenen

Probleme im Aufrechterhalten von Partnerschaften

- ☐ höhere Scheidungsraten
- ☐ kaum Freund*innen, erhöhte soziale Isolation
- ☐ *sonstige Partnerschaftsprobleme:*
  - ☐ ....
  - ☐ ....
  - ☐ ....

Probleme im Arbeitsleben

- ☐ häufige Arbeitsplatzwechsel
- ☐ erhöhtes Risiko von Schul- und Ausbildungsabbruch
- ☐ niedrigeren beruflichen Status
- ☐ mehr Fehltage bei der Arbeit
- ☐ *sonstige Probleme im Arbeitsleben:*
  - ☐ ....
  - ☐ ....
  - ☐ ....

Probleme im Straßenverkehr

- ☐ erhöhte Unfallgefahr
- ☐ mehr Ordnungswidrigkeiten
- ☐ höhere Schadenssummen
- ☐ *sonstige Probleme im Straßenverkehr:*
  - ☐ ....
  - ☐ ....
  - ☐ ....

Konflikte mit dem Gesetz

- ☐ ....

Sonstige Probleme

- ☐ ....
- ☐ ....
- ☐ ....

INFO 6

Diagnostische Verfahren zur Diagnose von ADHS im Erwachsenenalter

T

Verfahren	**Art des Urteils**	**Bemerkung**
ADHS-Selbstbeurteilungsskala (ADHS-SB)	Fragebogen zur Selbstbeschreibung der ADHS-Symptome nach DSM/ICD	Teil der *Homburger ADHS-Skalen für Erwachsene* (HASE; Rösler et al., 2008)
ADHS-Diagnostische Checkliste (ADHS-DC)	Checkliste zur Fremdbeschreibung der ADHS-Symptome nach DSM/ICD	Teil von HASE
Wender Utah Rating Scale – deutsche Kurzform (WURS-K)	Fragebogen zur retrospektiven Beurteilung des hyperkinetischen Syndroms bei Erwachsenen	Teil von HASE
Wender-Reimer Interview	Strukturiertes Interview zur Beurteilung von typischen ADHS-Symptomen des Erwachsenenalters	Teil von HASE
ADHS-Screening für Erwachsene (ADHS-E)	Fragebogen zur Erfassung der Symptome gemäß Leitlinien	Es liegt eine Kurz- und eine Langform vor (Schmidt & Petermann, 2013).
Diagnostisches Interview für ADHS bei Erwachsenen (DIVA)	Semi-strukturiertes Interview zur Erhebung der Symptomatik nach DSM (gegenwärtig und in der Kindheit)	Es ist sowohl eine Paper-und-Pencil- als auch eine App-Version verfügbar (Kooij et al., 2019; online unter www.divacenter.eu)
Adult ADHD Selfreport Scale (ASRS)	Screeningfragebogen zur Selbstbeurteilung der ADHS-Symptomatik	Arbeitsblatt 2, Informationsblatt 7
Diagnose-Interview für ADHS im Erwachsenenalter	Strukturiertes Interview und Fremdbeurteilungs-Skala zur Bewertung der Symptomatik derzeit und im Kindesalter	Arbeitsblatt 3

Bitte beantworten Sie folgende Fragen, in dem Sie sich selbst auf der neben den Fragen abgebildeten Skala einschätzen. Zur Beantwortung der Fragen umkreisen Sie bitte die Nummer, die am besten beschreibt, wie Sie sich in den letzten 6 Monaten gefühlt und verhalten haben. Bitte geben Sie den beantworteten Fragebogen an die zuständige Person zurück, die ihn mit Ihnen bespricht.

Name: .... Datum: ....

	nie	**selten**	**manch-mal**	**oft**	**sehr oft**
(1) Wie oft unterlaufen Ihnen Flüchtigkeitsfehler, wenn Sie einer langweiligen oder schwierigen Tätigkeit nachgehen?	0	1	2	3	4
(2) Wie oft haben Sie Probleme, Ihre Aufmerksamkeit aufrecht zu halten, wenn Sie einer langweiligen oder sich wiederholenden Tätigkeit nachgehen?	0	1	2	3	4
(3) Wie oft haben Sie Schwierigkeiten, sich auf das zu konzentrieren, was andere sagen, selbst wenn diese Sie direkt ansprechen?	0	1	2	3	4
(4) Wie oft haben Sie Schwierigkeiten, ein Projekt abzuschließen, wenn die interessanten Teile schon erledigt sind?	0	1	2	3	4
(5) Wie oft haben Sie Schwierigkeiten, Tätigkeiten zu ordnen, wenn Sie eine Aufgabe zu erledigen haben, die Organisation erfordert?	0	1	2	3	4
(6) Wenn Ihnen eine Aufgabe gestellt wird, die viel Nachdenken erfordert, wie oft vermeiden oder verzögern Sie es, damit zu beginnen?	0	1	2	3	4
(7) Wie oft verlegen oder verlieren Sie Dinge zu Hause oder bei der Arbeit?	0	1	2	3	4
(8) Wie oft werden Sie durch Aktivitäten oder Lärm um Sie herum abgelenkt?	0	1	2	3	4
(9) Wie oft haben Sie Probleme, sich an Verabredungen oder Verpflichtungen zu erinnern?	0	1	2	3	4
Summe Teil A					
(10) Wie oft zappeln Sie mit Ihren Händen oder Füßen oder winden sich, wenn Sie lange Zeit still sitzen müssen?	0	1	2	3	4
(11) Wie oft haben Sie Ihren Platz in Sitzungen oder Situationen verlassen, in denen von Ihnen erwartet wurde, still zu sitzen?	0	1	2	3	4

	nie	selten	manch-mal	oft	sehr oft
(12) Wie oft fühlen Sie sich ruhelos oder zappelig?	0	1	2	3	4
(13) Wie oft haben Sie Schwierigkeiten, sich zu entspannen, wenn Sie Zeit für sich selbst haben?	0	1	2	3	4
(14) Wie oft fühlen Sie sich übermäßig aktiv oder gezwungen, Aktivitäten auszuführen, als wären Sie von einem Motor angetrieben?	0	1	2	3	4
(15) Wie oft haben Sie das Gefühl, dass Sie in sozialen Situationen zu viel reden?	0	1	2	3	4
(16) Wenn Sie sich unterhalten, wie oft ertappen Sie sich selbst dabei, dass Sie die Sätze Ihrer Gesprächspartner vollenden, bevor diese dazu in der Lage waren, dies selber zu tun?	0	1	2	3	4
(17) Wie oft haben Sie in Situationen, in denen es erwartet wird, Schwierigkeiten damit, zu warten, bis Sie an der Reihe sind?	0	1	2	3	4
(18) Wie oft stören oder unterbrechen Sie andere, wenn diese gerade beschäftigt sind?	0	1	2	3	4
Summe Teil B					

Adult Self Report Scale (ASRS) – Auswertung

Das Verfahren dient dazu, im Sinne eines Screenings die Wahrscheinlichkeit des Vorliegens von ADHS im Erwachsenenalter zu erfassen.

Dazu wird die Summe getrennt über die Items von Teil A (Unaufmerksamkeit, Items 1–9) und Teil B (Hyperaktivität/Impulsivität, Items 10–18) gebildet. Die in der unteren Tabelle zu findenden Werte geben die Wahrscheinlichkeit an, dass ADHS vorliegt.

Wert in Teil A	**Wert in Teil B**	**Bedeutung**
0 bis 16	0 bis 16	Sehr unwahrscheinlich, dass ADHS vorliegt
17 bis 23	0 bis 16	Es besteht die Möglichkeit, dass ADHS vom vorwiegend unaufmerksamen Subtyp vorliegt, es muss aber sehr gründlich weiter überprüft werden.
0 bis 16	17 bis 23	Es besteht die Möglichkeit, dass ADHS vom vorwiegend hyperaktiv/impulsiven Subtyp vorliegt, es muss aber sehr gründlich weiter überprüft werden.
17 bis 23	17 bis 23	Es besteht die Möglichkeit, dass ADHS vom Mischtyp vorliegt, es muss aber sehr gründlich weiter überprüft werden.
24 oder größer	0 bis 16	Sehr wahrscheinlich liegt ADHS im Erwachsenenalter vom vorwiegend unaufmerksamen Subtyp vor, es muss aber noch eine positive retrospektive Diagnose des Kindealters erfasst werden.
0 bis 16	24 oder größer	Sehr wahrscheinlich liegt ADHS im Erwachsenenalter vom vorwiegend hyperaktiv/impulsiven Subtyp vor, es muss aber noch eine positive retrospektive Diagnose des Kindealters erfasst werden.
24 oder größer	17 oder größer	Sehr wahrscheinlich liegt ADHS im Erwachsenenalter vom Mischtyp vor, es muss aber noch eine positive retrospektive Diagnose des Kindealters erfasst werden.
17 oder größer	24 oder größer	Sehr wahrscheinlich liegt ADHS im Erwachsenenalter vom Mischtyp vor, es muss aber noch eine positive retrospektive Diagnose des Kindealters erfasst werden.

Alternativ kann der Fragebogen auch kategorial ausgewertet werden:
Für Teil A und B getrennt auszählen, wie viele Items mit 3 oder 4 beantwortet wurden:

Wert	**Bedeutung**
Teil A > 4 und Teil B < 5	Vorwiegend unaufmerksamer Subtyp wahrscheinlich
Teil A < 5 und Teil B > 4	Vorwiegend hyperaktiv/impulsiver Subtyp wahrscheinlich
Teil A > 4 und Teil B > 4	Mischtyp wahrscheinlich

Teil 1: Aufmerksamkeitsstörung

A1 (a): Wie gut gelingt es Ihnen, sich bei Aufgaben auch auf Details zu konzentrieren und Flüchtigkeitsfehler zu vermeiden?

☐	☐	☐	☐	☐
5	**4**	**3**	**2**	**1**
gar nicht				**vollkommen**

Wenn es Ihnen schwerfällt oder nicht gelingt, woran kann man das feststellen?

☐ Flüchtigkeitsfehler
☐ langsames Arbeiten
☐ oberflächliches Lesen von Anleitungen
☐ Verlieren in Details
☐ hektisches Arbeiten mit vielen Fehlern
☐ anderes:

....

....

....

Symptom liegt vor: ☐ Ja ☐ Nein

Sind ähnliche Probleme schon in Ihrer Kindheit (vor dem 12. Lebensjahr) aufgetreten?
☐ Ja ☐ Nein

Wenn ja, wie hat sich das gezeigt?

☐ Flüchtigkeitsfehler bei den Hausaufgaben
☐ oberflächliches Lesen von Texten in der Schule
☐ Übersehen von Fragen oder Anweisungen beim Lesen
☐ Vergessen von Teilen der Hausaufgaben
☐ mangelndes Überprüfen der Hausaufgaben
☐ lange Bearbeitungszeit beim Bearbeiten von Hausaufgaben
☐ anderes:

....

....

....

Symptom lag vor: ☐ Ja ☐ Nein

A1 (b): Wie gut gelingt es Ihnen, Ihre Aufmerksamkeit bei der Bearbeitung von Aufgaben aufrechtzuerhalten?

☐	☐	☐	☐	☐
5	**4**	**3**	**2**	**1**
gar nicht				**vollkommen**

Wenn es Ihnen schwerfällt oder nicht gelingt, woran kann man das feststellen?
☐ mit den Gedanken woanders sein
☐ Probleme, sich auf ein Gespräch oder einen Vortrag zu konzentrieren
☐ Ablenkung durch andere Gedanken
☐ Schwierigkeiten, ein Buch zu lesen oder einen ganzen Film anzuschauen
☐ bei vielen Dingen schnell gelangweilt sein
☐ Ablenkbarkeit bei Routinetätigkeiten oder im Straßenverkehr

Symptom liegt vor: ☐ Ja ☐ Nein

Sind ähnliche Probleme schon in Ihrer Kindheit (vor dem 12. Lebensjahr) aufgetreten?
☐ Ja ☐ Nein

Wenn ja, wie hat sich das gezeigt?
☐ Schwierigkeiten, bei den Hausaufgaben zu bleiben
☐ Schwierigkeiten, ruhig und ausdauernd zu spielen
☐ Schwierigkeiten, in der Schule aufzupassen
☐ schnelle Ablenkbarkeit
☐ bei vielen Dingen schnell gelangweilt sein
☐ Notwendigkeit einer starken Struktur
☐ anderes:

....

....

....

Symptom lag vor: ☐ Ja ☐ Nein

A1 (c): Wie gut können Sie zuhören, wenn andere Sie ansprechen?

☐	☐	☐	☐	☐
5	**4**	**3**	**2**	**1**
gar nicht				**vollkommen**

Wenn es Ihnen schwerfällt oder nicht gelingt, woran kann man das feststellen?
☐ Probleme, Gesprächsinhalten zu folgen
☐ Probleme, sich auf den Gesprächsinhalt zu konzentrieren
☐ während eines Gesprächs verträumt oder abwesend sein
☐ Gesprächsinhalte werden vergessen
☐ Abschweifen vom Thema oder häufiges Wechseln des Gesprächsinhalts
☐ anderes:

....

....

....

Symptom liegt vor: ☐ Ja ☐ Nein

Sind ähnliche Probleme schon in Ihrer Kindheit (vor dem 12. Lebensjahr) aufgetreten?
☐ Ja ☐ Nein

Wenn ja, wie hat sich das gezeigt?
☐ hatte Schwierigkeiten, sich an das von Lehrern oder Eltern Gesagte zu erinnern
☐ war verträumt oder abwesend
☐ Eltern mussten laut werden, damit zugehört wurde
☐ Aufforderungen oder Fragen mussten mehrfach gestellt werden
☐ anderes:

....

....

....

Symptom lag vor: ☐ Ja ☐ Nein

A1 (d): Wie gut gelingt es Ihnen, Anforderungen anderer vollständig durchzuführen oder angefangene Dinge zu Ende zu bringen?

☐	☐	☐	☐	☐
5	**4**	**3**	**2**	**1**
gar nicht				**vollkommen**

Wenn es Ihnen schwerfällt oder nicht gelingt, woran kann man das feststellen?

☐ Aufnehmen neuer Tätigkeit vor dem Abschluss der aktuellen
☐ wiederholter Wechsel zwischen mehreren Tätigkeiten
☐ Gefühl der Überforderung bei komplexen Arbeitsanweisungen
☐ Schwierigkeiten, organisatorischen Verpflichtungen nachzukommen
☐ Probleme, Bedienungsanleitungen zu befolgen
☐ anderes:

....

....

....

Symptom liegt vor: ☐ Ja ☐ Nein

Sind ähnliche Probleme schon in Ihrer Kindheit (vor dem 12. Lebensjahr) aufgetreten?
☐ Ja ☐ Nein

Wenn ja, wie hat sich das gezeigt?

☐ Schwierigkeiten, Anweisungen zu befolgen
☐ Probleme mit Arbeitsaufträgen, die mehr als einen Schritt umfassten
☐ Es wurden neue Dinge begonnen, aber schnell die Aufmerksamkeit wieder verloren.
☐ Schwierigkeiten, Dinge zu beenden
☐ Probleme, Hausaufgaben vollständig zu bearbeiten oder abzugeben
☐ Es waren starke Strukturen notwendig, um Dinge fertig zu bekommen.
☐ anderes:

....

....

....

Symptom lag vor: ☐ Ja ☐ Nein

A1 (e): Wie gut gelingt es Ihnen, Aufgaben oder Aktivitäten zu organisieren?

☐	☐	☐	☐	☐
5	**4**	**3**	**2**	**1**
gar nicht				**vollkommen**

Wenn es Ihnen schwerfällt oder nicht gelingt, woran kann man das feststellen?
☐ Schwierigkeit beim Planen von Handlungsabläufen
☐ Schwierigkeiten beim Organisieren von Tätigkeiten
☐ Schwierigkeiten, wichtige von unwichtigen Aspekten zu unterscheiden
☐ Probleme, Dinge überhaupt oder sinnvoll zu planen
☐ Probleme, sich an gemachte Pläne zu halten
☐ Probleme, Zeitpläne einzuhalten oder bei Terminen pünktlich zu sein

Symptom liegt vor: ☐ Ja ☐ Nein

Sind ähnliche Probleme schon in Ihrer Kindheit (vor dem 12. Lebensjahr) aufgetreten?
☐ Ja ☐ Nein

Wenn ja, wie hat sich das gezeigt?
☐ Probleme, Dinge pünktlich zu erledigen
☐ Unordnung im Kinderzimmer
☐ Probleme, Hausaufgaben zu planen
☐ Unpünktlichkeit bei Verabredungen
☐ unordentliche Erledigung von Aufgaben
☐ anderes:

....

....

....

Symptom lag vor: ☐ Ja ☐ Nein

A1 (f): Wie gut gelingt es Ihnen, sich mit Dingen zu beschäftigen, die länger andauernde geistige Anstrengung benötigen?

☐	☐	☐	☐	☐
5	**4**	**3**	**2**	**1**
gar nicht				**vollkommen**

Wenn es Ihnen schwerfällt oder nicht gelingt, woran kann man das feststellen?
☐ Vermeidungsverhalten bei kognitiv anstrengenden Aufgaben
☐ Vermeidung von monotonen Tätigkeiten
☐ Vermeidung von Verwaltungsarbeiten und Formularen
☐ Gefühl der Überforderung
☐ Prokrastinieren
☐ Bevorzugen von einfachen Aufgaben
☐ Abneigung gegen das Lesen
☐ anderes:

....

....

....

Symptom liegt vor: ☐ Ja ☐ Nein

Sind ähnliche Probleme schon in Ihrer Kindheit (vor dem 12. Lebensjahr) aufgetreten?
☐ Ja ☐ Nein

Wenn ja, wie hat sich das gezeigt?
☐ Aversion gegen oder Vermeiden von Hausaufgaben
☐ seltenes Lesen von Büchern
☐ Konnte mich nach dem Lesen nicht an die Lektüre erinnern.
☐ Abneigung gegen Schulfächer, die viel geistige Anstrengung verlangen
☐ Aufschieben langweiliger oder anstrengender Aufgaben
☐ Vermeidung von geistig anstrengenden Tätigkeiten
☐ anderes:

....

....

....

Symptom lag vor: ☐ Ja ☐ Nein

A1 (g): Wie gut gelingt es Ihnen, Dinge parat zu haben, die Sie zur Erledigung von Aufgaben oder Aktivtäten benötigen?

☐	☐	☐	☐	☐
5	**4**	**3**	**2**	**1**
gar nicht				**vollkommen**

Wenn es Ihnen schwerfällt oder nicht gelingt, woran kann man das feststellen?

☐ Verlegen und Vergessen von Arbeitsmaterialien, Brille, Schlüssel, Handy, Portemonnaie etc.
☐ Liegenlassen von Gegenständen
☐ hoher Zeitbedarf für das Suchen von Dingen
☐ Fehlen von Unterlagen bei der Arbeit, in Besprechungen etc.
☐ anderes:

....

....

....

Symptom liegt vor: ☐ Ja ☐ Nein

Sind ähnliche Probleme schon in Ihrer Kindheit (vor dem 12. Lebensjahr) aufgetreten?
☐ Ja ☐ Nein

Wenn ja, wie hat sich das gezeigt?

☐ Verlegen von Heften, Büchern, Stiften und anderen Arbeitsmaterialien in der Schule
☐ Verlegen von Spielzeug oder Kleidungsstücken
☐ hoher Zeitbedarf für das Suchen von Dingen
☐ Ärger mit Eltern und Lehrern wegen verlorener Gegenstände
☐ anderes:

....

....

....

Symptom lag vor: ☐ Ja ☐ Nein

A1 (h): Wie gut gelingt es Ihnen, sich von äußeren Reizen nicht ablenken zu lassen?

☐	☐	☐	☐	☐
5	**4**	**3**	**2**	**1**
gar nicht				**vollkommen**

Wenn es Ihnen schwerfällt oder nicht gelingt, woran kann man das feststellen?
☐ häufiger Wechsel des Aufmerksamkeitsfokus
☐ Externe und interne Reize können zu einem Wechsel des Aufmerksamkeitsfokus führen.
☐ häufige Störung durch Geräusche oder andere externe Ereignisse
☐ leichte Ablenkbarkeit durch Gespräche anderer
☐ Probleme, Informationen zu selektieren
☐ anderes:

....

....

....

Symptom liegt vor: ☐ Ja ☐ Nein

Sind ähnliche Probleme schon in Ihrer Kindheit (vor dem 12. Lebensjahr) aufgetreten?
☐ Ja ☐ Nein

Wenn ja, wie hat sich das gezeigt?
☐ häufige Störung durch Geräusche oder andere externe Ereignisse
☐ im Unterricht aus dem Fenster schauen
☐ Probleme, nach einer Ablenkung dem Thema wieder zu folgen
☐ Kommentare im Unterricht zu störendem Verhalten anderer
☐ anderes:

....

....

....

Symptom lag vor: ☐ Ja ☐ Nein

A1 (i): Wie gut gelingt es Ihnen, sich im täglichen Leben Dinge zu merken?

☐	☐	☐	☐	☐
5	**4**	**3**	**2**	**1**
gar nicht				**vollkommen**

Wenn es Ihnen schwerfällt oder nicht gelingt, woran kann man das feststellen?

☐ Vergessen von Terminen und Verabredungen
☐ Vergessen von Arbeitsmaterialien, Brille, Schlüssel, Handy, Portemonnaie etc.
☐ Benötigen von häufigen Erinnerungen
☐ Vergessen, zurückzurufen oder auf E-Mails zu antworten
☐ Vergessen, häusliche Aufgaben zu erledigen
☐ anderes:

....

....

....

Symptom liegt vor: ☐ Ja ☐ Nein

Sind ähnliche Probleme schon in Ihrer Kindheit (vor dem 12. Lebensjahr) aufgetreten?
☐ Ja ☐ Nein

Wenn ja, wie hat sich das gezeigt?

☐ Vergessen von Terminen und Verabredungen
☐ Musste oft an Dinge erinnert werden.
☐ Vergessen von Schulmaterialien
☐ Liegenlassen von Gegenständen in der Schule oder bei Freunden
☐ anderes:

....

....

....

Symptom lag vor: ☐ Ja ☐ Nein

Teil 2: Hyperaktivität (Impulsivität)

A2 (a): Wie gut gelingt es Ihnen, in Ihren Bewegungen ruhig zu bleiben, wenn dies erforderlich ist?

☐	☐	☐	☐	☐
5	**4**	**3**	**2**	**1**
gar nicht				**vollkommen**

Wenn es Ihnen schwerfällt oder nicht gelingt, woran kann man das feststellen?
☐ Probleme, ruhig auf einem Stuhl zu sitzen
☐ Wippen mit den Füßen
☐ Trommeln mit Fingern oder Stiften
☐ Nesteln oder Nägelkauen
☐ Gefühl des Gestresst-Seins, wenn es gelingt, ruhig zu bleiben
☐ anderes:

....

....

....

Symptom liegt vor: ☐ Ja ☐ Nein

Sind ähnliche Probleme schon in Ihrer Kindheit (vor dem 12. Lebensjahr) aufgetreten?
☐ Ja ☐ Nein

Wenn ja, wie hat sich das gezeigt?
☐ Zappeln mit Armen und/oder Beinen
☐ häufige Aufforderung, ruhig zu sitzen
☐ Herumspielen mit Gegenständen
☐ an den Haaren spielen oder Nägelkauen
☐ Unfähigkeit, ruhig sitzen zu bleiben
☐ anderes:

....

....

....

Symptom lag vor: ☐ Ja ☐ Nein

A2 (b): Wie gut gelingt es Ihnen, sitzen zu bleiben, wenn dies erforderlich ist?

☐	☐	☐	☐	☐
5	**4**	**3**	**2**	**1**
gar nicht				**vollkommen**

Wenn es Ihnen schwerfällt oder nicht gelingt, woran kann man das feststellen?

☐ häufiges Aufstehen und Herumlaufen am Arbeitsplatz
☐ Vermeidung von Veranstaltungen, in denen man lange sitzen muss (Theater, Vorträge etc.)
☐ Bevorzugung von Situationen, in denen man sich bewegen kann
☐ Finden von Ausreden, wenn man herumläuft
☐ anderes:

....

....

....

Symptom liegt vor: ☐ Ja ☐ Nein

Sind ähnliche Probleme schon in Ihrer Kindheit (vor dem 12. Lebensjahr) aufgetreten?
☐ Ja ☐ Nein

Wenn ja, wie hat sich das gezeigt?

☐ häufiges Aufstehen in der Schule oder beim Essen
☐ Schwierigkeiten, in der Schule oder beim Essen sitzen zu bleiben
☐ häufige Aufforderung, sitzen zu bleiben
☐ Finden von Gründen, herumzulaufen
☐ anderes:

....

....

....

Symptom lag vor: ☐ Ja ☐ Nein

A2 (c): Wie häufig fühlen Sie sich ruhelos oder getrieben?

☐	☐	☐	☐	☐
1	2	3	4	5
gar nicht				**vollkommen**

Wenn Sie sich so fühlen, woran kann man das feststellen?
☐ Aufsuchen von reizstarken und abwechslungsreichen Umgebungen
☐ Gefühl der Ruhelosigkeit und des Gehetztseins
☐ Bedürfnis, ununterbrochen etwas zu tun
☐ Probleme, sich zu entspannen
☐ anderes:

....

....

....

Symptom liegt vor: ☐ Ja ☐ Nein

Sind ähnliche Probleme schon in Ihrer Kindheit (vor dem 12. Lebensjahr) aufgetreten?
☐ Ja ☐ Nein

Wenn ja, wie hat sich das gezeigt?
☐ Herumlaufen und/oder auf Dinge klettern
☐ Herumhüpfen auf Möbeln
☐ exzessives Auf-Bäume-Klettern
☐ sich immer getrieben und unruhig fühlen
☐ anderes:

....

....

....

Symptom lag vor: ☐ Ja ☐ Nein

A2 (d): Wie gut gelingt es Ihnen, sich leise mit Freizeitaktivitäten zu beschäftigen?

☐	☐	☐	☐	☐
5	**4**	**3**	**2**	**1**
gar nicht				**vollkommen**

Wenn es Ihnen schwerfällt oder nicht gelingt, woran kann man das feststellen?
☐ Kommentieren von Tätigkeiten
☐ lauter als andere
☐ Probleme, leise zu sprechen
☐ sich verbal in den Mittelpunkt stellen
☐ anderes:

....

....

....

Symptom liegt vor: ☐ Ja ☐ Nein

Sind ähnliche Probleme schon in Ihrer Kindheit (vor dem 12. Lebensjahr) aufgetreten?
☐ Ja ☐ Nein

Wenn ja, wie hat sich das gezeigt?
☐ viel Krach beim Spielen und in der Schule
☐ Wurde oft aufgefordert, ruhig zu spielen
☐ Versuche, auf sich aufmerksam zu machen
☐ Probleme, Film oder Fernsehen ruhig zu betrachten
☐ anderes:

....

....

....

Symptom lag vor: ☐ Ja ☐ Nein

A2 (e): Fühlen Sie sich wie unter Strom oder von einer unsichtbaren Kraft getrieben?

☐	☐	☐	☐	☐
1	**2**	**3**	**4**	**5**
gar nicht				**vollkommen**

Wenn Sie sich so fühlen, woran kann man das feststellen?
☐ Gefühl des Getriebenseins
☐ ständig hektisch
☐ ständig beschäftigt
☐ Überschreiten eigener Grenzen
☐ anderes:

....

....

....

Symptom liegt vor: ☐ Ja ☐ Nein

Sind ähnliche Probleme schon in Ihrer Kindheit (vor dem 12. Lebensjahr) aufgetreten?
☐ Ja ☐ Nein

Wenn ja, wie hat sich das gezeigt?
☐ dauernd beschäftigt und aktiv
☐ Eindruck von zu viel Energie
☐ ständig von etwas angetrieben
☐ anderes:

....

....

....

Symptom lag vor: ☐ Ja ☐ Nein

A2 (f): Reden Sie übermäßig viel?

☐	☐	☐	☐	☐
1	**2**	**3**	**4**	**5**
gar nicht				**vollkommen**

Wenn das so ist, woran kann man das feststellen?
- ☐ dominante Gesprächsführung
- ☐ Probleme beim Zuhören
- ☐ Andauernder Redeschwall langweilt Gesprächspartner*innen.
- ☐ Schwierigkeiten, den Rededrang zu stoppen
- ☐ wortreiche Beschreibungen
- ☐ andere nicht zu Wort kommen lassen
- ☐ anderes:

....

....

....

Symptom liegt vor: ☐ Ja ☐ Nein

Sind ähnliche Probleme schon in Ihrer Kindheit (vor dem 12. Lebensjahr) aufgetreten?
☐ Ja ☐ Nein

Wenn ja, wie hat sich das gezeigt?
- ☐ wurde als »Quasselstrippe« bezeichnet
- ☐ ständiges Schwätzen im Unterricht
- ☐ andere nicht zu Wort kommen lassen
- ☐ Unterbrechen anderer
- ☐ anderes:

....

....

....

Symptom lag vor: ☐ Ja ☐ Nein

A2 (g): Wie gut gelingt es Ihnen, andere aussprechen zu lassen oder nicht zu unterbrechen?

☐	☐	☐	☐	☐
5	**4**	**3**	**2**	**1**
gar nicht				**vollkommen**

Wenn es Ihnen schwerfällt oder nicht gelingt, woran kann man das feststellen?

☐ anderen ins Wort fallen
☐ Ergänzung von Sätzen anderer, bevor sie beendet sind
☐ andere nicht zu Wort kommen lassen
☐ Antworten geben, bevor die Frage zu Ende gestellt wurde
☐ Reden, bevor man denkt
☐ anderes:

....

....

....

Symptom liegt vor: ☐ Ja ☐ Nein

Sind ähnliche Probleme schon in Ihrer Kindheit (vor dem 12. Lebensjahr) aufgetreten?

☐ Ja ☐ Nein

Wenn ja, wie hat sich das gezeigt?

☐ Sprechen, ohne vorher nachzudenken
☐ wollte immer zuerst die Antwort geben
☐ Herausrufen von Antworten im Unterricht, egal ob richtig oder falsch
☐ anderes:

....

....

....

Symptom lag vor: ☐ Ja ☐ Nein

A2 (h): Wie gut gelingt es Ihnen, zu warten, bis Sie an der Reihe sind?

☐	☐	☐	☐	☐
5	**4**	**3**	**2**	**1**
gar nicht				**vollkommen**

Wenn es Ihnen schwerfällt oder nicht gelingt, woran kann man das feststellen?

☐ Warten müssen führt zu Aggressivität
☐ Probleme, sich in einer Schlange hinten anzustellen
☐ starke Ungeduld, wenn andere eine Aufgabe ausführen
☐ Probleme, im Verkehrsstau geduldig zu bleiben
☐ Gefühl der Ungeduld
☐ Aufgaben werden aus Ungeduld vorzeitig abgebrochen
☐ anderes:

....

....

....

Symptom liegt vor: ☐ Ja ☐ Nein

Sind ähnliche Probleme schon in Ihrer Kindheit (vor dem 12. Lebensjahr) aufgetreten?

☐ Ja ☐ Nein

Wenn ja, wie hat sich das gezeigt?

☐ Warten müssen führte zu Wut
☐ Probleme, sich in einer Schlange hinten anzustellen
☐ Bedürfnis, immer als Erster dran zu sein
☐ schnelle Ungeduld
☐ anderes:

....

....

....

Symptom lag vor: ☐ Ja ☐ Nein

A2 (i): Wie gut gelingt es Ihnen, andere nicht zu stören und zu unterbrechen und sich nicht aufzudrängen?

☐	☐	☐	☐	☐
5	**4**	**3**	**2**	**1**
gar nicht				**vollkommen**

Wenn es Ihnen schwerfällt oder nicht gelingt, woran kann man das feststellen?
☐ ungefragtes Einmischen in Gespräche anderer
☐ Übernahme von Tätigkeiten, wenn andere nicht schnell genug sind
☐ andere bei der Ausübung einer Tätigkeit stören
☐ zu allen Themen seine Meinung äußern
☐ Probleme, die Grenzen anderer zu respektieren
☐ anderes:

……………………………………………………………………………………………………

……………………………………………………………………………………………………

……………………………………………………………………………………………………

Symptom liegt vor: ☐ Ja ☐ Nein

Sind ähnliche Probleme schon in Ihrer Kindheit (vor dem 12. Lebensjahr) aufgetreten?
☐ Ja ☐ Nein

Wenn ja, wie hat sich das gezeigt?
☐ andere beim Spielen stören
☐ Gespräche von anderen unterbrechen
☐ distanzgemindertes Verhalten

Symptom lag vor: ☐ Ja ☐ Nein

Auswertungsbogen

Item-Nr.		Score	Erfüllt Erwachsener	Erfüllt Kind
A1 (a)	Beachtet häufig Einzelheiten nicht oder macht Flüchtigkeitsfehler.			
A1 (b)	Schwierigkeiten, längere Zeit die Aufmerksamkeit aufrechtzuerhalten.			
A1 (c)	Scheint häufig nicht zuzuhören.			
A1 (d)	Führt häufig Anweisungen anderer nicht vollständig durch.			
A1 (e)	Hat Schwierigkeiten, Aufgaben und Aktivitäten zu organisieren.			
A1 (f)	Abneigung gegen Aufgaben, die länger dauernde geistige Anstrengungen erfordern.			
A1 (g)	Verliert häufig Gegenstände, die für Aufgaben oder Aktivitäten benötigt werden.			
A1 (h)	Lässt sich oft durch äußere Reize leicht ablenken.			
A1 (i)	Ist bei Alltagstätigkeiten häufig vergesslich.			
	Score und Anzahl erfüllter Kriterien A1		/9	/9
A2 (a)	Zappelt häufig oder rutscht auf dem Stuhl herum.			
A2 (b)	Steht in Situationen, in denen sitzen bleiben erwartet wird, häufig auf.			
A2 (c)	subjektives Unruhegefühl			
A2 (d)	Schwierigkeiten, sich mit Freizeitaktivitäten ruhig zu beschäftigen			
A2 (e)	Ist häufig »auf dem Sprung« oder handelt oftmals, als wäre er/sie »getrieben«.			
A2 (f)	Redet häufig übermäßig viel.			
A2 (g)	Platzt häufig mit Antworten heraus, bevor die Frage zu Ende gestellt ist.			
A2 (h)	Kann nur schwer warten, bis er/sie an der Reihe ist.			
A2 (i)	Unterbricht und stört andere häufig.			
	Score und Anzahl erfüllter Kriterien A2		/9	/9

Neuropsychologische Testverfahren bei ADHS

Neurokognitive Funktion	**Testverfahren**
Daueraufmerksamkeit	*Testbatterie zur Aufmerksamkeitsprüfung* (TAP; Zimmermann & Fimm, 2017): ▶ Vigilanz ▶ Visuelle Suche *Frankfurter Adaptiver Konzentrationsleistungs-Test* (FAKT II; Moosbrugger & Goldhammer, 2007) *Continuous Performance Test* (CPT; Knye et al., 2003)
Selektive Aufmerksamkeit	*Aufmerksamkeitsbelastungstest – Revision* (d2; Brickenkamp et al., 2010) *Konzentrationsleistungstest* (KLT-R; Düker & Lienert, 2001) *Zahlen-Verbindungstest* (ZVT; Oswald, 2016) *Trail-Making-Test* (TMT; Reitan, 1992), Version A *Differentieller Aufmerksamkeitstest* (DAKT; Bratfisch & Hagman, 2010)
Geteilte Aufmerksamkeit	*Testbatterie zur Aufmerksamkeitsprüfung* (TAP; Zimmermann & Fimm, 2017): geteilte Aufmerksamkeit *Trail-Making-Test* (TMT; Reitan, 1992), Version B-A
Aufmerksamkeitswechsel	*Testbatterie zur Aufmerksamkeitsprüfung* (TAP; Zimmermann & Fimm, 2017): Reaktionswechsel *Trail-Making-Test* (TMT; Reitan, 1992), Version B
Arbeitsgedächtnis/Exekutiv-Funktionen	*Testbatterie zur Aufmerksamkeitsprüfung* (TAP; Zimmermann & Fimm, 2017): Arbeitsgedächtnis *Wechsler Memory Scale* (WMS-R; Härting et al., 2000): ▶ Zahlenspanne rückwärts ▶ Visuelle Merkspanne *Cambridge Neuropsychological Test Automated Battery* (CANTAB®; Cambridge Cognition, 2019): ▶ Delayed Matching to Sample ▶ Spatial Working Memory *Turm von London* – Deutsche Version (TL-D; Tucha & Lange, 2004) *Behavioural Assessment of Dysexecutive Syndrome* (BADS; Ufer & Wilson et al., 2000)
Impulsivität	*Testbatterie zur Aufmerksamkeitsprüfung* (TAP; Zimmermann & Fimm, 2017): Go/NoGo *Farb-Wort-Interferenz-Test* (FWIT; Bäumler, 1985) CANTAB®: Stop Signal Task
Kombination: Aufmerksamkeit, Impulsivität und zeitgleich motorische Aktivität	*QB Test Plus*: Ist ein eigens für ADHS entwickeltes Verfahren, das zeitgleich die Aufmerksamkeitsleistung und Impulsivität über eine One-back-Aufgabe und videogestützt die motorische Aktivität während der Bearbeitung der Aufgabe erfasst. Über den Vergleich mit der Normstichprobe lässt sich ein Eindruck über die Leistungsfähigkeit der Person gewinnen. (https://www.qbtech.com/adhd-tests) *OPATUS CPTA*: Über einen Continuous-Performance-Test und zeitgleiche Erfassung der Aktivität wird ein Profil über Aufmerksamkeit, Impulsfehler und Aktivität erstellt (opatus.se/de/opatus-cpta-de/)

	nie/ selten	manch-mal	oft	sehr oft
(1) Ich schiebe Dinge bis zum letzten Moment auf.	1	2	3	4
(2) Ich habe ein schlechtes Zeitgefühl.	1	2	3	4
(3) Ich verschwende meine Zeit.	1	2	3	4
(4) Ich bin nicht rechtzeitig auf Aufgaben oder Pflichten vorbereitet.	1	2	3	4
(5) Ich verpasse Fristen von Aufgaben.	1	2	3	4
(6) Ich habe Probleme, im Voraus zu planen oder mich auf Ereignisse vorzubereiten.	1	2	3	4
(7) Ich vergesse, Dinge zu tun, zu denen ich verpflichtet bin.	1	2	3	4
(8) Ich schaffe es nicht, meine selbstgesetzten Ziele zu erreichen.	1	2	3	4
(9) Ich komme zur Arbeit oder zu Verabredungen zu spät.	1	2	3	4
(10) Ich schaffe es nicht, Dinge im Gedächtnis zu behalten, die ich erinnern muss.	1	2	3	4
(11) Ich schaffe es nicht, Dinge zu erledigen, bevor die finale Frist erreicht ist.	1	2	3	4
(12) Ich habe Schwierigkeiten abzuschätzen, wie lange es dauert, Dinge zu tun oder irgendwo hinzukommen.	1	2	3	4
(13) Ich habe Schwierigkeiten, mich selbst zu motivieren, mit einer Arbeit zu beginnen.	1	2	3	4
(14) Ich habe Schwierigkeiten, mich selbst zu motivieren, an einer Aufgabe dranzubleiben und sie abzuschließen.	1	2	3	4
(15) Ich bin nicht motiviert, Dinge frühzeitig vorzubereiten, von denen ich weiß, dass ich sie erledigen muss.	1	2	3	4
(16) Ich habe Probleme, etwas abzuschließen, bevor ich etwas Neues beginne.	1	2	3	4
(17) Ich habe Probleme, Dinge zu tun, die ich mir selbst vornehme.	1	2	3	4
(18) Ich habe Schwierigkeiten, Versprechungen oder Zusagen einzuhalten, die ich anderen gegeben habe.	1	2	3	4
(19) Ich habe einen Mangel an Selbstdisziplin.	1	2	3	4

	nie/ selten	manch-mal	oft	sehr oft
(20) Ich habe Schwierigkeiten, meine Arbeit nach Wichtigkeit zu strukturieren.	1	2	3	4
(21) Ich finde es schwierig, Dinge zu beginnen oder am Laufen zu halten, die erledigt werden müssen.	1	2	3	4
(22) Ich bin weniger vorausschauend als andere.	1	2	3	4
(23) Ich kann mich schlecht an Dinge erinnern, die ich gehört oder gelesen habe.	1	2	3	4
(24) Ich habe Probleme, meine Gedanken zu ordnen.	1	2	3	4
(25) Wenn mir etwas Kompliziertes gezeigt wird, habe ich Schwierigkeiten, die Informationen zu behalten und sie korrekt nachzumachen oder auszuführen.	1	2	3	4
(26) Ich habe Schwierigkeiten, unterschiedliche Möglichkeiten zu bedenken und ihre Konsequenzen abzuwägen.	1	2	3	4
(27) Ich habe Schwierigkeiten, mich auszudrücken.	1	2	3	4
(28) Ich kann nicht so viele unterschiedliche Lösungen wie andere für ein Problem vorschlagen.	1	2	3	4
(29) Mir fehlen die Worte, wenn ich etwas erklären möchte.	1	2	3	4
(30) Ich habe mehr Probleme als andere, meine Gedanken niederzuschreiben.	1	2	3	4
(31) Ich habe das Gefühl, weniger kreativ oder intelligent zu sein als andere Menschen mit meiner Begabung.	1	2	3	4
(32) Wenn ich versuche, Ziele oder Vereinbarungen zu erfüllen, fallen mir weniger Lösungswege ein als anderen.	1	2	3	4
(33) Ich habe Probleme, neue oder komplexe Dinge genauso gut wie andere zu lernen.	1	2	3	4
(34) Ich habe Probleme, Dinge in der richtigen Reihenfolge zu erklären.	1	2	3	4
(35) Ich komme bei Erklärungen weniger schnell als andere auf den Punkt.	1	2	3	4
(36) Ich habe Probleme, Dinge in der richtigen Reihenfolge zu tun.	1	2	3	4
(37) Ich habe Probleme, aus Dingen das Beste zu machen oder so effektiv zu reagieren wie andere.	1	2	3	4

	nie/ selten	manch-mal	oft	sehr oft
(38) Im Lösen von Alltagsproblemen bin ich langsamer als andere.	1	2	3	4
(39) Ich werde durch unwichtige Dinge oder Gedanken abgelenkt, wenn ich mich auf etwas konzentrieren muss.	1	2	3	4
(40) Ich bin nicht in der Lage, Dinge, die ich gelesen habe, so gut wie es sein sollte aufzufassen, und muss sie wiederholt lesen.	1	2	3	4
(41) Ich kann mich weniger gut als andere auf Aufgaben konzentrieren.	1	2	3	4
(42) Ich werde leicht verwirrt.	1	2	3	4
(43) Ich scheine meine Konzentration nicht auf Gelesenes, Papierkram, Vorträge oder Aufgaben erhalten zu können.	1	2	3	4
(44) Ich finde es schwierig, beim Erledigen von Aufgaben Wichtiges vom Unwichtigen zu unterscheiden.	1	2	3	4
(45) Ich scheine Informationen weniger schnell und genau zu verarbeiten als andere.	1	2	3	4
(46) Ich finde es schwierig zu warten und werde ungeduldig.	1	2	3	4
(47) Ich treffe impulsive Entscheidungen.	1	2	3	4
(48) Ich bin unfähig, Reaktionen auf Ereignisse oder andere Personen zu unterdrücken.	1	2	3	4
(49) Ich habe Schwierigkeiten, meine Aktivität oder mein Verhalten zu stoppen, wenn ich es sollte.	1	2	3	4
(50) Ich habe Schwierigkeiten, mein Verhalten zu ändern, nachdem ich eine Rückmeldung erhalten habe.	1	2	3	4
(51) Ich gebe anderen gegenüber impulsive Rückmeldungen ab.	1	2	3	4
(52) Ich neige dazu, Dinge zu tun, ohne deren Konsequenzen zu bedenken.	1	2	3	4
(53) Ich ändere meine Pläne im letzten Moment aus einem Impuls heraus.	1	2	3	4
(54) Ich berücksichtige vergangene Erfahrungen nicht, wenn ich Entscheidungen treffe.	1	2	3	4

	nie/ selten	manch-mal	oft	sehr oft
(55) Ich bin mir Dingen, die ich sage oder tue, nicht bewusst.	1	2	3	4
(56) Es fällt mir schwer, Dingen gegenüber, die mich betreffen, objektiv zu sein.	1	2	3	4
(57) Es fällt mir schwer, die Perspektive anderer auf Dinge oder Situationen einzunehmen.	1	2	3	4
(58) Ich bespreche Dinge nicht mit mir selbst, bevor ich etwas tue.	1	2	3	4
(59) Ich habe Probleme, in Situationen Regeln zu befolgen.	1	2	3	4
(60) Ich fahre oft schneller als die meisten anderen.	1	2	3	4
(61) Ich habe eine niedrige Frustrationstoleranz.	1	2	3	4
(62) Ich kann meine Emotionen nicht so gut wie andere hemmen.	1	2	3	4
(63) Ich schaue nicht nach vorne und denke über zukünftige Ergebnisse nach, bevor ich etwas tue.	1	2	3	4
(64) Ich betreibe mehr riskante Aktivitäten als andere.	1	2	3	4
(65) Ich nehme bei der Arbeit gerne Abkürzungen und tue nicht alles, was von mir erwartet wird.	1	2	3	4
(66) Ich schalte bei der Arbeit früh ab, wenn es langweilig wird.	1	2	3	4
(67) Ich strenge mich bei der Arbeit weniger an als ich sollte oder als es andere tun.	1	2	3	4
(68) Andere sagen mir, dass ich faul und unmotiviert bin.				
(69) Ich benötige die Hilfe anderer, um meine Arbeit zu schaffen.	1	2	3	4
(70) Dinge müssen sich sofort auszahlen oder ich schaffe es nicht, sie zu erledigen.	1	2	3	4
(71) Ich habe Probleme, lustigeren oder interessanteren Dingen zu widerstehen, wenn erwartet wird, dass ich arbeite.	1	2	3	4
(72) Umfang und Qualität meiner Arbeit sind sehr schwankend.	1	2	3	4
(73) Ohne Überwachung oder Unterstützung kann ich weniger gut arbeiten als andere.	1	2	3	4

	nie/ selten	manch-mal	oft	sehr oft
(74) Ich habe weniger Wille und Ausdauer, als andere zu haben scheinen.	1	2	3	4
(75) Ich kann weniger gut als andere auf langfristige Ziele oder spätere Belohnung hinarbeiten.	1	2	3	4
(76) Ich kann Dingen, die mir kurzfristige Belohnung geben, nicht widerstehen, auch wenn sie langfristig negative Konsequenzen haben.	1	2	3	4
(77) Ich werde schnell ärgerlich oder aufgebracht.	1	2	3	4
(78) Ich reagiere emotional über.	1	2	3	4
(79) Man kann mich leicht aufregen.	1	2	3	4
(80) Ich kann starke positive oder negative Emotionen nicht hemmen.	1	2	3	4
(81) Ich habe Probleme, mich wieder zu beruhigen, wenn ich mich aufgeregt habe.	1	2	3	4
(82) Ich kann schwer die Kontrolle zurückgewinnen und wieder vernünftiger werden, wenn ich emotional bin.	1	2	3	4
(83) Ich kann mich von Dingen, die mich emotional aufregen, nicht ablenken und mich wieder auf positive Dinge konzentrieren.	1	2	3	4
(84) Ich kann meine Emotionen nicht in den Griff bekommen, um meine Ziele zu erreichen oder besser mit anderen zurecht zu kommen.	1	2	3	4
(85) Ich bleibe länger als andere emotional.	1	2	3	4
(86) Es fällt mir schwer, emotional aufregende Situationen zu verlassen.	1	2	3	4
(87) Wenn ich aufgebracht bin, kann ich meine Emotionen nicht in positive Richtungen umlenken.	1	2	3	4
(88) Ich kann emotional aufregende Situationen nicht objektiver bewerten.	1	2	3	4
(89) Wenn ich starke Emotionen fühle, kann ich negative Ereignisse nicht in einem positiveren Licht sehen.	1	2	3	4

INFO 9

Defizite exekutiver Funktionen – Selbstbeschreibungsskala (DexFuSS) – Auswertung

T

Name: ....

Datum Erhebungszeitpunkt: ....

Exekutive Funktionen Defizitscore:
(Summe aller Items) ....

Exekutive Funktionen Symptom Score:
(Anzahl Items > 2) ....

ADHS-spezifischer Summenscore:
(Summe der Items 1, 6, 14, 16, 24, 49, 50, 55, 60, 65 und 69) ....

Interpretation der Scores
Das Verfahren ist bisher leider nicht normiert, sodass eine Interpretation der Scores in erster Linie im Rahmen der Verlaufsdiagnostik oder als Informationsquelle hinsichtlich spezieller Funktionsdefizite genutzt werden sollte, die man mit den Betroffenen besprechen kann. Wenn man jenseits der Veränderungsmessung eine grobe Interpretation der Ergebnisse vornehmen möchte, könnte man (mit aller Vorsicht) folgende Grenzen bilden:

Defizitscore:
< 178: keine oder geringe exekutive Funktionseinschränkungen
179–223: mäßige exekutive Funktionseinschränkungen
224–267: deutliche exekutive Funktionseinschränkungen
> 267: massive exekutive Funktionseinschränkungen

Exekutive Funktionen Symptom Score:
0–18: keine/geringe Auffälligkeiten
19–36: mäßige Auffälligkeiten
37–54: deutliche Auffälligkeiten
55–72: starke Auffälligkeiten
> 72: massive Auffälligkeiten

ADHS-spezifischer Summenscore:
< 22: keine oder geringe ADHS-spezifische exekutive Einschränkungen
23–28: mäßige ADHS-spezifische exekutive Einschränkungen
28–33: deutliche ADHS-spezifische Einschränkungen
> 33: massive ADHS-spezifische Einschränkungen

Differenzialdiagnostik

T

Die Diagnose einer ADHS hat in den letzten Jahren eine gewisse Popularität gewonnen, weswegen nicht nur eine sorgsame Diagnostik, sondern auch eine gründliche Differenzialdiagnostik notwendig ist. Die Differenzialdiagnose teilt sich dabei in zwei Bereiche auf:
(1) die Berücksichtigung somatischer Erkrankungen
(2) eine Identifikation von alternativen psychologischen Ursachen der ADHS-Symptomatik

Die somatische Differenzialdiagnostik erfolgt in der Regel durch den Arzt.

Körperliche Ursachen, deren Symptome wie ADHS aussehen könnten:
- Schilddrüsenfehlfunktion
- Schädel-Hirn-Trauma
- Hirnläsionen
- Störungen des Schlaf-Wach-Rhythmus
- Schlafapnoe-Syndrom
- Anfallsleiden wie etwa Epilepsie
- Mangelernährung
- Medikamente (z. B. Antihistaminika, Barbiturate, alles was Konzentrationseinbußen zur Folge haben kann)

Psychische Ursachen, die für Symptome verantwortlich sein können (CAVE: Die Störungen treten auch komorbid auf!):
- Emotional-instabile Persönlichkeitsstörung
- Suchtmittel-Abusus (inkl. nichtstoffgebundene Süchte wie z. B. Glücksspiel, Multiplayer-online-Rollenspiele, Sex- oder Pornosucht)
- Depression
- Angsterkrankung
- Tic-Störungen
- Autismus

AB 5 Diagnose bei ADHS im Erwachsenenalter – Checkliste

T

- ☐ Symptomatik ist überdauernd und nicht episodenhaft (sofern unbehandelt)
- ☐ Symptomatik ist nicht durch Substanzkonsum/Suchterkrankung verursacht
- ☐ ICD-/DSM-Kriterien im Erwachsenenalter erfüllt
- ☐ ICD-/DSM-Kriterien im Kindesalter erfüllt
- ☐ Externe Bestätigung der Kriterien
  - ☐ aktuell
  - ☐ in der Kindheit (Zeugnisse, Vorbefunde, Eltern)
- ☐ Funktionsbeeinträchtigungen in mehr als einem Lebensbereich
  - ☐ aktuell
  - ☐ in der Kindheit (Zeugnisse, Vorbefunde, Eltern)
- ☐ Ausschluss organischer Störungen als bessere Erklärung
- ☐ Ausschluss anderer psychischer Störungen als bessere Erklärung

3 Störungsspezifisches Wissen und Psychoedukation

Ziel der Psychoedukation ist in erster Linie die gemeinsame Erarbeitung eines Störungsmodells und der sich daraus ableitenden Interventionsmöglichkeiten. Patient*innen mit ADHS bringen häufig ein gewisses Vorwissen mit, aus dem dann häufig ein persönliches Störungsmodell abgeleitet wird. Ziel der Psychoedukation ist es daher, dieses Wissen mit den wissenschaftlich fundierten Erkenntnissen abzugleichen und mit den Patient*innen gemeinsam ein Störungsmodell zu erarbeiten, in dem sich der/die Patient*in selbst wiederfindet, das aber auch nachvollziehen lässt, warum ihm/ihr eine bestimmte Intervention vorgeschlagen wird.

Info

Das Vorgehen, das in diesem Kapitel beschrieben wird, bezieht sich größtenteils auf allgemeine Informationen zu ADHS. Interventionsspezifische Psychoedukation erfolgt dann im Rahmen der jeweilig geplanten Intervention, Informationen und Materialien dazu finden sich in den entsprechenden Kapiteln.

Wir empfehlen die Verwendung eines multifaktoriellen Störungsmodells, das den aktuellen Kenntnisstand zu ADHS abbildet (INFO 11). Eine Möglichkeit zur Erarbeitung des Störungsmodells ist es, dieses gemeinsam mit den Betroffenen durchzugehen und die wichtigsten Aspekte gemeinsam zu besprechen (INFO 17).

Genetische Komponente. Es ist heute Konsens, dass ADHS eine hohe erbliche Komponente besitzt, was sich für viele Patient*innen gut dadurch nachvollziehen lässt, dass es in ihrer Familie oft weitere Fälle von ADHS gibt. Insofern ist es sinnvoll, mit den Patient*innen zunächst die genetische Komponente zu besprechen, was häufig auch als Entlastung erlebt wird, da es das Stigma des schlecht erzogenen Menschen relativiert. Auf der anderen Seite haben viele Erwachsene den Weg in die Therapie gefunden, weil sie sich in den Problemen ihrer Kinder wiederfinden. Daher muss man mit dem Thema genetische Veranlagung sensibel umgehen, weil manche Betroffenen sich selbst die »Schuld« dafür geben, die Gene an ihre Kinder weitergegen zu haben, und sich damit für deren Probleme verantwortlich fühlen. Auch wenn diese Vorstellung als überwertig klassifiziert werden könnte, findet sie sich bei Patient*innen mit einer stark genetisch determinierten psychischen Problematik häufiger, sodass hier bei der Erarbeitung der genetischen Grundlagen der ADHS solche möglicherweise vorhandenen Annahmen thematisiert und ggf. korrigiert werden sollten. Vertiefende Informationen finden sich bei Faraone und Larsson (2019).

Neurobiologische Grundlagen. Wenn die Patient*innen über die genetischen Grundlagen der ADHS aufgeklärt sind und wissen, dass sich die genetischen Varianten auf die Funktion des Gehirns auswirken, ist es nur noch ein kurzer Schritt, um zu verstehen, dass diese genetischen Risikofaktoren die Struktur und Funktion des Gehirns beeinflussen. Es bietet sich also an, hier ein paar Hintergründe zu den neurobiologischen Grundlagen der ADHS zu geben.

Störung der Exekutivfunktionen. Aus den neurobiologischen Auffälligkeiten lassen sich unmittelbar die Defizite auf neuropsychologischer Ebene ableiten, die in erster Linie in einer Störung der exekutiven Funktionen liegen. Es ist für die Betroffenen gut nachvollziehbar, was mit der Störung der Exekutivfunktionen gemeint ist, wenn sie versuchen, die Konsequenzen gestörter Exekutivfunktionen im Alltag zu erarbeiten.

Eine ausführlichere Exploration gestörter Exekutivfunktionen kann mithilfe der Selbstbeschreibungsskala DexFuSS (AB 4) erfolgen. Hier lassen sich ggf. Bereiche identifizieren, mit denen die betroffene Person besondere Schwierigkeiten hat.

Im nächsten Schritt der Psychoedukation bietet es sich nun an, aus den Störungen der exekutiven Funktionen die konkreten Symptome abzuleiten. Dazu kann das Informationsblatt 3 »Diagnostische Kriterien und typische Symptome« hilfreich sein, da man die dort beschriebenen Alltagsbeispiele mit den von den Patient*innen erarbeiteten Alltagsbeispielen zur Störung der Exekutivfunktionen (AB 6) in Zusammenhang bringen kann. Will man die Störung der exekutiven Funktionen gleich auch auf die Symptomebene übertragen, kann man anstelle von Arbeitsblatt AB 6 auch Arbeitsblatt AB 7 »Meine Exekutivfunktionen, meine Symptome und ich« benutzen.

Alternativ kann man auch die Symptome erfassen und mit den Betroffenen gemeinsam überlegen, welche Exekutivfunktionen damit verbunden sein könnten. Dazu dient Arbeitsblatt 8 »Meine Symptome, meine Exekutivfunktionen und ich«.

Komorbidität. Für viele Patient*innen mit ADHS sind auch die Komorbiditäten und Begleiterscheinungen ihrer ADHS-Symptomatik ein wichtiges Thema, da sie unter diesen besonders leiden. Es kann daher wichtig sein, mit den Betroffenen zu erarbeiten, dass Komorbidität ein häufiges Problem ist und dass sie damit nicht allein sind.

Lassen Sie die Betroffenen, bei denen Sie eine komorbide psychische Erkrankung diagnostiziert haben, schätzen, wie häufig andere psychische Diagnosen bei ADHS sind. Infoblatt 14 »Komorbidität bei ADHS« zeigt die Ergebnisse der epidemiologischen Studien zur Komorbidität von ADHS im Erwachsenenalter.

Zur Behandlungsplanung kann es auch sinnvoll sein, gemeinsam mit den Betroffenen besser zu verstehen, warum es zu bestimmten Folgeproblemen kommt, unter denen sie leiden.

Infoblatt 15 »Störungsmodell zu Folgeproblemen und Komorbidität« bietet sich als ein spezifischeres Störungsmodell für die Komorbidität und die sozialen Folgeprobleme an, aus dem sich auch Behandlungsrationale für eine kognitive Intervention (vgl. Kap. 6) ableiten lassen.

Alltagsprobleme. Neben den komorbid auftretenden psychischen Problemen kämpfen die Betroffenen aber auch regelhaft mit Alltagsproblemen. Hier kann die Information, dass und welche Alltagsprobleme auch bei anderen Menschen auftreten, bereits entlastend wirken und darüber hinaus die Veränderungsmotivation erhöhen. Infoblatt 16 zeigt einen Überblick über die typischen Alltagsprobleme von ADHS-Betroffenen, Infoblatt 17 fasst in aller Kürze Wissenswertes aus der Psychoedukation zu Ursachen und Auftreten von ADHS zusammen.

Medikamentöse Behandlung von ADHS

Bei ADHS-Betroffenen ist die Frage nach einer medikamentösen und/oder psychotherapeutischen Behandlung stets präsent. Dabei gibt es zum einen Patient*innen, die auf eine schnelle Besserung der Symptomatik mithilfe von Medikamenten hoffen, während andere aus unterschiedlichsten Gründen eine medikamentöse Behandlung ablehnen. Aus Sicht der Behandlungsleitlinien ist eine pharmakologische Therapie mit psychosozialer Begleitung bei behandlungsbedürftiger Symptomatik die erste Wahl. Aufgrund der schnellen und substanziellen Wirksamkeit einer Pharmakotherapie auf die Kernsymptome der ADHS ist bei Patient*innen, die sich für eine solche Behandlung entscheiden, die Funktion einer begleitenden Psychotherapie – neben dem Erlernen von nachhaltigen Strategien zur Kontrolle von Impulsen – auch besonders in der Behandlung von komorbiden und Begleiterkrankungen und dem Aufbau sozialer Kompetenzen zu sehen. Ein Training der Kernsymptomatik, also insbesondere der Impulskontrolle, fokussiert natürlich mehr auf das Aneignen von Wissen über Strategien, wenn die Impulskontroll-Defizite durch eine medikamentöse Behandlung nicht mehr in vollem Umfang vorliegen. Trotzdem ist auch in diesem Fall das Erarbeiten von Impulskontrollstrategien zu empfehlen, da diese den Patient*innen helfen, unabhängig vom Wirkstatus einer Pharmakotherapie mit ihrer Symptomatik umzugehen. Darüber hinaus gibt es eine nicht unerhebliche Zahl von Patient*innen, die es vorziehen, eine rein psychotherapeutische Behandlung zu erhalten, oder die medikamentöse Behandlung nicht vertragen.

Medikamentöse Behandlung bei ADHS

Sollten sich die Patient*innen für eine medikamentöse Behandlung mit Methylphenidat interessieren, sollte man als Psychologische*r Psychotherapeut*in die Unterstützung eines/einer mit dem Störungsbild erfahrenen Arztes/Ärztin hinzuziehen. Da die Leitlinien in diesem Fall und beim Vorliegen der entsprechenden Symptomatik eine pharmakologische Behandlung empfehlen, kann es nicht die Aufgabe des/der Psychotherapeut*in sein, von einer solchen Behandlung abzuraten. Von einer multiprofessionellen Behandlung werden die Betroffenen in diesem Fall am meisten profitieren.

In aller Regel aber werden sich die Betroffenen für eine psychotherapeutische Behandlung interessieren, wenn sie sich an eine*n Psychotherapeut*in wenden. Es ist daher hilfreich, über die unterschiedlichen Ansätze zur Behandlung unterschiedlicher Aspekte des Störungsbildes zu informieren. Es kann die Compliance erhöhen, wenn die Betroffenen sich auch selbst Gedanken machen, welche Verfahren sie für sich persönlich als hilfreich ansehen.

Therapie-Tipp

Für die Erarbeitung eines Behandlungsrationals mit den Betroffenen ist es ausgesprochen hilfreich, die Zusammenhänge zwischen den einzelnen Ebenen des Störungsmodells zu erklären, aber auch deutlich zu machen, wie sich eine Veränderung auf einer Ebene auf die Störung bzw. Symptomatik auf der anderen Ebene auswirkt. Wichtig in diesem Zusammenhang ist auch, deutlich zu machen, dass es auch Rückkoppelungen zwischen den Ebenen gibt, dass also eine Behandlung der nachfolgenden Ebene auch Auswirkungen auf die »übergeordnete« Ebene hat, dass sich z. B. die Behandlung der exekutiven Dysfunktionen auch in einer Verbesserung der neurobiologischen Ebene auswirkt.

Will man über alle im multimodalen Störungsmodell aufgeführten Behandlungsoptionen berichten, so können die Informationsblätter 21 »Ernährungsbasierte Intervention« und 22 »Neurofeedback zur Behandlung von ADHS« zu Rate gezogen werden.

Arbeits- und Informationsmaterialien

INFO 11 Störungsmodell
Auf diesem Infoblatt wird ein multifaktorielles Störungsmodell der ADHS vorgestellt, das dem aktuellen Wissensstand entspricht.

INFO 12 Genetik der ADHS
Dieses Infoblatt gibt hilfreiche Informationen zur Genetik der ADHS.

INFO 13 Gehirnauffälligkeiten bei ADHS
Dieses Infoblatt gibt hilfreiche Informationen zu neurobiologischen Grundlagen der ADHS.

AB 6 Meine Exekutivfunktionen und ich
Mithilfe dieses Arbeitsblatts lassen sich alltagsnahe Konsequenzen gestörter Exekutivfunktionen der Patient*innen erfassen.

AB 7 Meine Exekutivfunktionen, meine Symptome und ich
Will man die Störung der exekutiven Funktionen gleich auch auf die Symptomebene übertragen, kann man mit diesem Arbeitsblatt arbeiten.

AB 8 Meine Symptome, meine Exekutivfunktionen und ich
Mit diesem Arbeitsblatt kann man die Symptome der Betroffenen erfassen und mit ihnen gemeinsam überlegen, welche Exekutivfunktionen damit verbunden sein könnten.

INFO 14 Komorbidität bei ADHS
Dieses Infoblatt zeigt die Ergebnisse der epidemiologischen Studien zur Komorbidität von ADHS im Erwachsenenalter.

INFO 15 Störungsmodell zu Folgeproblemen und Komorbidität
Dieses Infoblatt bietet ein spezifischeres Störungsmodell für die Komorbidität und die sozialen Folgeprobleme bei ADHS an, aus dem sich auch Behandlungsrationale für eine kognitive Intervention ableiten lassen.

INFO 16 Alltagsprobleme bei ADHS
Dieses Infoblatt gibt einen Überblick über die typischen Alltagsprobleme von ADHS-Betroffenen.

INFO 17 Mindmap – Wissenswertes zu ADHS
Dieses Infoblatt fasst in aller Kürze in Form einer Mindmap Wissenswertes zu Ursachen und Auftreten von ADHS zusammen.

INFO 18 Entscheidungsbaum zur Therapieplanung
Dieses Infoblatt zeigt einen an die S3-Leitlinien angelehnten, aber um eine stärkere Betonung der Autonomie der Patient*innen ergänzten Entscheidungsbaum für die Planung einer Behandlung der adulten ADHS.

INFO 19 Pharmakologische Behandlung von ADHS
Dieses Infoblatt informiert über die medikamentöse Behandlung bei ADHS.

INFO 20 Psychotherapie bei ADHS
Dieses Infoblatt gibt den Patient*innen einen Überblick über die unterschiedlichen verhaltenstherapeutischen Ansätze, die bei ADHS empfohlen werden können. Es kann die Compliance erhöhen, wenn die Betroffenen sich auch selbst Gedanken machen, welche Verfahren sie für sich persönlich als hilfreich ansehen.

INFO 21 Ernährungsbasierte Interventionen
Auf diesem Infoblatt wird über die häufigsten ernährungsbasierten Interventionen informiert. Diese haben oft eine geringe empirische Evidenz, sollen aber nicht unerwähnt bleiben, da sie von Patient*innen oft gewünscht werden.

INFO 22 Neurofeedback zur Behandlung von ADHS
Dieses Infoblatt erklärt, welche Formen des Neurofeedbacks es gibt und wie die Behandlung mit Neurofeedback bei ADHS wirkt.

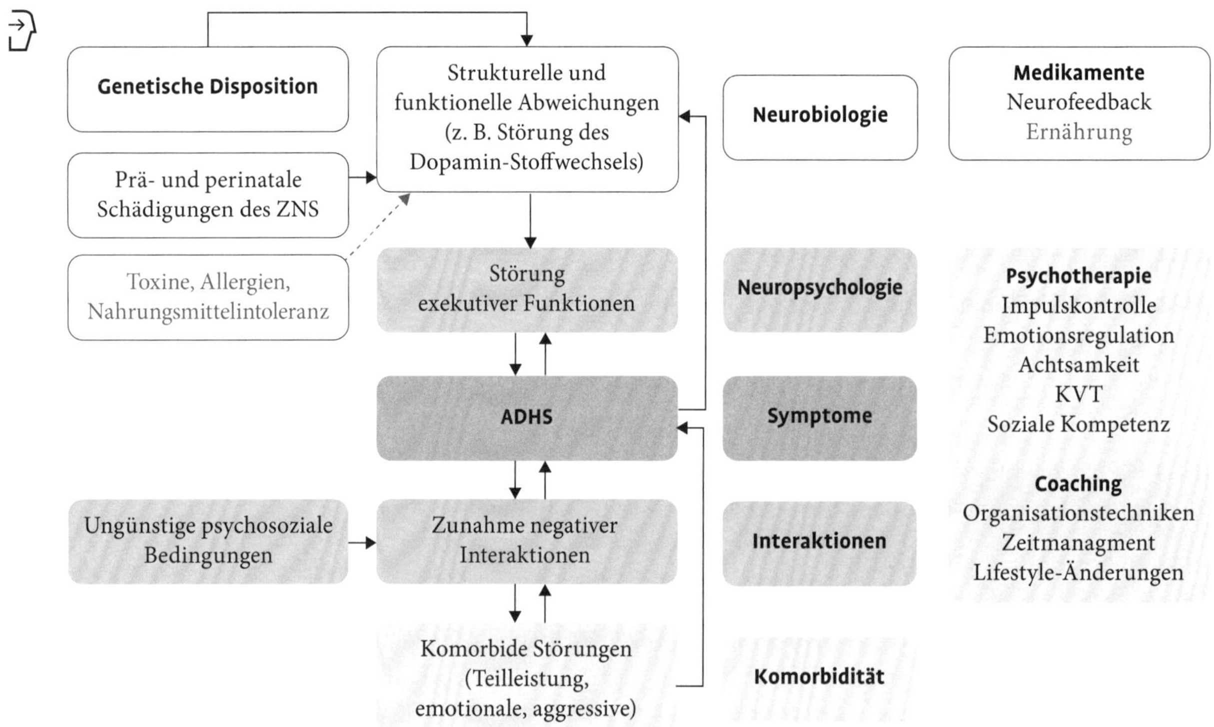

Genetische Disposition
Strukturelle und funktionelle Abweichungen (z. B. Störung des Dopamin-Stoffwechsels)
Neurobiologie
Medikamente
Neurofeedback
Ernährung
Prä- und perinatale Schädigungen des ZNS
Toxine, Allergien, Nahrungsmittelintoleranz
Störung exekutiver Funktionen
Neuropsychologie
Psychotherapie
Impulskontrolle
Emotionsregulation
Achtsamkeit
KVT
Soziale Kompetenz
ADHS
Symptome
Coaching
Organisationstechniken
Zeitmanagment
Lifestyle-Änderungen
Ungünstige psychosoziale Bedingungen
Zunahme negativer Interaktionen
Interaktionen
Komorbide Störungen (Teilleistung, emotionale, aggressive)
Komorbidität

Zur Untersuchung genetischer Faktoren bei einer Erkrankung gibt es unterschiedliche Zugänge. Um die Erblichkeit einer Erkrankung zu untersuchen, werden in der Regel Familienstudien durchgeführt. Zu ADHS finden sich etliche Zwillingsstudien, die eine hohe Heritabilität, also Erblichkeit, belegen.

Erblichkeit von ADHS

Es gilt als gesichert, dass die Erblichkeit von ADHS-Symptomen ca. 75 % beträgt. Das bedeutet, dass die Symptomausprägung zu ungefähr 75 % auf genetische Faktoren zurückgeführt werden kann. Betrachtet man eine kategoriale Diagnose (ADHS: ja/nein), dann steigt die Erblichkeit sogar auf weit über 80 %. Trotz dieser starken erblichen Komponente spielt aber auch die Umwelt eine wichtige Rolle bei der Entstehung von ADHS.

Die epidemiologischen Ergebnisse von Familien- und Zwillingsstudien weisen zwar die Erblichkeit nach, können aber nicht unterscheiden, ob es sich hierbei um den Effekt eines spezifischen Gens handelt, dessen Variante vererbt wird, oder um das Zusammenwirken vieler einzelner Gene, man spricht hier von polygenetischer Vererbung. Nach der Feststellung der generellen Erblichkeit ist es also ein wichtiges Ziel der genetischen Forschung, spezifische Gene zu identifizieren, die an der Entstehung beteiligt sind, um so die biologischen Mechanismen aufzuklären, die zum Auftreten der Erkrankung führen.

Die Ergebnisse dieser sog. »molekularbiologischen« Studien sind noch nicht vollkommen eindeutig, aber man kann zusammenfassend feststellen, dass offensichtlich Gene, die für die Ausschüttung von Hirnbotenstoffen (Neurotransmittern) und die Ausbildung der Gehirnzellen in der Entwicklung zuständig sind, eine besondere Rolle spielen. Bei den genetischen Effekten, die Neurotransmitter betreffen, gibt es Hinweise darauf, dass insbesondere die Funktionalität des Hirnbotenstoffs Dopamin in den Gehirnregionen, in denen dieser besonders wichtig ist, durch die mit ADHS assoziierten Gene beeinflusst wird.

Funktion von Genen, die mit ADHS verbunden sind

Ergebnisse von sog. »Kandidatengen-Studien«, aber auch von genomweiten Assoziationsstudien haben Genvarianten identifiziert, deren Vorhandensein bei einem Menschen die Auftretenswahrscheinlichkeit von ADHS erhöht. Die Gene, die hier eine Rolle spielen, wirken sich auf die Gehirnentwicklung und die Funktion der Hirnbotenstoffe aus. Insbesondere wurden Zusammenhänge mit dem Botenstoff Dopamin gefunden. Allerdings haben die einzelnen Varianten der Gene einen sehr geringen Einfluss, erst das Zusammenwirken vieler Genvarianten führt zu einer Erhöhung des Erkrankungsrisikos. Man spricht daher von einer polygenetischen Vererbung.

Komorbidität. Studien zur Genetik von ADHS suchen häufig auch nach genetischen Überschneidungen mit anderen psychischen Erkrankungen, die bei ADHS gehäuft auftreten. Dabei finden sich Zusammenhänge zu Autismus, Suchterkrankungen, affektiven Störungen, insbesondere der Bipolaren Störung, als auch der Schizophrenie.

ADHS hat eine gemeinsame genetische Grundlage mit anderen psychischen Störungen

In genetischen Assoziationsstudien zeigt sich immer wieder, dass die Genausprägungen, die das Risiko für ADHS erhöhen, auch das Risiko für andere psychische Störungen erhöhen. Das erklärt zum Teil, warum Menschen mit ADHS auch für andere psychische Probleme anfällig sind, aber auch, warum auch bei Menschen mit anderen psychischen Erkrankungen häufiger ADHS beobachtet wird.

Fasst man die Erkenntnisse zur Genetik von ADHS zusammen, so muss man feststellen, dass viele Grundlagen noch nicht aufgeklärt sind. Was man weiß, spricht dafür, dass ADHS-Symptome sich dimensional beschreiben lassen wie ein Persönlichkeitsmerkmal und dass an der Ausprägung der ADHS-Merkmale Gene beteiligt sind, die für die Entwicklung, die Ausreifung des Gehirns sowie die Funktion der Gehirnbotenstoffe verantwortlich sind. Hier scheint Dopamin eine wichtige Rolle zu spielen, das ja auch bei anderen psychischen Erkrankungen, wie Suchterkrankungen und der Schizophrenie, eine wichtige Rolle spielt und darüber hinaus für Prozesse wie Impulskontrolle und Lernen relevant ist. Das Vorhandensein von genetischen Überlappungen mit diesen anderen psychischen Erkrankungen und die Bedeutung dieser Prozesse in den Erkrankungen sprechen dafür, dass sich in Zukunft gemeinsame Mechanismen dieser Störungsbilder finden lassen, die störungsübergreifend bedeutsam sind und eine mechanismen-orientierte Behandlung nahelegen.

Hier sind die Hirnregionen und Hirnnetzwerke und ihre Funktionen abgebildet, von denen bekannt ist, dass sie sowohl funktionell, im Sinne einer geringeren Aktivierung, als auch strukturell, im Sinne einer reduzierten Größe Auffälligkeiten bei Betroffenen mit ADHS aufweisen.

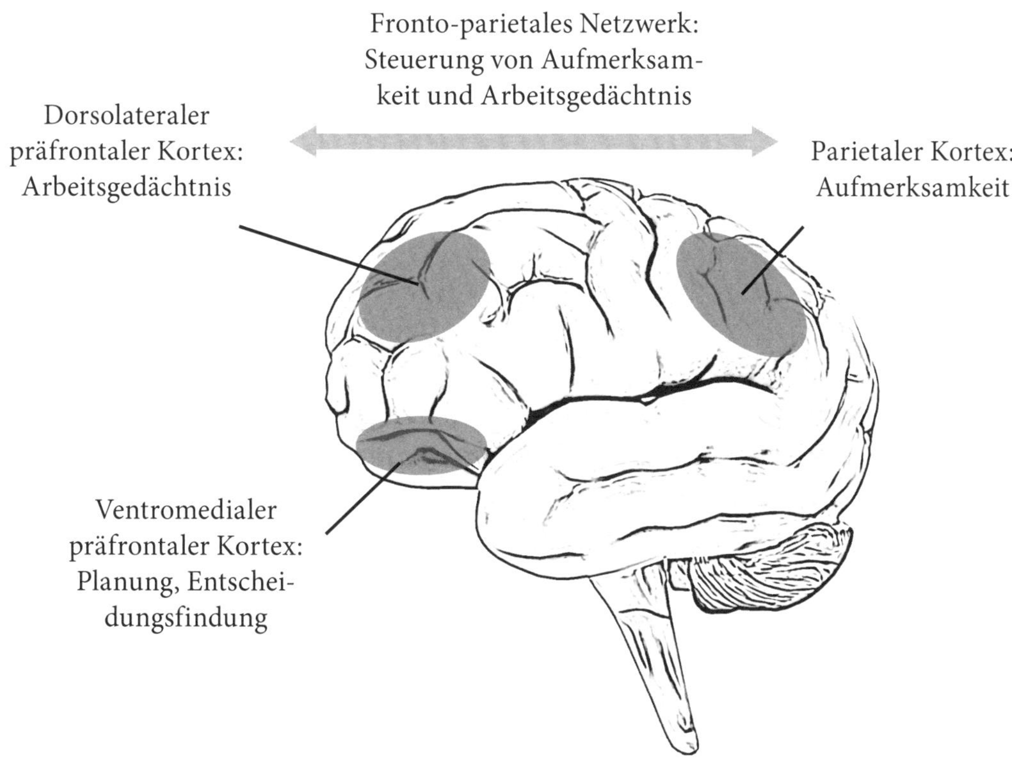

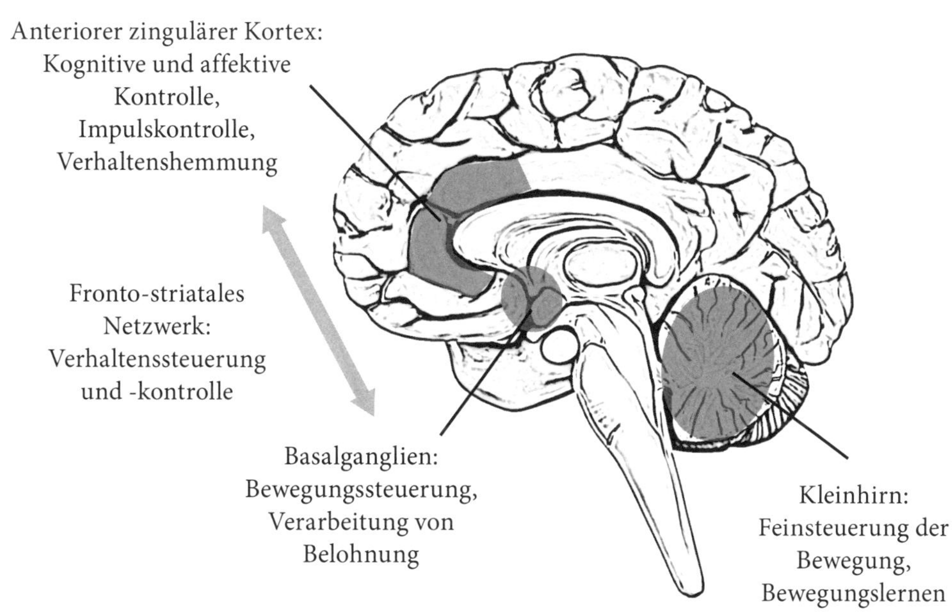

Die auf der ersten Seite dieses Infoblatts dargestellten Hirnnetzwerke werden besonders durch zwei Botenstoffe gesteuert, das Dopamin und das Noradrenalin.

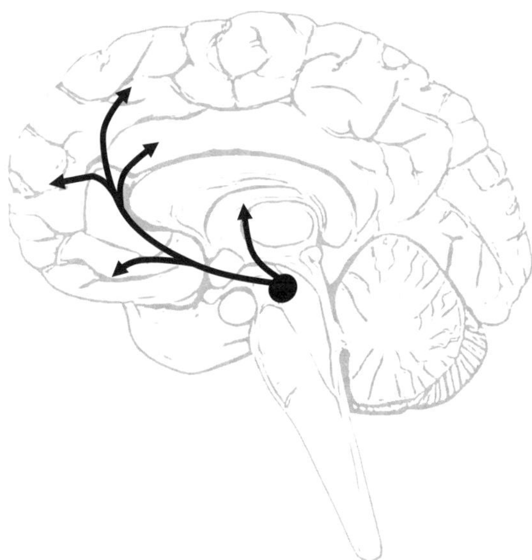

Dopamin-Bahnen

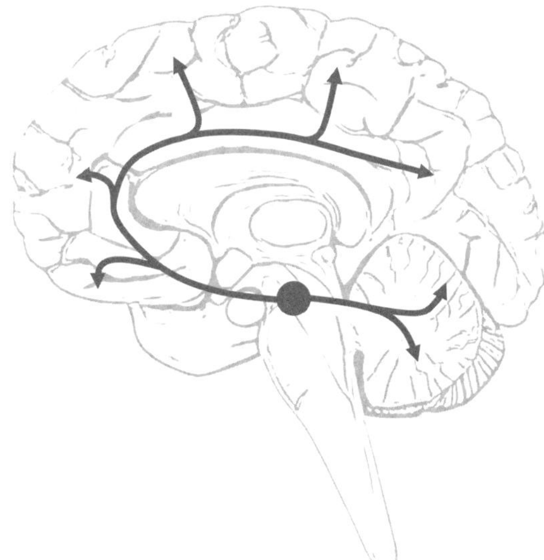

Noradrenalin-Bahnen

Die Funktion dieser Gehirnsysteme ist insbesondere die Steuerung der sogenannten **Exekutivfunktionen**. Die Exekutivfunktionen haben bei folgenden Prozessen eine Bedeutung:

- Hemmung von Impulsen
- Steuerung von Handlungen
- planen, organisieren und Ziele definieren
- Kontrolle von konkurrierenden oder störenden Impulsen (Fachwort: Interferenz-Kontrolle)
- Aufmerksamkeitssteuerung
- Problemlösen und strategisches Denken
- gedankliche Flexibilität
- Arbeits- und Kurzzeitgedächtnis
- lernen, behalten und anwenden von Regeln

Bei allen diesen Exekutivfunktionen haben von ADHS betroffene Menschen große Probleme. Man geht heute davon aus, dass diese, durch die Gehirnauffälligkeiten bei ADHS ausgelösten Probleme die Grundlage für die Kernsymptomatik von ADHS darstellen.

Auf dem Arbeitsblatt 6 »Meine Exekutivfunktionen und ich« können Sie für sich selbst festhalten, welche Probleme mit verschiedenen Exekutivfunktionen Sie haben und wie sich das im Alltag auswirkt.

Überlegen Sie einmal, vielleicht auch gemeinsam mit Ihrer Therapeutin/Ihrem Therapeuten oder einem/einer Angehörigen, mit welchen Exekutivfunktionen Sie Probleme haben und wie sich das im Alltag auswirkt.

Exekutivfunktion	**Problem vorhanden?**	**Konsequenzen im Alltag**
Hemmung von Impulsen	☐ Ja ☐ Nein	
Steuerung von Handlungen	☐ Ja ☐ Nein	
Planen, organisieren und Ziele definieren	☐ Ja ☐ Nein	
Kontrolle von konkurrierenden oder störenden Impulsen	☐ Ja ☐ Nein	

Exekutivfunktion	**Problem vorhanden?**	**Konsequenzen im Alltag**
Aufmerksamkeitssteuerung	☐ Ja ☐ Nein	
Problemlösen und strategisches Denken	☐ Ja ☐ Nein	
Gedankliche Flexibilität	☐ Ja ☐ Nein	
Arbeits- und Kurzzeitgedächtnis	☐ Ja ☐ Nein	
Lernen, behalten und anwenden von Regeln	☐ Ja ☐ Nein	

Überlegen Sie einmal, mit welchen Exekutivfunktionen Sie Probleme haben, wie sich das im Alltag auswirkt und welche Symptome von ADHS man damit erklären könnte.

Exekutiv-Funktion	Konsequenzen im Alltag	Dazugehöriges ADHS-Symptom
Hemmung von Impulsen		
Steuerung von Handlungen		
Planen, organisieren und Ziele definieren		
Kontrolle von konkurrierenden oder störenden Impulsen		

Exekutiv-Funktion	Konsequenzen im Alltag	Dazugehöriges ADHS-Symptom
Aufmerksamkeitssteuerung		
Problemlösen und strategisches Denken		
Gedankliche Flexibilität		
Arbeits- und Kurzzeitgedächtnis		
Lernen, behalten und anwenden von Regeln		

Überlegen Sie einmal, welche ADHS-Symptome bei Ihnen vorhanden sind und mit welchen Exekutivfunktionen diese in Zusammenhang stehen könnten.

Symptom	Kenne ich	Dazugehörige Exekutivfunktion
(1) Mir unterlaufen Flüchtigkeitsfehler, wenn ich einer langweiligen oder schwierigen Tätigkeit nachgehe.	☐ Ja ☐ Nein	
(2) Ich habe Probleme, meine Aufmerksamkeit aufrechtzuhalten, wenn ich einer langweiligen oder sich wiederholenden Tätigkeit nachgehe.	☐ Ja ☐ Nein	
(3) Ich habe Schwierigkeiten, mich auf das zu konzentrieren, was andere sagen, selbst wenn diese mich direkt ansprechen.	☐ Ja ☐ Nein	
(4) Ich habe Schwierigkeiten, ein Projekt abzuschließen, wenn die interessanten Teile schon erledigt sind.	☐ Ja ☐ Nein	
(5) Ich habe Schwierigkeiten, Tätigkeiten zu ordnen, wenn ich eine Aufgabe zu erledigen habe, die Organisation erfordert.	☐ Ja ☐ Nein	
(6) Wenn mir eine Aufgabe gestellt wird, die viel Nachdenken erfordert, vermeide oder verzögere ich es, damit zu beginnen.	☐ Ja ☐ Nein	
(7) Ich verlege oder verliere Dinge zu Hause oder bei der Arbeit.	☐ Ja ☐ Nein	
(8) Ich werde durch Aktivitäten oder Lärm um mich herum abgelenkt.	☐ Ja ☐ Nein	
(9) Ich habe Probleme, mich an Verabredungen oder Verpflichtungen zu erinnern.	☐ Ja ☐ Nein	

Symptom	Kenne ich	Dazugehörige Exekutivfunktion
(10) Ich zapple mit meinen Händen oder Füßen oder winde mich, wenn ich lange Zeit still sitzen muss.	☐ Ja ☐ Nein	
(11) Ich verlasse meinen Platz in Sitzungen oder Situationen, in denen von mir erwartet wird, still zu sitzen.	☐ Ja ☐ Nein	
(12) Ich fühle mich oft ruhelos oder zappelig.	☐ Ja ☐ Nein	
(13) Ich habe Schwierigkeiten, mich zu entspannen, wenn ich Zeit für mich selbst habe.	☐ Ja ☐ Nein	
(14) Ich fühle mich übermäßig aktiv oder gezwungen, Aktivitäten auszuführen, als wäre ich von einem Motor angetrieben.	☐ Ja ☐ Nein	
(15) Ich habe das Gefühl, dass ich in sozialen Situationen zu viel rede.	☐ Ja ☐ Nein	
(16) Wenn ich mich unterhalte, ertappe ich mich selbst dabei, dass ich die Sätze meiner Gesprächspartner*innen vollende, bevor diese dazu in der Lage waren, dies selbst zu tun.	☐ Ja ☐ Nein	
(17) Ich habe in Situationen, in denen es erwartet wird, Schwierigkeiten damit, zu warten, bis ich an der Reihe bin.	☐ Ja ☐ Nein	
(18) Ich störe oder unterbreche andere, wenn diese gerade beschäftigt sind.	☐ Ja ☐ Nein	

INFO 14 Komorbidität bei ADHS

T

Viele Menschen mit ADHS weisen auch andere psychische Probleme auf. Manche dieser Probleme sind eine Folge der ADHS, andere sind unabhängig davon. Auch wenn die Ergebnisse der epidemiologischen Studien in manchen Bereichen eine sehr weite Streubreite aufweisen, ist es beachtlich und wichtig zu erkennen, dass komorbide Störungen eher die Regel als die Ausnahme sind.

	Patient*innen mit ADHS haben …	**Patient*innen mit … haben ADHS**
Depression	19–53 %	9–16 %
Bipolare Störung	5–47 %	9–21 %
Angststörungen	40–60 %	9–15 %
Suchterkrankung	>50 %	25–35 %
Essstörungen	12–20 %	3–5 %
Antisoziale Persönlichkeitsstörung	18–23 %	4–72 %
Borderline-Persönlichkeitsstörung	14–60 %	11–27 %

INFO 15 Störungsmodell zu Folgeproblemen und Komorbidität

T P

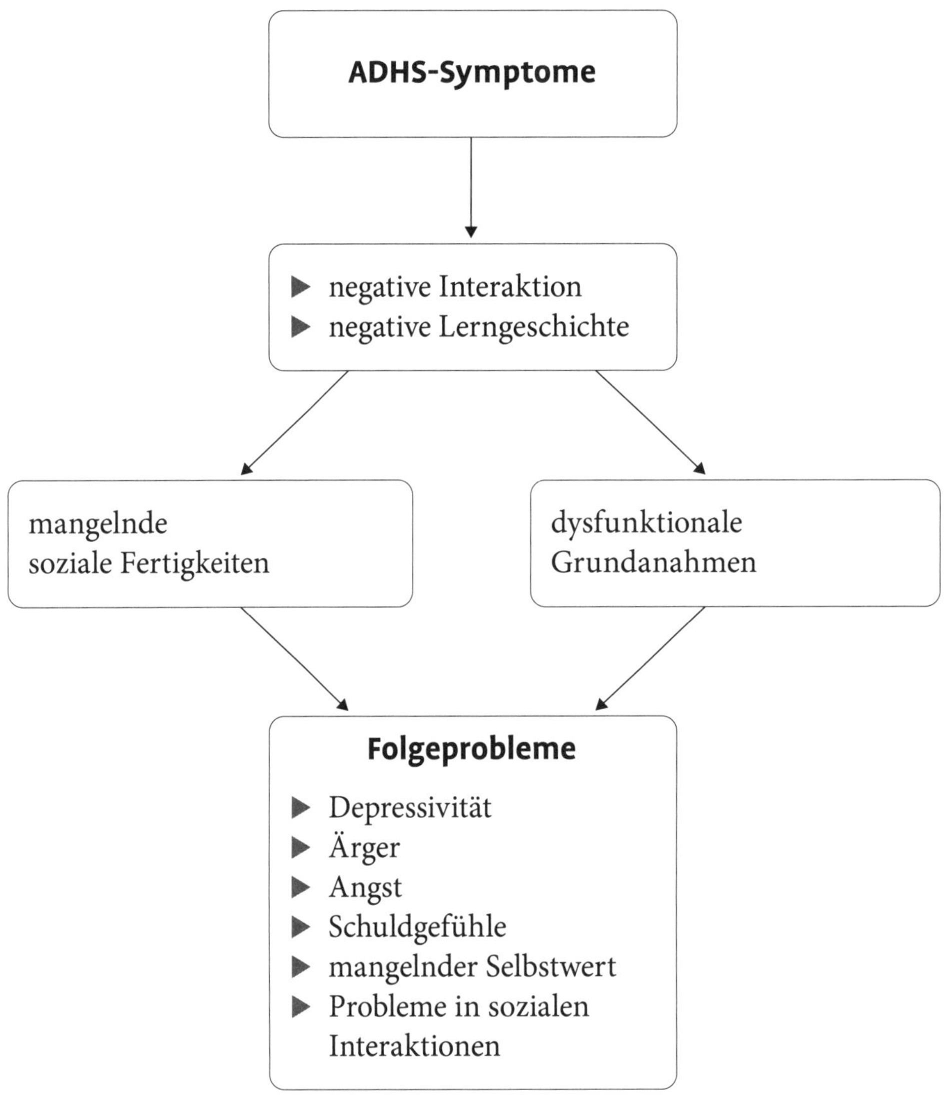

Alltagsprobleme bei ADHS

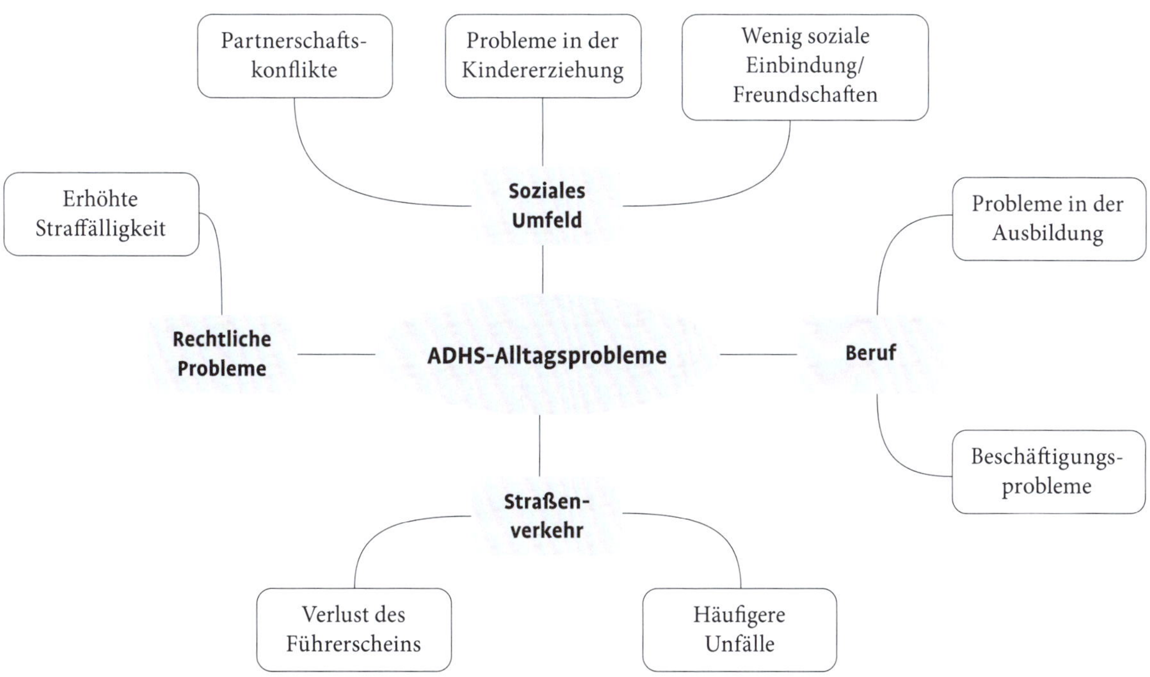

Mindmap – Wissenswertes zu ADHS

P

Sie können zu diversen Folgeproblemen führen.

Beeinträchtigung der
- Aufmerksamkeit
- Impulskontrolle
- Aktivität

Die Symptome müssen schon im Kindesalter aufgetreten sein.

Die Symptome sind **dimensional**, nicht kategorial!

Aufmerksamkeitsdefizit-/ Hyperaktivitätsstörung

Es gibt **drei Auftretensformen** von ADHS:
- ADHS Mischtyp
- ADHS vom vorwiegend unaufmerksamen Typ
- ADHS vom vorwiegend hyperaktiven/ impulsiven Typ

Bezeichnungen
- ADS = Aufmerksamkeitsdefizitstörung (engl. Attention Deficit Disorder [ADD])
- ADHS = Aufmerksamkeitsdefizit-/ Hyperaktivitätsstörung (engl. Attention Deficit/Hyperactivity Disorder [ADHD])
- Hyperkinetische Störung MCD = Minimale cerebrale Dysfunktion (veraltet)

INFO 18 Entscheidungsbaum zur Therapieplanung

T

Abgebildet ist der an den S3-Leitlinien zur Behandlung von ADHS im Erwachsenenalter angelehnte Entscheidungsbaum, bei dem die Autonomie des/der Patient*in im Sinne der Akzeptanz von Psycho- und Pharmakotherapie stärker betont wird.

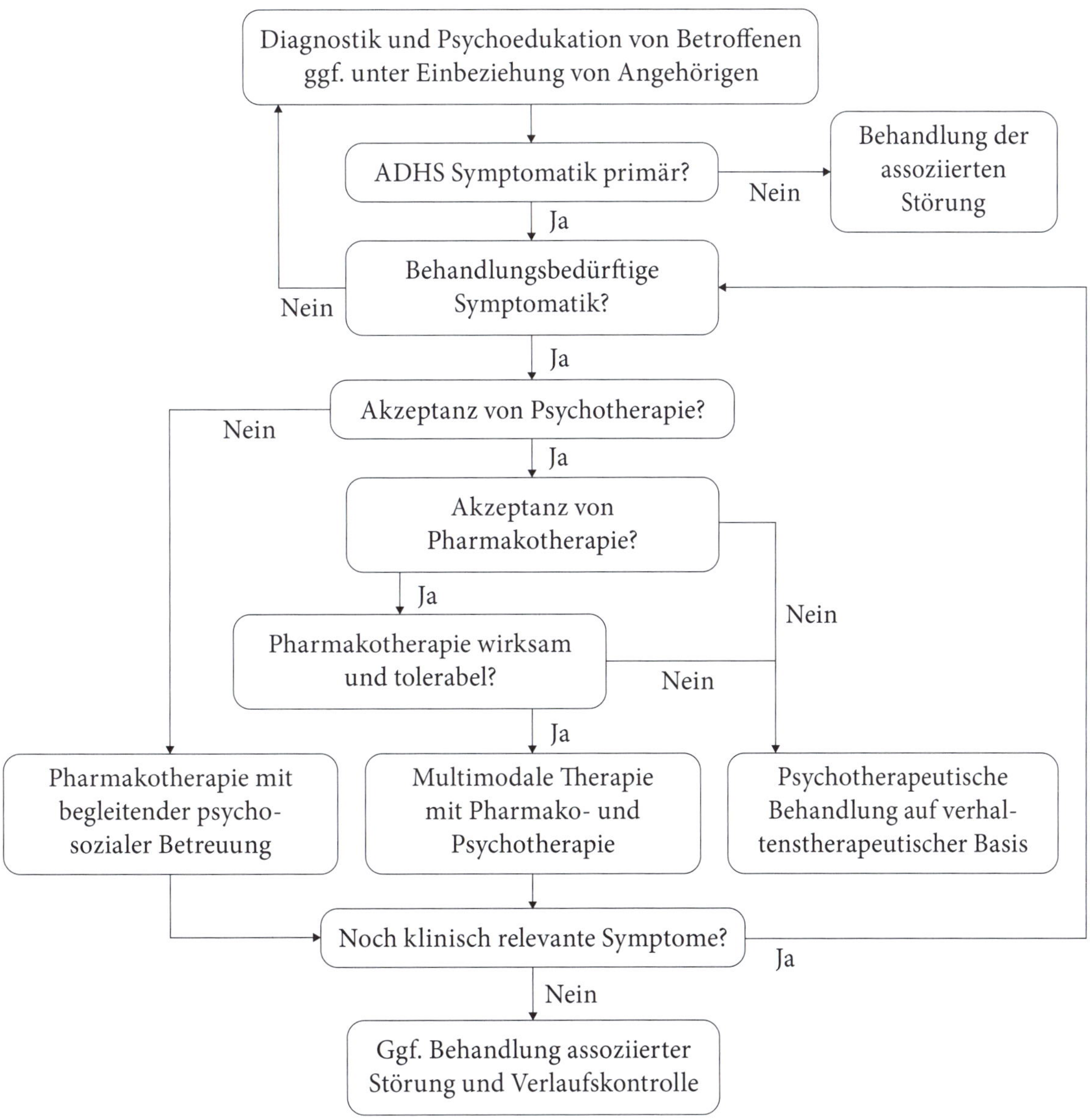

In der Pharmakotherapie werden drei Arten von Medikamenten eingesetzt, die sich in ihrer Wirkungsweise unterscheiden.

(1) Stimulanzien

Zu den Stimulanzien zählen insbesondere die Substanzen Methylphenidat und Amphetamine. Stimulanzien wirken auf das Dopamin-System und erhöhen die Verfügbarkeit des Botenstoffs, zum einen indem sie zu einer Ausschüttung von Dopamin in den Nervenzellen führen (Amphetamine), und zum anderen indem sie die Wiederaufnahme in die Nervenzellen blockieren (Methylphenidat). Dadurch kommt es zu einer besseren Funktion der dopaminergen Bahnen im Gehirn. Die Wirkung von Stimulanzien setzt innerhalb kurzer Zeit ein, sie hält aber bei den Substanzen mit sofortiger Wirkstofffreisetzung auch nur kurz an. Im Erwachsenenbereich sind in Deutschland Methylphenidat-Präparate mit verzögerter Wirkstofffreisetzung zugelassen, bei denen die Wirkung bis zu sechs Stunden anhalten kann. Die Metaanalysen zur Wirksamkeit von Methylphenidat finden mittlere bis hohe Effekte, beziehen sich aber in der Regel auf Studien aus dem Kinderbereich.

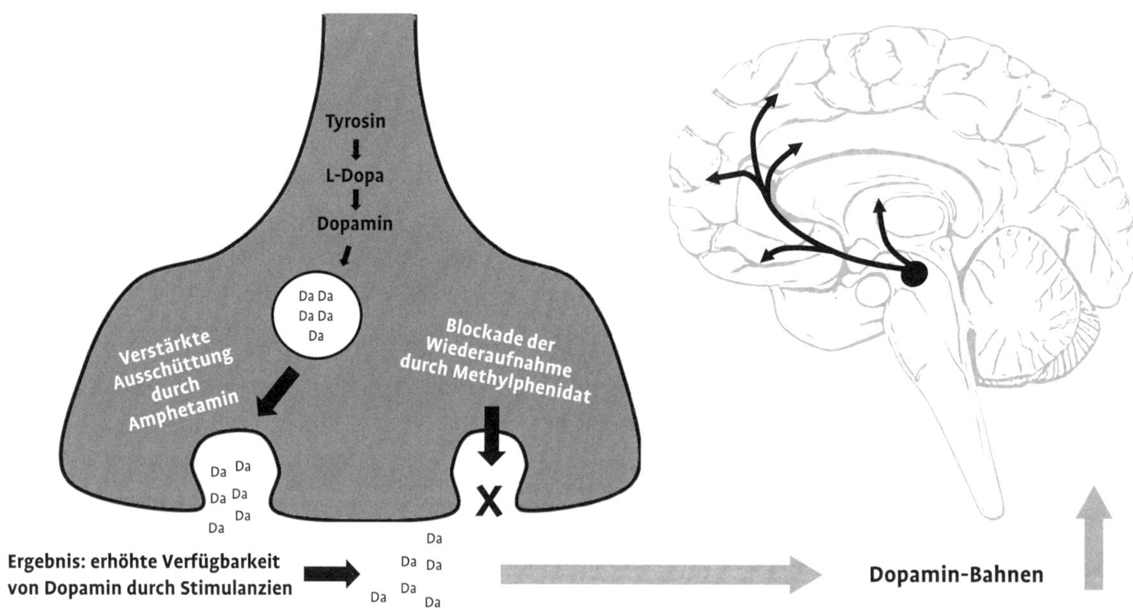

(2) Selektiver Noradrenalin-Wiederaufnahmehemmer

Wenn eine pharmakologische Behandlung mit Methylphenidat wegen Unverträglichkeit oder mangelnder Wirksamkeit nicht infrage kommt, kann auch die Substanz Atomoxetin eingesetzt werden, deren Wirkmechanismus in der Hemmung der Wiederaufnahme von Noradrenalin liegt. Dabei kommt es offensichtlich als sekundärer Effekt auch zu einer Zunahme dopaminerger Signale im präfrontalen Kortex, sodass es sowohl zu einer Verbesserung von Aufmerksamkeitsfunktionen als auch von exekutiven Funktionen kommen kann. Die Wirkung von Atomoxetin setzt erst nach einer längeren Behandlung von mindestens zwei Wochen ein, sie ist geringer als von Methylphenidat. In Metaanalysen finden sich in der Regel moderate Effekte. Aufgrund der deutlich stärkeren Nebenwirkungen als bei Methylphenidat ist die Medikamenten-Compliance bei Atomoxetin niedriger.

(3) Behandlung mit Antidepressiva

Der Wirkmechanismus des Noradrenalin-Wiederaufnahmehemmers kommt auch bei der Behandlung von Depression zum Einsatz, wie z. B. bei Reboxetin, das eng mit Atomoxetin verwandt ist. Aber auch Serotonin- und Noradrenalin-Wiederaufnahmehemmer, wie z. B. Venlafaxin kommen zum Einsatz. Wegen ihrer Wirkung auf das Noradrenalin-System, aber auch aufgrund der hohen Komorbidität von ADHS und Depressivität sind diese Medikamente daher ebenfalls bei der Behandlung von Patienten mit ADHS im Einsatz.

Wenn Sie eine psychotherapeutische Behandlung Ihrer ADHS-Problematik wünschen, stehen Ihnen, je nach spezieller Symptomatik, unterschiedliche Behandlungsansätze zur Verfügung. Ihre Psychotherapeutin oder Ihr Psychotherapeut wird mit Ihnen besprechen, welcher Ansatz für Sie besonders hilfreich sein könnte. Folgende Ansätze haben bei ADHS Wirksamkeit gezeigt:

(A) Impulskontrolle
Mit diesen Techniken können Sie lernen, Ihre Impulsivität und Ablenkbarkeit zu reduzieren. Hier geht es in erster Linie darum, häufig als automatisch erlebte Abläufe, die zu impulsivem und unkonzentriertem Verhalten führen, zu unterbrechen und durch ein besonneneres Verhalten zu ersetzen. Diese Techniken bedürfen einiges an Übung, man kann sie ein bisschen wie ein Sporttraining verstehen, bei dem man neue, schwierige Bewegungsabläufe erlernt, nur dass das Training der Impulskontrolle im Kopf stattfindet.

(B) Emotionsregulation
Diese Ansätze fokussieren darauf, den Umgang mit starken und oft überwältigenden Gefühlen zu verbessern und zu lernen, in emotionalen Situationen angemessener zu reagieren und Gefühle besser kontrollieren zu können.

(C) Achtsamkeit
Achtsamkeitsmethoden können sowohl für die Impulskontrolle als auch für die Emotionsregulation eingesetzt werden. Bei diesem Ansatz, der seinen Ursprung in Meditationstechniken hat, geht es darum, die Welt und sich selbst wertfrei und gelassen wahrzunehmen und dadurch mehr Ruhe und Zufriedenheit zu erreichen.

(D) Kognitive Verfahren
Die kognitiven Verfahren beschäftigen sich besonders mit dem Einfluss unserer Gedanken auf unsere Gefühle und unser Wohlbefinden. Mithilfe der kognitiven Verfahren hinterfragen und verändern Sie Gedanken und Annahmen, von denen Sie erkannt haben, dass sie Ihnen nicht guttun.

(E) Soziales Kompetenztraining
Viele ADHS-Betroffene haben Schwierigkeiten, im Umgang mit anderen gut zurechtzukommen. Im sozialen Kompetenztraining können Sie einen besseren und erfolgreicheren Umgang mit anderen lernen und Techniken kennenlernen, wie Sie Ihre Wünsche und Bedürfnisse angemessen äußern und konfliktfrei Ihre Ziele erreichen.

(F) Alltagstechniken
Mit Alltagstechniken sind Ansätze gemeint, die Ihnen helfen sollen, die häufig mit ADHS verbundenen Probleme im Alltag besser zu meistern. Dazu gehören Dinge wie

- Organisationstechniken
- Zeitmanagement
- Mittel gegen Vergesslichkeit
- Training zur Verbesserung der Prokrastination (Aufschieberitis)

Überlegen Sie doch einmal, welche dieser therapeutischen Ansätze Sie besonders interessant finden oder bei welchen Ansätzen Sie denken, dass Sie davon besonders profitieren könnten.

Auf der nächsten Seite können Sie die entsprechenden Ansätze ankreuzen und kurz begründen, warum Sie denken, dass diese besonders für Sie geeignet sind.

Dies sind die psychotherapeutischen Ansätze, von denen ich mir Hilfe verspreche:

Technik	**Für mich interessant**	**Begründung**
(A) Impulskontrolle		
(B) Emotionsregulation		
(C) Achtsamkeit		
(D) Kognitive Verfahren		
(E) Soziales Kompetenztraining		
(F) Alltagstechniken: Organisationstechniken		
(F) Alltagstechniken: Zeitmanagement		
(F) Alltagstechniken: Mittel gegen Vergesslichkeit		
(F) Alltagstechniken: Verbesserung der Prokrastination		

Besprechen Sie Ihre Auswahl mit Ihrer Psychotherapeutin/Ihrem Psychotherapeuten, um gemeinsam die Schwerpunkte Ihrer Behandlung zu planen.

Bereits seit mehreren Jahrzehnten wird die Frage diskutiert, ob Verhaltensprobleme bei Kindern und spezifisch auch ADHS durch Ernährung hervorgerufen und entsprechend durch Ernährung auch beeinflusst werden können. Ernährungsbasierte Interventionen erfreuen sich einer nicht unerheblichen Beliebtheit bei Betroffenen, insbesondere im Bereich der ADHS des Kindes- und Jugendalters. Allerdings ist bis heute die Studienlage sehr gering, sodass von einer nur geringen Evidenzbasierung für diätische Interventionen gesprochen werden kann. Die Studien wurden in der Regel mit Kindern durchgeführt und es fällt auf, dass die Effekte am stärksten im Urteil der Eltern, also der für die Ernährung der Betroffenen Zuständigen, beobachtet werden konnten.

Dabei sind vier unterschiedliche Annahmen zu identifizieren, deren Umsetzung zu unterschiedlichen diätischen Interventionen führt.

(1) Interventionen auf Basis der »Feingold«-Diät
Die Feingold-Hypothese geht davon aus, dass künstliche Farbstoffe im Essen die ADHS-Symptomatik auslösen. Eine entsprechende Diät verzichtet vollständig auf solche Farbstoffe. Die Evidenz für den Effekt der Feingold-Diät ist nicht sehr groß, wenn überhaupt lassen sich kleine Effektstärken finden. Eventuell sind Effekte auch auf die Untersuchung von Patienten mit Nahrungsmittelunverträglichkeiten zurückzuführen, denen eine entsprechende Diät natürlich grundsätzlich zu empfehlen ist.

(2) Interventionen auf Basis von Nahrungsmittelunverträglichkeiten
Hier wird davon ausgegangen, dass Betroffene mit einer Nahrungsmittelunverträglichkeit durch eine sog. Eliminationsdiät, also das Weglassen des jeweiligen Nahrungsmittels, profitieren können. Für eine solche Diät muss also zunächst das entsprechende Nahrungsmittel (z. B. Laktose, Weizenmehl, bestimmte Früchte, Eier, Schokolade, Konservierungsstoffe) identifiziert und dann gezielt aus der Ernährung entfernt werden. Auch für die Eliminationsdiäten lassen sich lediglich geringe Effektstärken finden.

(3) Interventionen mithilfe von langkettigen Fettsäuren
In diesem Ansatz werden Nahrungsergänzungsmittel mit einem hohen Anteil an sog. Omega-3- oder Omega-6-Fettsäuren verwendet, die für die Entwicklung und Funktion des Nervensystems eine wichtige Rolle spielen. Auch hier ist die Befundlage sehr uneinheitlich, was in erster Linie an den methodisch unzureichenden Studien liegt. Am ehesten kann noch von einer leichten Verbesserung des allgemeinen Leistungsniveaus Betroffener nach einer Ernährungsergänzung mit langkettigen Fettsäuren ausgegangen werden.

(4) Bedeutung von künstlichen Süßstoffen

Die Bedeutung von künstlichen Süßstoffen für ADHS ist bis heute nicht systematisch untersucht. Allerdings lässt sich aus theoretischen Überlegungen durchaus vermuten, dass ein starker Konsum von künstlichen Süßstoffen, insbesondere Aspartam, das sich in vielen sog. »Light-Produkten« findet, zu einer Verstärkung der ADHS-Symptomatik führen könnte. Dies hängt damit zusammen, dass Aspartam an der Blut-Hirn-Schranke mit Tyrosin, dem Vorläufer von Dopamin, um den Eintritt in das Gehirn konkurriert. Wenn viel Aspartam konsumiert wird, kann weniger Tyrosin ins Gehirn gelangen, was zu einem Mangel an Dopamin führen kann. Darüber hinaus konkurrieren künstliche Süßstoffe auch mit Tryptophan, einem Vorläufer von Serotonin, um die Aufnahme ins Gehirn, was zusätzlich zu einer Verstärkung depressiver Symptomatik führen könnte. Diese Zusammenhänge sind aber bisher nicht empirisch untersucht.

Zusammenfassung

Bewertung ernährungsbasierter Interventionen

Die Behandlung der ADHS auf Basis einer Diät ist in keiner Weise hinreichend, um eine substanzielle Verbesserung der Symptomatik zu erzielen. Es ist theoretisch vorstellbar, dass sich Diäten so auf die Funktion der Hirnbotenstoffe auswirken können, dass eine diätische Intervention über diesen Weg eine Verbesserung erzielt, dies ist aber weder hinreichend theoretisch fundiert noch empirisch gezeigt worden. Die einschlägigen Leitlinien zur Behandlung von ADHS sehen daher eine diätische Intervention nicht vor. Insgesamt kann den Betroffenen aber natürlich, wie allen Menschen, eine gesunde und ausgewogene Ernährung empfohlen werden, die auch die kognitive Leistungsfähigkeit erhöht. Eine Reduktion von künstlichen Süßstoffen und Light-Produkten könnte im Einzelfall mit Betroffenen diskutiert werden.

INFO 22 Neurofeedback zur Behandlung von ADHS

T

Neurofeedback ist eine spezielle Form des sog. Biofeedbacks, bei dem Patient*innen lernen, Körperreaktionen, auf die sie üblicherweise keinen Zugriff haben, zu kontrollieren bzw. zu modulieren.

Biofeedback-Anordnungen funktionieren in der Regel so, dass Patient*innen biologische Parameter körpereigener Prozesse, z. B. die Hautleitfähigkeit oder -temperatur, den Blutdruck, die Herzfrequenz oder Herzfrequenz-Variabilität oder auch die Muskelspannung in Echtzeit angezeigt bekommen und die Aufgabe haben, diese in eine vorgegebene Richtung zu verändern. Es wird davon ausgegangen, dass mithilfe lerntheoretischer Mechanismen, insbesondere der operanten Konditionierung, Kontrolle über die Bioparameter gewonnen werden kann.

Beim Neurofeedback geht es darum, Parameter des zentralen Nervensystems, z. B. Hirnströme (Frequenz oder Amplitude) zu beeinflussen. Die häufigste Methode beim Neurofeedback ist das EEG-Neurofeedback, für das auch bereits Geräte am Markt verfügbar sind. Noch in einer frühen Entwicklungsphase ist das Neurofeedback mithilfe der funktionellen Magnetresonanztomographie (fMRT), die ein Feedback aus allen Hirnregionen erlaubt.

Bei ADHS wird EEG-Neurofeedback schon häufig angewandt, auch wenn seine Anwendung nicht in den Behandlungsleitlinien empfohlen wird.

Es finden sich zwei unterschiedliche Ansätze, die beide darauf zielen, die frontalen Kontrollstrukturen des Gehirns und damit Aufmerksamkeit und Exekutivfunktionen zu stärken.

(1) Die häufigste Form des EEG-Neurofeedbacks ist das Theta/Beta-Training. Der Ansatz geht davon aus, dass eine Verbesserung des Verhältnisses zwischen den schnellen, mit Aktivierung und kognitiven Prozessen assoziierten Beta-Wellen und den langsamen, mit Ruhe oder Schläfrigkeit assoziierten Theta-Wellen in fronto-zentralen Regionen des Gehirns zu einer Verbesserung der ADHS-Symptomatik führt.

(2) Eine weitere, häufig untersuchte Methode ist die Verbesserung der langsamen kortikalen Potenziale, die auch als Bereitschaftspotenziale bezeichnet werden und dann beobachtet werden können, wenn Menschen sich auf eine Handlung vorbereiten. Hier sollen die Betroffenen lernen, ebenfalls im Bereich des fronto-zentralen Kortex, diese langsamen Potenziale zu verstärken, um so eine besser fokussierte Aufmerksamkeit und motorische Steuerung zu erreichen.

Der Charme der Neurofeedback-Behandlung liegt darin, dass sie auf das neurobiologische Substrat der Erkrankung zielt, ohne eine pharmakologische Intervention zu benötigen. Allerdings ist die Wirksamkeit der Methode nicht hinreichend geprüft, insbesondere finden sich kaum Studien zur Anwendung im Erwachsenenalter. In jüngster Zeit erschienene Metaanalysen mit einer allerdings noch recht überschaubaren Anzahl an Studien aus dem Kinder- und Jugendbereich weisen auf eine mittlere Effektstärke der Methode hin. Es gibt erste Hinweise darauf, dass die Effekte nachhaltig, also auch noch nach Beendigung der Behandlung zu beobachten sind.

Es wird sich in den kommenden Jahren sicher zeigen, inwieweit die Methode so wirksam ist, dass sie in das klinische Standardbehandlungsprogramm aufgenommen werden kann.

4 Impulsivität oder die mangelnde Hemmung von Impulsen

Erhöhte Impulsivität in diversen Ausprägungen ist bei ADHS-Betroffenen ein zentrales Problem. Ursächlich ist hierfür die mangelnde Fähigkeit zur Hemmung eines dominanten Handlungsimpulses (vgl. Kap. 2). Dies führt zu impulsiven Handlungen, aber auch zum Abdriften der Gedanken, Vergesslichkeit und Konzentrationsschwierigkeiten.

Wichtig

Eine impulsive Handlung definiert sich über die fehlende kognitive Kontrolle während des Verhaltens.

ADHS-Betroffene erleben immer wieder Situationen, in denen sie Dinge im Nachhinein bereuen – gesagte Worte, getane Handlungen. Die Störung der Impulskontrolle ist eines der zentralsten Probleme bei ADHS. Es gilt also, den Betroffenen zu helfen, ihr Handeln zu verzögern und dadurch zugänglicher für kognitive Steuerung zu machen. Dafür können verschiedene Techniken angewendet werden.

Als Therapeut*in sollten Sie unbedingt beachten, dass Impulskontrolltechniken für den sicheren Einsatz viel Übung brauchen. Sie sollten oft wiederholt und auf die verschiedensten Themen angewendet werden. Oft ist es hilfreich, mit etwas Einfachem zu beginnen, um das Prinzip zu verinnerlichen und nicht demotiviert zu werden. Begleiten Sie Betroffene auch durch die Übungsphase und zeigen Sie immer wieder bereits erreichte Erfolge auf.

Zur Annäherung an die individuellen Probleme mit impulsiven Handlungen des/der Patient*in nutzen Sie das Arbeitsblatt 9 zur Identifikation der impulsiven Problembereiche. Therapeut*innen sollten dabei gut darauf achten, dass es sich nicht um ein impulshaft ausgelöstes Gefühl mit anschließender Handlung handelt, da das Vorgehen dazu im Kapitel zur Emotionsregulation abgehandelt wird.

Verschiedene Impulskontrollstrategien werden im Folgenden vorgestellt. Es findet sich immer passend der Verweis auf das zugehörige Arbeitsblatt.

Selbstinstruktion und Selbstverbalisation

Selbstinstruktion und -verbalisation ist ein Verfahren, das auf Meichenbaum und Goodmann (1971) zurückgeht. Es wird auch bei der Therapie von Kindern mit ADHS gern genutzt. Die Autoren gehen davon aus, dass von den Betroffenen das Wesentliche einer Aufgabe nicht erkannt wird. Die Betroffenen lernen über dieses Verfahren, sich Dinge vorzusagen. Die geplante Handlung wird in Einzelschritte zerlegt, die verbalisiert werden, um das am Ende liegende Ziel zu erreichen. Dieses Verfahren hat sich auch hierzulande in der Therapie von Kindern mit ADHS bewährt. Sie werden angeleitet, genau hinzuschauen, genau hinzuhören und sich selbst durch eine Handlung durchzuleiten (wie etwa bei Lauth & Schlottke, 2019).

Auch bei Erwachsenen ist das Prinzip gut einsetzbar. Dabei gilt es

(1) die Aufgabe zu analysieren,
(2) die Wiederholung des Auftrages in eigenen Worten zu sagen,
(3) schrittweise den Lösungsweg zu verbalisieren,
(4) das Ergebnis zu kontrollieren und
(5) verbale Selbstverstärkung anzuwenden.

Arbeitsblatt 10 dient der Einübung von Selbstinstruktion und Selbstverbalisation.

Reaktionsverzögerung

Spontanen unüberlegten Handlungen kann mit verschiedenen Mitteln begegnet werden. Dadurch erhöht sich die kognitive Kontrolle über die Situation. Einer schnellen, impulshaften Reaktion wird vorgebeugt, eine rationale Entscheidung begünstigt.

Mögliche Strategien sind:

- sich Nachdenk-Zeit zu erbitten bei schwierigen oder wichtigen Entscheidungen (»Darüber muss ich noch einmal schlafen«)
- im Kopf bis 10 zählen vor der Reaktion
- vor dem Kauf Dinge zurücklegen lassen und den Kauf erst am nächsten Tag erledigen, wenn man Zeit hatte, über die Notwendigkeit und das Budget nachzudenken. (Das geht auch bei Online-Käufen!)
- In der Kindererziehung ist es ein beliebtes Mittel, die Kinder erst in ihr Zimmer zu schicken und sich in Ruhe eine Reaktion zu überlegen.

Hat man die Zeit gewonnen, sollte diese zum vernünftigen Abwägen aller Optionen genutzt werden. Dazu kann eine einfache Vorteile-/Nachteilesammlung angelegt werden oder für komplexere Entscheidungsprozesse das 4-Felder-Schema.

Die Arbeitsblätter 11 bis 13 enthalten Übungen zur Reaktionsverzögerung.

Stimuluskontrolle

ADHS-Betroffene lassen sich im Alltag oft ablenken. Deshalb ist es hilfreich, sich sein Umfeld so zu organisieren, dass man sich das Leben nicht auch noch selbst schwer macht. Wir Menschen sind sehr einfach gestrickt: Wenn die Schokolade neben uns liegt, greifen wir eher zu, als wenn wir dafür erst in die Küche oder zum Laden gehen müssen. Wenn das Handy einen Ton von sich gibt, schauen wir eher darauf und unterbrechen dafür unsere aktuelle Tätigkeit, als wenn es still und außer Sichtweite ist.

Mit den Betroffenen sollte deshalb erarbeitet werden, wie sie ihren Alltag strukturieren und ihr Umfeld modifizieren können, um möglichst effektiv durch den Tag zu kommen.

Arbeitsblatt 14 hilft bei der Einübung der Stimuluskontrolle.

Controlling the Urges

Bei dieser Übung geht es darum, mit Verlangen umzugehen. Im Suchtbereich würde man von Craving sprechen, es kann sich aber auch um andere Dinge handeln, die nicht auf ein Suchtmittel bezogen sind. Diese »Urges« führen bei ADHS-Betroffenen, die ja mangelnde Fähigkeiten zum Unterbrechen des Handlungsimpulses aufweisen, zu Schwierigkeiten. Oft führt das zu ernsthaften Folgeproblemen. Einen Umgang damit zu finden ist deswegen wichtig.

Arbeitsblatt 15 trainiert den Umgang mit Verlangen.

Visualisierung

Die Visualisierungstechnik wurde aus dem Sport entliehen. Die ADHS-Betroffenen können mit dieser Methode »trocken« üben, wie sie Impulse kontrollieren. Dabei können sie eine der hier gelernten Techniken visualisieren oder ein eigenes Vorgehen. Wichtig ist einerseits die ganz konkrete Vorstellung und andererseits die häufige Wiederholung der vorgestellten Sequenz.

Sie können die Visualisierung unterstützen, indem Sie den Betroffenen eine Entspannungsmethode beibringen und zu Beginn der Visualisierungsübungen den Betroffenen in eine achtsame, ruhige Grundhaltung bringen. Sie können z. B. die Eingangsformeln vom Autogenen Training oder der Progressiven Muskelrelaxation benutzen.

Arbeitsblatt 16 enthält Übungen zur Visualisierung.

Stopp-Prinzip aus Training bei ADHS im Erwachsenenalter

Das Stopp-Prinzip nutzt mehrere bekannte Verfahren und wurde speziell für den Einsatz bei ADHS im Erwachsenenalter konzipiert, wo es sich sehr bewährt hat (vgl. Baer & Kirsch, 2010). Dabei werden

Selbstverbalisation und Reaktionsverzögerung integriert. Die Betroffenen sollen lernen, sich durch den Einsatz einer einfachen verbalen Formel durch verschiedene Problembereiche zu hangeln. Vor der Ausführung einer Handlung sollen sich die Betroffenen selbst stoppen, Konsequenzen antizipieren und sich selbst kontrollieren:
»Stopp! Denken – Prüfen – Tun«

Dabei ist es wichtig, das Prinzip erst einmal mit einfachen Aufgaben zu üben. Dabei muss der/die Therapeut*in zunächst eine Hilfsfunktion beim Lösen der Aufgaben übernehmen. Dadurch kann sichergestellt werden, dass das Prinzip tatsächlich angewendet wird und der/die ADHS-Betroffene eine sinnvolle Lösungsstrategie wählt.

Mithilfe des Infoblatts 24 wird erklärt, wie und warum dieses Prinzip angewendet wird. Bei den dann folgenden Arbeitsblättern soll zunächst gemeinschaftlich mit lauter Verbalisation der Teilschritte vorgegangen werden. Dann soll nur noch die Strategie laut vorgetragen werden. Bei den späteren Übungen soll dann alles gedanklich erfolgen. Sobald das Prinzip sicher angewendet wird, kann auf die gedankliche Umsetzung übergegangen werden.

Für den Transfer in den Alltag ist es hilfreich, die Betroffenen anzuhalten, ihre eigene Stopp-Karte zu gestalten, bzw. andere Stoppsymbole zu suchen und im Alltag einzubauen.

Das Arbeitsblatt 17 enthält eine Vorlage, die ausgedruckt und gefaltet als Aufsteller auf dem Tisch genutzt werden kann.

Wenn das Prinzip gut geübt und somit kognitiv präsent ist, sollte der Übertrag des Prinzips auf Alltägliches gefördert werden. Halten Sie den Betroffenen an, es immer wieder bei impulsiven Handlungen anzuwenden. Dann kann auch das Arbeitsblatt 28 »Verhalten verändern mit dem Stopp-Prinzip« genutzt werden.

Fallbeispiel

Ein Betroffener hat Jahre nach dem Training auf die Frage, was er vom Training noch erinnere, Folgendes geantwortet: »Stopp: Erst denken, dann tun.«
Auch in dieser abgewandelten Form hat es ihm gut geholfen, bedachter und fokussierter im Alltag zurecht zu kommen.

Folgende Materialien sollten für das Einüben des Stopp-Prinzips verwendet werden: Das Infoblatt 23 beschreibt die Theorie hinter der Impulsivität für Therapeut*innen. Infoblatt 24 beschreibt die Theorie zum Stopp-Prinzip für die ADHS-Betroffenen. Auf dem Arbeitsblatt 17 gibt es eine Vorlage für einen Stopp-Aufsteller. Die Arbeitsblätter 16 bis 27 enthalten die Übungen zum Stopp-Prinzip.

Arbeits- und Informationsmaterialien

INFO 23 Die Theorie hinter der Impulskontrolle
Auf diesem Infoblatt wird die Theorie der Impulskontrolle für Therapeut*innen beschrieben.

AB 9 Identifizieren Sie Ihre Impuls-Problembereiche
Dieses Arbeitsblatt wird zur Identifikation der impulsiven Problembereiche des/der Patient*in genutzt.

AB 10 Selbstinstruktion und Selbstverbalisation
Dieses Arbeitsblatt dient der Einübung von Selbstinstruktion und Selbstverbalisation.

AB 11 Reaktionsverzögerung
Dieses Arbeitsblatt enthält eine Übung zur Reaktionsverzögerung. Der/Die Patient*in soll überlegen, mit welchen Strategien er/sie in einer konkreten Situation die impulsive Reaktion verzögern kann.

AB 12 Vor- und Nachteile abwägen – Liste
Dieses Arbeitsblatt enthält eine Übung zur Reaktionsverzögerung. Anhand einer Liste kann der/die Patient*in die Vor- und Nachteile einer (verzögerten) Reaktion abwägen.

AB 13 Vor- und Nachteile abwägen – 4-Felder-Schema
Dieses Arbeitsblatt enthält eine Übung zur Reaktionsverzögerung. Anhand eines 4-Felder-Schemas kann der/die Betroffene die Vor- und Nachteile einer (verzögerten) Reaktion abwägen.

AB 14 Stimuluskontrolle
Dieses Arbeitsblatt hilft bei der Einübung der Stimuluskontrolle. Der/Die Betroffene überlegt, wodurch er/sie sich ablenken lässt und was dagegen getan werden kann.

AB 15 Control the Urges
Dieses Arbeitsblatt gibt Hilfestellung im Umgang mit Verlangen.

AB 16 Übung: Visualisieren Sie Ihren Erfolg
Dieses Arbeitsblatt enthält Übungen zur Visualisierung.

INFO 24 Impulskontrolle mit dem Stopp-Prinzip
Auf diesem Infoblatt wird das Stopp-Prinzip zur Impulskontrolle für die Patient*innen beschrieben. Das Infoblatt kann zur Vorbereitung auf die Übungen zum Stopp-Prinzip eingesetzt werden.

AB 17 Aufsteller Stopp-Signal
Mit dieser Vorlage können Aufsteller für ein Stopp-Signal hergestellt werden.

AB 18 Zahlenfolgen bilden Wörter 1
Mit diesem Arbeitsblatt kann das Stopp-Prinzip mit Wortbildungen anhand von Zahlenfolgen geübt werden.

AB 19 Zahlenfolgen bilden Wörter 2
Mit diesem Arbeitsblatt kann das Stopp-Prinzip mit Wortbildungen anhand von Zahlenfolgen geübt werden.

AB 20 Wo geht es lang?
Mit diesem Arbeitsblatt kann das Stopp-Prinzip geübt werden. Die Patient*innen verfolgen mit dem Finger vorgegebene Linien und verbinden so jeweils ein Kästchen mit einer Ellipse. Dann wird nach einer Prüfung die Zahl des Kästchens in die dazugehörige Ellipse notiert.

AB 21 Wörter finden
Mit diesem Arbeitsblatt kann das Stopp-Prinzip geübt werden. Die Betroffenen sollen ein links stehendes Wort in der Buchstabenreihe daneben finden. Wenn sie es gefunden haben, sollen sie es unterstreichen.

AB 22 Zahlen finden
Mit diesem Arbeitsblatt kann das Stopp-Prinzip geübt werden. Die Betroffenen sollen eine links stehende Zahl in der Zahlenreihe daneben finden und unterstreichen.

AB 23 Musterfinden waagerecht
Mit diesem Arbeitsblatt kann das Stopp-Prinzip geübt werden. Die Betroffenen sollen in Zahlenreihen jeweils drei gleiche Zahlen in waagerechter Anordnung finden und markieren. Jede Spalte soll erst von oben nach unten bearbeitet werden, dann folgt die nächste Spalte.

AB 24 Zählaufgabe
Mit diesem Arbeitsblatt kann das Stopp-Prinzip geübt werden. Die Betroffenen sollen in den folgenden Buchstabenreihen alle »I« finden und im Kopf zählen.

AB 25 Übersetzungs-Prüfaufgabe
Mit diesem Arbeitsblatt kann das Stopp-Prinzip geübt werden. Die Betroffenen sollen Tippfehler in französischen Wörtern finden und das richtige Wort hinschreiben. Dazu sollen sie sich eine geeignete Strategie überlegen.

AB 26 Spiegelung horizontal
Mit diesem Arbeitsblatt kann das Stopp-Prinzip geübt werden. Dazu sollen die Betroffenen eine vorgegebene Linie horizontal spiegeln und dabei genau kommentieren, was sie tun.

AB 27 Spiegelung vertikal
Mit diesem Arbeitsblatt kann das Stopp-Prinzip geübt werden. Dazu sollen die Betroffenen eine vorgegebene Linie vertikal spiegeln und dabei genau kommentieren, was sie tun.

AB 28 Verhalten verändern mit dem Stopp-Prinzip
Mit diesem Arbeitsblatt kann das Stopp-Prinzip geübt werden. Die Betroffenen überlegen sich für eine konkrete Situation, was eine Unterbrechung bewirkt und was passiert, wenn man sich nicht ablenken lässt.

INFO 23 Die Theorie hinter der Impulskontrolle

Für »gutes Funktionieren« sind im Menschen besonders zwei Mechanismen von großer Bedeutung:

- die Hemmung von Impulsen
- das Arbeitsgedächtnis (ausführende Funktionen)

→ Diese beiden Funktionen sind bei Menschen mit ADHS gestört.

Die mangelnde Impulshemmung wirkt sich auf vier ausführende Funktionen des Arbeitsgedächtnisses aus.

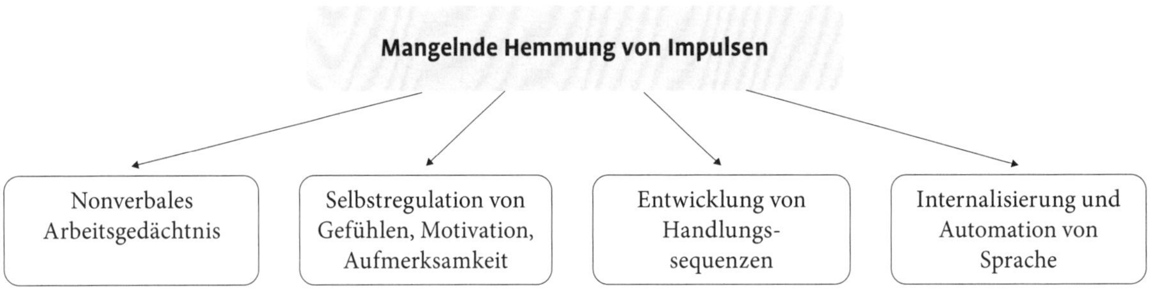

Neuropsychologische Faktoren bei der Entstehung von ADHS (nach Barkley, 2006)

Folgen dieser gestörten Impulshemmung

Störungen des **Arbeitsgedächtnisses** führen zu:

- Überflutung durch unwichtige Informationen. Wird das Unwichtige nicht gehemmt, kann es einfach zu viel werden. Beispielsweise kann es sein, dass ein*e ADHS-Betroffene*r alle Gespräche im Raum gleichwertig wahrnimmt. Eine Person ohne ADHS kann die nicht relevanten Gespräche »abschalten« und fokussiert nur auf das Gespräch, dem sie eigentlich folgen möchte.
- Problemen bei der Bewusstmachung von Verhaltenskonsequenzen. Beispiel: Was sagt mein Chef dazu, wenn ich eigenmächtig handle?
- Problemen bei der zeitlichen Organisation von Verhalten. Beispiel: Wie viele Termine schaffe ich an einem Tag; wie lange dauert es etwas zu tun?

Störung der **Selbstregulation** führt zu Problemen bei der:

- Regulation von starken Gefühlen, die nicht zielführend sind (z. B. Wutausbrüche, Traurigkeit …)
- Verarbeitung von Rückmeldungen (z. B. Lob, Kritik, Belohnung)

Störung der **Internalisierung der Sprache** führt zu Problemen bei der:

- Planung und Abwägung von Handlungsplänen (z. B. bei der Problemlösung)
- Konstruktion innerer Regeln
- prüfendes, vergleichendes Nachdenken über das eigene Selbst

Störung der **Konstruktion von Handlungssequenzen** führt zu Problemen bei:

- Abwägen und Entwickeln von Handlungsabfolgen
- der Fähigkeit, überlappende Informationen neu zu ordnen und nutzbar zu machen

Identifizieren Sie Ihre Impuls-Problembereiche

Nicht jeder hat mit denselben Problemen zu kämpfen. Impulsivität kann sehr unterschiedliche Ausprägungen haben. Bei ADHS-Betroffenen geschieht es oft, dass die Person erst im Nachhinein merkt, dass sie etwas so eigentlich gar nicht gewollt hat. Dann ist es wichtig, sich zu fragen: »Wie bin ich dahin gekommen und was kann ich zukünftig tun, um nicht mehr genau in diese Falle zu tappen?«

Notieren Sie hier, welche impulsiven Handlungen Sie bisher in Schwierigkeiten gebracht haben.

....

....

....

....

Können Sie Kategorien entdecken? Lassen sich vielleicht Dinge unter einem Stichwort zusammenfassen?

....

....

....

Für Therapeut*innen

Nicht für alle Kategorien eignet sich jede der folgenden Strategien. Wählen Sie die Strategien für die genannten Probleme aus. Klären Sie mit dem/der Betroffenen, welchen er/sie als erstes kennenlernen und umsetzen möchte.

....

....

....

....

....

....

Selbstinstruktion und Selbstverbalisation

P

Leiten Sie sich selbst Schritt für Schritt durch Ihre Aufgabe. Wählen Sie zum Ausprobieren dieser Methode bitte zunächst eine gut umgrenzte Aufgabe mit wenigen Teilschritten aus.

Fragen Sie sich selbst:
(1) Was ist meine Aufgabe?
(2) Was muss ich tun?
(3) Ggf: Welches Material / Wissen / wie viel Zeit brauche ich dazu?
(4) Sprechen Sie sich selbst noch einmal die Aufgabe und Teilschritte vor!
(5) Habe ich denn wirklich alles, was ich brauche?
(6) Durchführen
(7) Lob!

Beispiel

(1) Ich möchte einen Termin in einer Facharztpraxis vereinbaren.
(2) Ich muss die Telefonnummer raussuchen und das Telefon zur Hand nehmen.
(3) Ich hole das Telefon und die Nummer, um einen Termin zu vereinbaren.
(4) Falls jemand abnimmt, brauche ich noch meinen Kalender, um den Termin zu notieren.
(5) Gut, jetzt habe ich alles, was ich brauche, und kann anrufen.
(6) Nach dem Telefonat und dem Eintrag in den Kalender, super – erledigt!

Planen Sie Ihre Selbstinstruktion

(1) ....

(2) ....

(3) ....

(4) ....

(5) ....

(6) ....

Führen Sie die geplante Tätigkeit mit lautem Aussprechen der Teilschritte durch!
Vergegenwärtigen Sie sich, dass Sie das gut gemacht haben!

AB 11 **Reaktionsverzögerung** P

Reaktionsverzögerung bedeutet, Zeit zu gewinnen, bevor der Impuls ausgeführt wird. Das heißt, die spontane Reaktion nicht auszuführen, sondern Zeit zu gewinnen, um dann bedachter und kontrollierter handeln zu können.

(1) Notieren Sie hier, welche impulsiven Handlungen Sie bisher in Schwierigkeiten gebracht haben.

....

....

....

....

(2) Überlegen Sie nun, was Sie tun können, um in diesen Situationen Zeit zu gewinnen. Wie Sie Ihre Reaktion herauszögern können.

....

....

....

(3) Und nun das Schwierigste:
Vergessen Sie nicht, in der nächsten Situation die neue Strategie **auszuprobieren**!

Falls es Ihnen schwerfällt, sich daran zu erinnern, suchen Sie Unterstützung. Kann Sie jemand daran erinnern, die Strategie auszuführen? Können Sie sich einen Erinnerungsgegenstand mitnehmen? Oder sich eine visuelle Hilfe schaffen (Post-it)?

Als Erinnerungshilfe verwende ich:

....

Damit ein neues Verhalten automatisch angewendet wird, muss es sehr oft wiederholt werden. Versuchen Sie also bei jeder sich bietenden Gelegenheit, Ihre Reaktionsverzögerungsstrategie anzuwenden.

AB 12 Vor- und Nachteile abwägen – Liste

P

Haben Sie es geschafft, die unmittelbare Reaktion zu stoppen, und Zeit gewonnen, nutzen Sie diese Zeit zum Abwägen und entscheiden Sie dann bewusst.

Vorteile	**Nachteile**
....	....
....	....
....	....
....	....
....	....
....	....
....	....
....	....
....	....
....	....
....	....
....	....
....	....
....	....
....	....
....	....
....	....
....	....
....	....
....	....
....	....

Vor- und Nachteile abwägen – 4-Felder-Schema

P

Haben Sie es geschafft, die unmittelbare Reaktion zu stoppen, und Zeit gewonnen, nutzen Sie diese Zeit zum Abwägen und entscheiden Sie dann bewusst.

	Vorteile	**Nachteile**
kurzfristig	....	....
langfristig	....	....

Ungewollten Impulsen kann auch mithilfe der sog. **Stimuluskontrolle** begegnet werden. Dafür ist es wichtig herauszufinden, was zu Ablenkung oder Impulsdurchbrüchen führt. Und genau dies sollte dann außer Sicht- oder Hörweite gebracht werden.

- Sie kennen das sicher: Sobald Knabberzeug auf dem Tisch steht, greift man auch zu, meist auch zu mehr, als man eigentlich möchte. Ist es im Schrank oder sogar noch im Geschäft, ist die Versuchung, es zu essen, deutlich geringer.
- Wenn Sie also z. B. konzentriert am Schreibtisch etwas erledigen wollen, dann ist es hilfreich, wenn dort keine Ablenkung passiert: weder etwas, das Sie sehen (Fernseher, sonstige Beschäftigung), noch etwas, das Sie durch Töne ablenkt (Fernseher, Radio, Handy mit Pushnachrichten). Für manche Leute ist leise Musik im Hintergrund jedoch auch hilfreich.
- Dieses Prinzip kann auch auf Streit angewendet werden. Wenn Sie mit einer Person ständig streiten, könnte es hilfreich sein, sich aus dem Weg zu gehen.

Was verführt Sie? Welchen Stimulus wollen Sie kontrollieren?

(a) ....

(b) ....

(c) ....

(d) ....

(e) ....

Was wollen Sie dagegen unternehmen?

(a) ....

(b) ....

(c) ....

(d) ....

(e) ....

Control the Urges

P

Im Englischen gibt es das schöne Wort *Urge*, welches einen unbändigen Drang beschreibt, ein Verlangen, einen Trieb, einen Impuls. Diesen Drang können ADHS-Betroffene oft nicht gut kontrollieren. Wenn das Stopp-Prinzip mit den Schritten »Stopp! Denken –Prüfen – Tun« nicht anwendbar ist, könnte folgendes Vorgehen gewählt werden:

(1) Benennen Sie Ihr Verlangen und schaffen Sie so Klarheit und Distanz.
(2) Suchen Sie eine Aktivität, die mit dem Verlangen nicht vereinbar ist und davon ablenkt. Dabei ist es wichtig, dass diese Aktivität leicht zugänglich ist und keiner großen Vorbereitung bedarf. Außerdem sollte sie keine (anderen) Probleme verursachen.
(3) Leiten Sie sich selbst an und machen Sie sich Mut. Finden Sie einen wirkungsvollen Satz, den Sie sich wiederholt sagen können.

Beispiel

Wenn einen der Drang nach Schokolade überfällt, könnte man alternativ ein Kaugummi kauen oder sich ablenken mit putzen, tanzen, lesen – je nach persönlichem Geschmack. Zur Unterstützung könnte man sich selbst sagen »Das Verlangen geht vorbei«, »Ich entschiede mich jetzt für etwas anderes« oder Ähnliches.

Benennen Sie Ihre größten Verlangen:

....

....

....

Suchen Sie nach alternativen Verhaltensweisen:

Drang	**davon ablenkende Alternative**
....	....
....	....
....	....
....	....

Welchen hilfreichen Satz, welche Worte können Sie sich selbst wiederholt vorsagen?

....

Übung: Visualisieren Sie Ihren Erfolg

P

- Eine effektive Trainingsmethode im Sport ist die Visualisierung: Athlet*innen stellen sich dabei ganz genau vor, wie sie eine Bewegung ausführen, und wiederholen dies häufig.

- Auch Sie könnten diese Technik zur Verbesserung Ihrer Impulskontrolle anwenden. Versuchen Sie es möglichst mit einem Beispiel, dass Sie tatsächlich schon erlebt haben. Vielleicht sind Sie schon einmal Ihrem/Ihrer Chef*in ins Wort gefallen und haben sich vorgenommen, dass dies nicht mehr vorkommen soll.

- Malen Sie sich also gedanklich die Situation noch einmal möglichst detailgetreu aus. In welchem Raum waren Sie, wo genau waren Sie, wo der/die Chef*in, waren noch andere Personen anwesend? Stellen Sie sich diese Szene also genau vor, diesmal allerdings lassen Sie Ihr vorgestelltes Selbst der/die Chef*in nicht unterbrechen. Stellen Sie sich dafür vor, wie Sie ansetzen wollen, etwas zu sagen, und es dann nicht tun. Stattdessen atmen Sie einmal tief durch.

- Wiederholen Sie dieses Vorstellungsbild im Geiste immer wieder. Wenn es in der Vorstellung nach einigem Üben gut klappt, können Sie den Kontext variieren. Nicht jedoch den Impuls, den Sie kontrollieren möchten. Vielleicht stellen Sie sich eine andere Umgebung vor oder eine andere Person. Sie üben also gedanklich die Fähigkeit, sich selbst von der Ausführung eines ungewollten Impulses abzuhalten.

Impulskontrolle mit dem Stopp-Prinzip

Eine **impulsive Handlung** ist gekennzeichnet durch fehlende gedankliche Steuerung der Handlung während der Ausführung. Impulsivität oder impulsives Verhalten ist bei Menschen mit ADHS häufig anzutreffen.

Impulskontrolle. Für eine sinnvolle Verhaltenssteuerung ist die Kontrolle über die Impulse unerlässlich. Eine gestörte Impulshemmung wirkt sich auf verschiedene Denkbereiche aus. Das Gedächtnis, der Überblick über Handlungsabfolgen, aber auch die Selbstregulation von Gefühlen und die Verarbeitung von Sprache können gestört sein. Das kann dann im Alltag eine Reihe von Problemen nach sich ziehen, die vermieden werden sollten.

Hilfsmittel. Um spontanen unüberlegten Handlungen vorzubeugen, greifen die Menschen auf verschiedenste Hilfsmittel zurück. Bei wichtigen Entscheidungen erbittet man sich z. B. Zeit, um darüber zu schlafen. Beim Einkaufen lässt man sich Kleidungsstücke und Ähnliches zurücklegen. Manche Eltern schicken ihre unartigen Kinder in ihr Zimmer. Erst wenn sich die Eltern beruhigt, über die angemessene Reaktion und eine mögliche Strafe nachgedacht haben, sprechen sie mit dem Kind. Andere wiederum zählen, bevor sie reagieren, leise bis 10, wenn sie etwas furchtbar aufregt. Es gibt viele Möglichkeiten, sein »Temperament« zu zügeln. Eine wirksame Methode ist das Stopp-Prinzip mit dem Spruch:

Stopp! Denken – Prüfen – Tun!

Stoppkarte. Bis man selbst daran denkt, das Stopp-Prinzip anzuwenden, können äußere Hinweise helfen, daran zu erinnern. Dazu dient die Stoppkarte. Sie soll helfen, die Impulsivität zu verringern. Sie dient als äußerlicher Hinweisreiz zur Impulshemmung. Bevor eine Handlung ausgeführt wird, soll man sich mit ihrer Hilfe selbst bremsen, »Stopp!« sagen und sich das weitere Vorgehen genau überlegen. Zunächst einmal »denken«, dann »prüfen« und erst danach kommt die Ausführung, das »Tun«. Die Stoppkarte wird zuerst im Team mit dem/der Therapeut*in benutzt und soll bei jeder ausführenden Handlung gebraucht werden. Die Benutzung soll durch lautes Aussprechen der drei Schritte begleitet werden. Im Laufe des Trainings soll das Prinzip vom lauten Aussprechen über die bewusste gedankliche Anwendung zur unbewussten Benutzung übergehen. Warum das wichtig ist, erklärt sich so:

Beispiel

Im Alltag laufen viele Dinge völlig automatisiert ab, wie z. B. Lesen und Schreiben, Zähneputzen oder Autofahren. Das Gehirn schaltet dann auf »Autopilot«, man verrichtet die Tätigkeiten nebenbei. Die verschiedenen Teilschritte laufen automatisch nacheinander ab. Das spart Ressourcen, die für anderes verwendet werden können. Eigentlich ist so eine Automation etwas sehr Sinnvolles und Effektives. Manchmal jedoch schleichen sich fehlerhafte Automatismen ein. Nehmen wir noch einmal das Beispiel des Autofahrens. Vielleicht hat man sich einen Fahrstil angewöhnt, der viel Sprit verbraucht, was man ändern möchte, oder man will von einem Automatikgetriebe zur Gangschaltung oder umgekehrt wechseln. Für solche Fälle ist eine automatische Handlungskette nicht mehr so effektiv. Man rutscht nämlich ständig in das alt-angewöhnte Verhalten zurück. Um langfristig eine Veränderung zu erreichen, muss man mühsam umlernen. Dabei muss man das neue Verhalten zunächst wiederholt ganz bewusst durchführen. Wichtig ist es also, das neue Verhalten im Bewusstsein zu haben. Mit dem Einsatz des Stopp-Prinzips kann so ein Umlernen stattfinden. Es hilft, alle Teilschritte vor einer Handlung in das Bewusstsein zu holen. Zudem soll damit erreicht werden, dass nicht einfach so drauflosgelegt wird, sondern die Handlung zielgerichtet ist und auch zum gewünschten Ergebnis führen kann (denken, prüfen).

Das Stopp-Prinzip fördert:

- die Konstruktion innerer Regeln
- die Erstellung von Handlungsplänen und Handlungssequenzen
- das Erkennen von Verhaltenskonsequenzen
- die zeitliche Organisation von Verhalten
- die Selbstregulation von starken Gefühlen

Das Wichtige bei der Stoppkarte ist das Innehalten, das Nachdenken und die Überprüfung der eigenen Handlungsstrategie, bevor die eigentliche auszuführende Handlung beginnt. Zu Hilfe werden dabei die verschiedenen Schritte des Stopp-Prinzips genommen.

Beispiel der Stoppkarte:

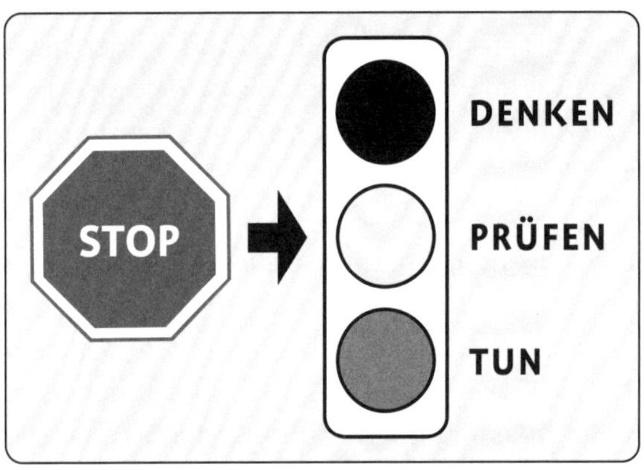

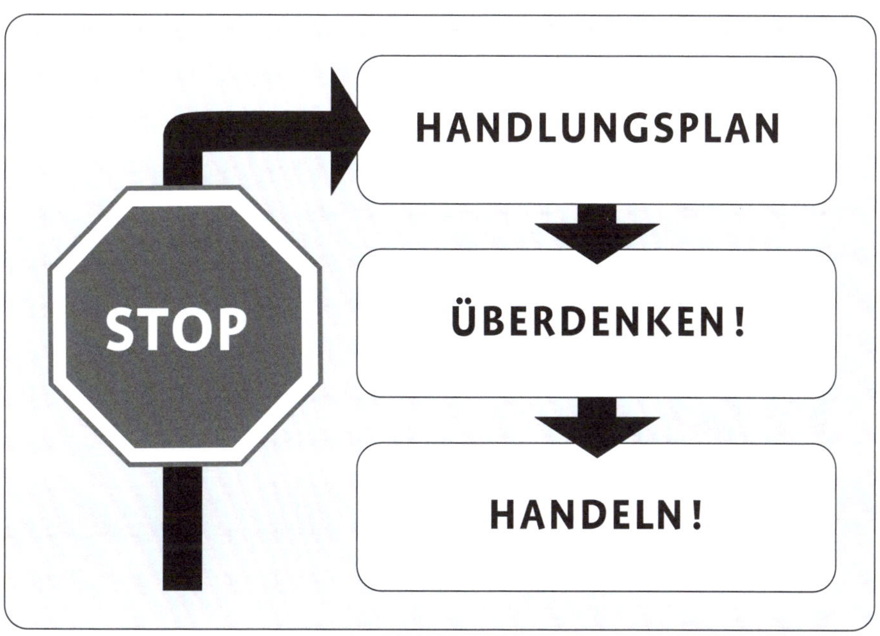
STOP
HANDLUNGSPLAN
ÜBERDENKEN!
HANDELN!

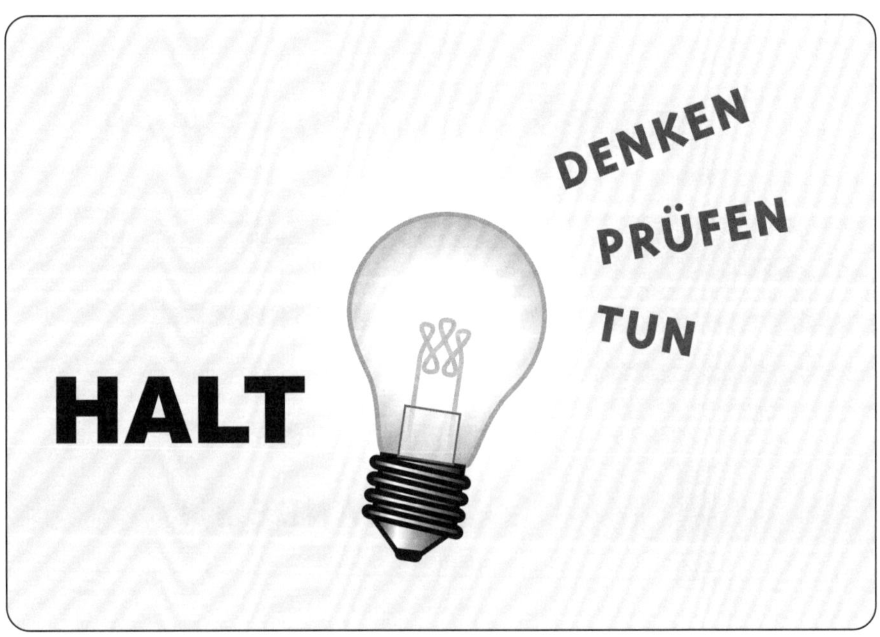
DENKEN
PRÜFEN
TUN
HALT

Nutzen Sie das Stopp-Prinzip. Leiten Sie sich selbst durch die Aufgabe mit den Schritten:

Stopp! Denken – Prüfen – Tun!

Sprechen Sie dabei Ihre Gedanken laut aus. Am besten sprechen Sie mit dem/der Therapeut*in alles im Frage- und Antwortstil durch.

Die Zahlen geben die Reihenfolge an, in der die Buchstaben gelesen werden sollen.

Welches Wort versteckt sich hier?

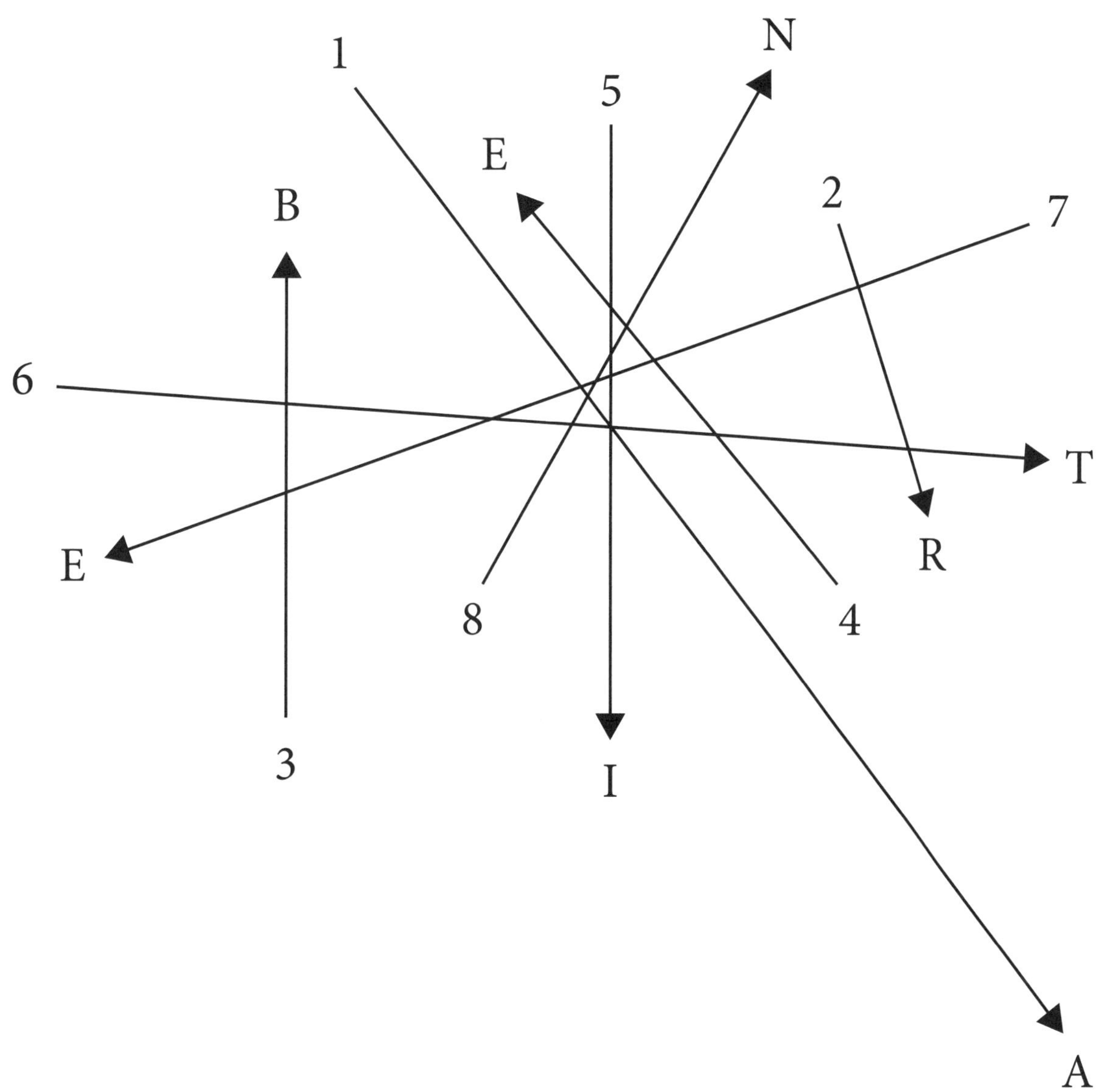

Nutzen Sie das Stopp-Prinzip. Leiten Sie sich selbst durch die Aufgabe mit den Schritten:

Stopp! Denken – Prüfen – Tun!

Sprechen Sie dabei Ihre Gedanken laut aus. Am besten sprechen Sie mit dem/der Therapeut*in alles im Frage- und Antwortstil durch.

Die Zahlen geben die Reihenfolge an, in der die Buchstaben gelesen werden sollen.

Welches Wort versteckt sich hier?

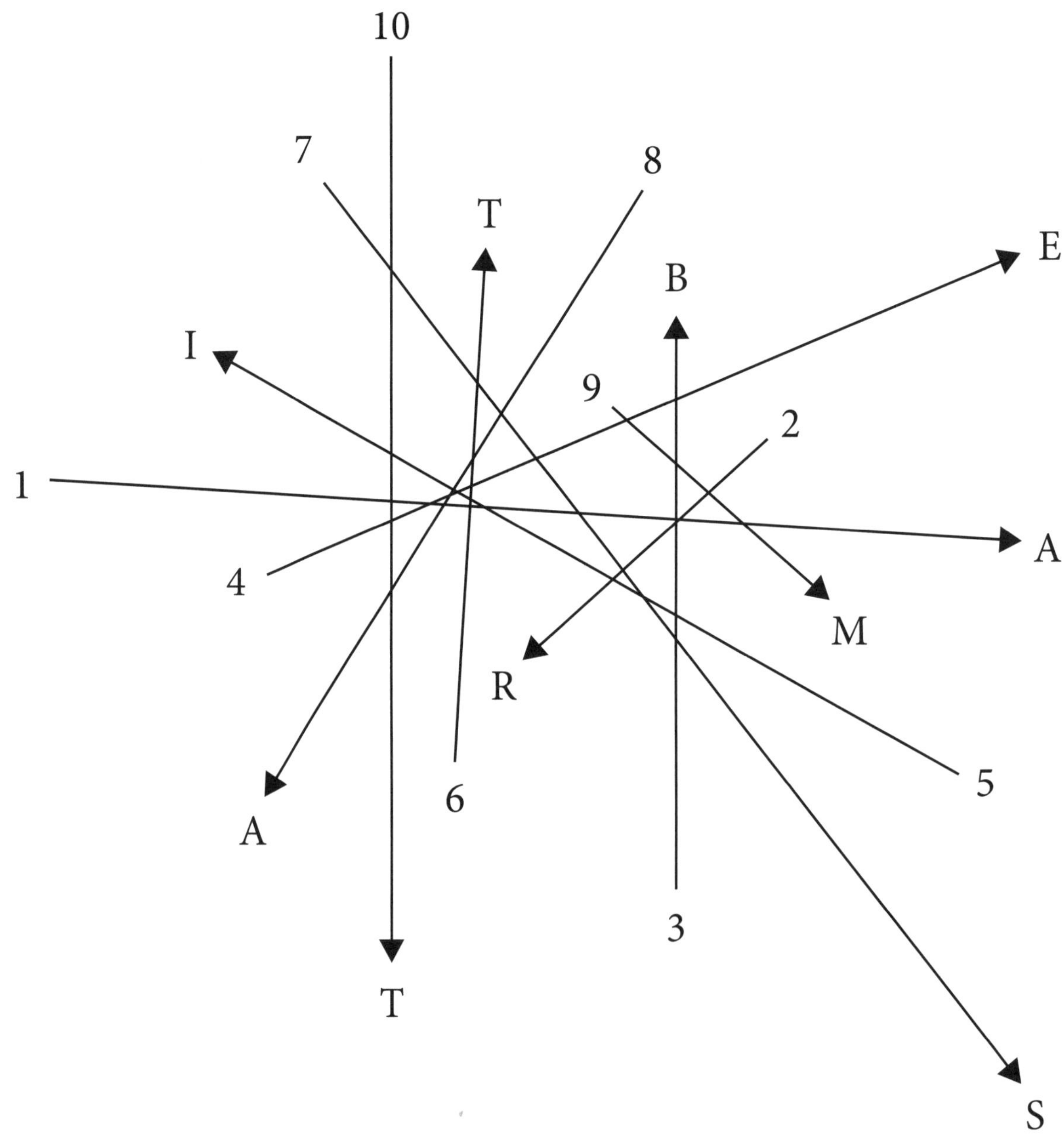

Wo geht es lang?

Nutzen Sie das Stopp-Prinzip. Leiten Sie sich selbst durch die Aufgabe mit den Schritten:

Stopp! Denken – Prüfen – Tun!

Sprechen Sie dabei Ihre Gedanken laut aus. Am besten sprechen Sie mit dem/der Therapeut*in alles im Frage- und Antwortstil durch.

Bitte verfolgen Sie mit dem Finger die Linien und verbinden Sie so jeweils ein Kästchen mit einer Ellipse. Notieren Sie nach einer Prüfung die Zahl des Kästchens in die dazugehörige Ellipse.

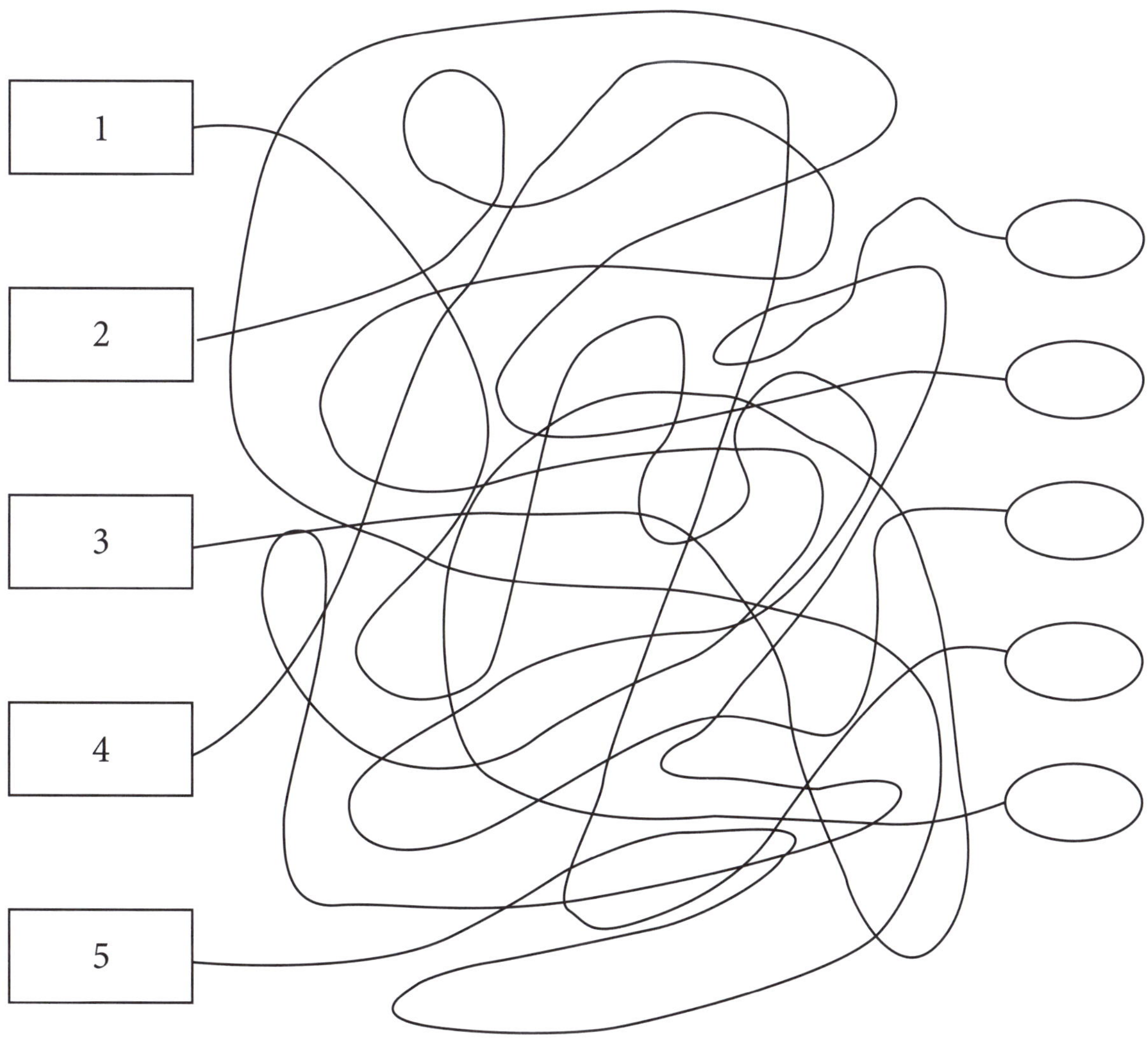

AB 21 Wörter finden P

Finden Sie das links stehende Wort in der Buchstaben-Reihe daneben. Wenn Sie es gefunden haben, unterstreichen Sie es bitte.
Nutzen Sie das Stopp-Prinzip. Leiten Sie sich selbst durch die Aufgabe mit den Schritten:

Stopp! Denken – Prüfen – Tun!

Sprechen Sie dabei Ihre Gedanken laut aus. Am besten sprechen Sie mit dem/der Therapeut*in alles im Frage- und Antwortstil durch.

Beispiel:
HEUTE ASPMHEUSENVEUTERWTA<u>HEUTE</u>KEYBEUTEWHEPOSYUTEOINXE<u>HEUTE</u>EUTEREIHEU

Arbeiten Sie so schnell wie möglich, aber so gründlich wie nötig!

FIRST DTIKRSTANRTWASTPMFIMTWEFIRSTEFSPFISTRSTANFIPSTERTPFPIRSTPHIRKTDWFIRE

TAUBE TAUBERTAUSEORAUBEPAUKESTRAOPERVBETRAUBERPAUWTAUBEITYUTKAUBETRAU

KINDER KFINDEREIKINDEPRINDEKINDERSERINDEKRINDERSTUHINERKIMDERSKINDERINDERKN

TIERE TIEPETETIEBERENTEIREPTIEHRENYTIETEMCIETIEREPIERETSTIRETIEREMIERESCHMIERE

WASSER WAESSERIWASARSSMEERWASCHERJIWASSERHFLASCHESERITWAISSERWASERWIESER

NUDEL NUIDELRUDELIGELTMUTELOPVNUDALSNEDELNUTELVASNUDELIMUDELPUDELRUDEL

PRESSE PEPBRESSEMESSERERESSEMIPREISSETRESSEFPRESSEITPREKRESSEMESSERESSEFRESSE

PREIS IPREISCHDTBPREISMEISEOTREISVBPRIESTEISPREYSPRISEPREISERIBREISPREYSPRIESER

FESTE FERSTEAPFESTIERPVESTEOFEISTEFESTEIFRESTEIEACVETSERTIPHESTERESTEMESTEKES

LAUBE SLAVBELAUPEMLAUBIELAUHBELSLEUBESELAUBEMYLAUBRAUPEILAUTELAUPELUABE

AB 22 Zahlen finden

P

Finden Sie die links stehende Zahl in der Zahlenreihe daneben. Wenn Sie sie gefunden haben, unterstreichen Sie sie bitte.
Nutzen Sie das Stopp-Prinzip. Leiten Sie sich selbst durch die Aufgabe mit den Schritten:

Stopp! Denken – Prüfen – Tun!

Sprechen Sie dabei Ihre Gedanken laut aus. Am besten sprechen Sie mit dem/der Therapeut*in alles im Frage- und Antwortstil durch.

Beispiel:

35967	36978246859673596297516735897638967812876896735967637891359763598743

Arbeiten Sie so schnell wie möglich, aber so gründlich wie nötig!

4635	4735678613246863146856523463245896546256878645364895446354685586453
8971	8973589563189719872688728962467893259729827468985265423197898146789
36490	3648071297563658025749037490836407453649045364983471364503549036480
25761	2576248949576125751625767125678587913576157942476142576125861257915
591795	5967813459179512479559712348591795179532171795795591796591759517954
468234	4683247468532568234862348546236823424682434697468234523486234684351
8765321	8765432159787676532178976532187653214587654215568765132187653217876

AB 23 Musterfinden waagerecht

P

Finden Sie in folgenden Zahlenreihen jeweils drei gleiche Zahlen in waagerechter Anordnung. Streichen Sie diese dann an. Verfolgen Sie jede Spalte von oben nach unten, erst dann soll die nächste Spalte bearbeitet werden.

Stopp! Denken – Prüfen – Tun!

Legen Sie sich eine Strategie zurecht, nach der Sie vorgehen wollen. Prüfen Sie, ob diese Strategie zum Ziel führt. Sprechen Sie sich in Gedanken das Vorgehen vor und tun Sie es.

Arbeiten Sie so schnell wie möglich!

564	543	449	666	958
996	444	231	234	568
~~111~~	123	789	562	321
456	978	459	125	117
888	796	777	222	614
498	559	771	669	111
335	848	452	453	888
338	452	999	000	669
456	231	057	546	771
328	125	345	444	123
222	999	555	334	383
224	883	465	995	222
485	378	668	459	556
124	153	888	666	786
456	448	428	448	444
242	897	334	671	613
428	399	775	667	999
334	228	666	777	153
555	333	278	275	333
458	321	778	448	456
428	678	426	754	747
628	314	681	524	986
225	115	997	557	648
444	888	667	035	132
455	456	222	555	555

Wenn Sie Freude an dieser Art von Aufgaben haben, könnten Sie auch noch die diagonal liegenden Dreier-Folgen suchen.

Zählaufgabe

Bitte suchen Sie in den folgenden Buchstaben alle »I« und zählen Sie deren Anzahl. Streichen Sie diese dazu nicht an, sondern zählen Sie im Kopf.

Suchen Sie sich eine Strategie, prüfen Sie, ob sie funktioniert oder ob Sie vielleicht Hilfsmittel brauchen. Welche Strategie hilft Ihnen schnell und fehlerfrei zu arbeiten? Wenn Sie eine gefunden haben, leiten Sie sich selbst gedanklich an.

Arbeiten Sie so schnell wie möglich, aber so gründlich wie nötig!

Gesucht werden alle »I«.

I	K	P	H	J	T	L	N	G	Y	V	E	F	L	I
Z	T	K	D	M	S	P	L	C	X	A	L	I	P	Z
O	T	L	D	J	L	L	I	R	Y	V	J	L	U	M
L	D	T	L	P	E	Ö	O	L	J	I	L	C	B	L
P	O	L	E	R	T	I	L	J	Y	B	A	E	L	I
O	I	P	J	L	M	X	C	S	R	X	I	L	H	P
L	I	L	J	K	A	M	V	B	L	F	C	N	L	I
K	V	I	N	L	M	L	U	L	I	L	J	L	F	T
G	P	L	I	J	N	I	L	R	T	V	L	D	I	L
L	P	E	T	C	K	D	L	I	T	N	C	L	E	S
J	P	T	L	Y	I	F	L	K	I	T	V	L	J	P
K	L	I	H	U	L	F	N	R	S	E	L	F	J	H

Jetzt werden alle »J« gesucht! Bitte verfahren Sie wie oben.

I	P	H	J	T	L	N	G	Y	J	E	F	L	I
L	K	J	M	S	P	L	J	X	A	L	I	P	Z
T	L	D	J	L	L	I	R	Y	V	J	L	U	M
L	T	L	P	E	J	O	L	J	I	L	C	B	L
P	J	E	R	T	I	L	J	Y	B	A	E	L	I
Y	L	J	T	M	X	J	S	R	X	I	L	H	P
L	L	J	K	A	M	V	B	L	F	C	N	L	I
H	I	N	L	M	L	U	L	I	L	J	L	F	T
G	L	I	J	N	I	L	R	T	V	L	J	I	L
K	E	T	C	K	D	L	I	T	N	C	L	E	S
J	T	L	Y	I	F	L	K	I	T	V	L	J	P
T	I	J	U	L	F	I	R	S	E	L	F	J	H

AB 25 Übersetzungs-Prüfaufgabe P

In der linken Spalte stehen einige französische Begriffe, in der Mitte deren deutsche Übersetzung. Rechts stehen nochmals die französischen Vokabeln, allerdings haben sich hier einige Tippfehler eingeschlichen. Bitte suchen Sie die Tippfehler in der rechten Spalte und schreiben Sie das Wort einmal richtig daneben. (Achtung! Es können auch mehrere Fehler in einem Wort sein.)

Überlegen Sie sich eine Strategie, überprüfen Sie, ob diese schnell die richtigen Ergebnisse bringt und ob Ihnen eventuell einfache Hilfen die Arbeit erleichtern. Leiten Sie sich dann gedanklich selbst durch die Bearbeitung.

Arbeiten Sie so schnell wie möglich, aber so gründlich wie nötig!

Pomme	*Apfel*	*Pomee*	*Pomme*
Artichaut	Artischocke	Artchaut	....
Fraises	Erdbeeren	Fraisses	....
Bouteille	Flasche	Butaille	....
Verre	Glas	Vere	....
Fromage	Käse	Formage	....
Framboises	Himbeeren	Farmbioses	....
Crevettes	Krabben	Krefettes	....
Nouilles	Nudeln	Noulles	....
Huile	Öl	Hulle	....
Poivre	Pfeffer	Poifre	....
Riz	Reis	Ritz	....
Soup	Suppe	Supp	....
Oignongs	Zwiebeln	Eugnongs	....
Mouton	Hammelfleisch	Muton	....
Haricots	Bohnen	Herikots	....
Agneau	Lammfleisch	Agneu	....
Vinaigre	Essig	Vainigre	....
Bicyclette	Fahrrad	Bycikle	....
Cheval	Pferd	Schefal	....
Bateau	Boot	Bataue	....
Route	Straße	Raut	....
Bagages	Gepäck	Baghages	....
Boulangerie	Bäckerei	Bulongerie	....
Boucher	Metzger	Buscher	....

AB 26 Spiegelung horizontal

P

Bitte zeichnen Sie die Linie spiegelbildlich unter dem Strich nach. Versuchen Sie dabei, alle Abstände und Entfernungen genau wiederzugeben.

Bitte nutzen Sie folgende Strategie, die Ihnen die Aufgabenbearbeitung erleichtern wird: Wenn Sie sich die Handlungsanweisung laut oder gedanklich vorsprechen und sich dabei Navigationsanweisungen geben, wird es einfacher. Sprechen Sie dabei nicht von »hoch« und »runter«, sondern von »zur Linie hin« und »von der Linie weg«, so fällt Ihnen die Bearbeitung leichter.

Arbeiten Sie besonders gründlich, aber so schnell wie möglich!

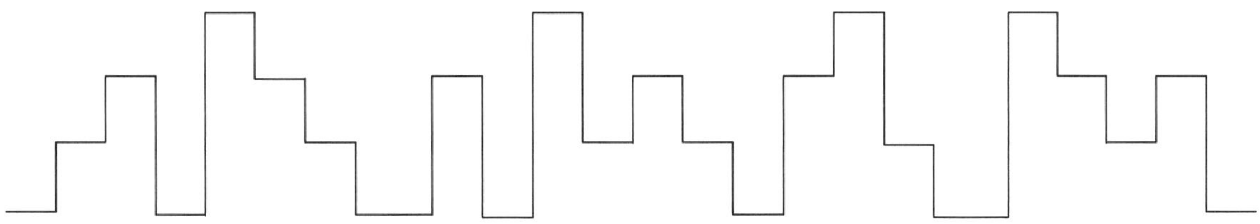

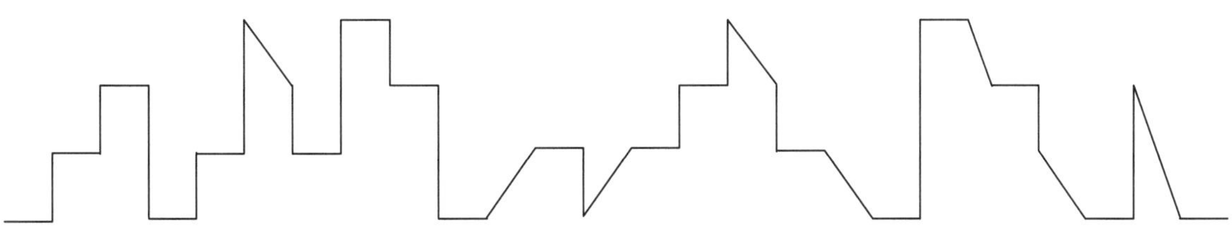

Bitte zeichnen Sie die Linie spiegelbildlich mit der linken Hand nach. (Sind Sie Linkshänder*in, drehen Sie das Blatt und benutzen Sie die rechte Hand zum Zeichnen.) Versuchen Sie, alle Abstände und Entfernungen genau wiederzugeben. Orientieren Sie sich dazu an den Hilfslinien.

Sie erleichtern sich die Aufgabe, wenn Sie sich die Handlungsanweisung gedanklich vorsprechen und sich dabei Navigationsanweisungen geben.

Arbeiten Sie besonders gründlich, aber so schnell wie möglich!

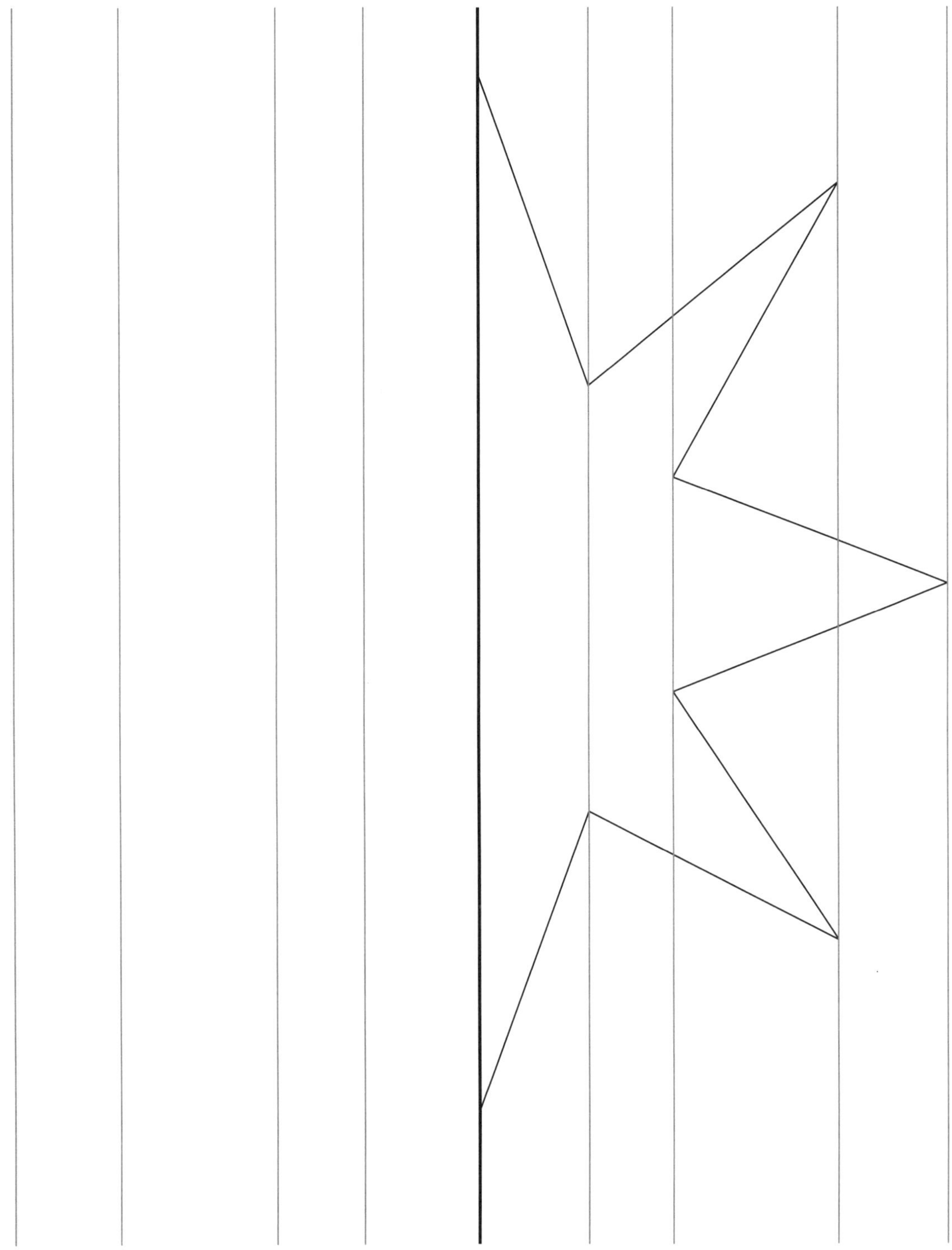

Verhalten verändern mit dem Stopp-Prinzip

P

Impulsive Handlung		Konsequenz (mein Verhalten führt zu …)
Das Handy gibt einen Ton von sich, weil eine Nachricht eingetroffen ist. Ich nehme das Handy und lese die Nachricht.	→	Ich unterbreche meine eigentliche Handlung, die dann unfertig liegen bleibt. Zudem schaue ich gleich noch nach anderen Dingen auf dem Handy, da ich das Gerät ja gerade in der Hand habe.
	STOPP ↘	Veränderte Konsequenz: Stopp, ich beende erst meine eigentliche Aufgabe und nehme das Handy erst später zur Hand. Ich erledige meine Aufgabe und bin nicht in Versuchung, noch mehr Zeitfresser zu starten.
	→	
	STOPP ↘	Veränderte Konsequenz:
	→	
	STOPP ↘	Veränderte Konsequenz:
	→	
	STOPP ↘	Veränderte Konsequenz:

5 Emotionsregulation

Menschen mit ADHS haben oft starke Gefühle. Die Emotionen sind meist sehr intensiv, aber durchaus wechselhaft. Die Gefühle lösen einen Handlungsdrang aus, der meist wegen der mangelnden Fähigkeit zur Hemmung von Impulsen auch ausgelebt wird.

Eine meiner Patientinnen hat mir einmal auf die Frage, ob sie auch schlechte Phasen mit Traurigkeit und Antriebsarmut kenne, geantwortet: »Sie meinen Depressionen, ja die kenne ich, davon habe ich manchmal drei am Tag.« Natürlich können Menschen mit ADHS auch zusätzlich andere psychische Erkrankungen bekommen. Das grundlegende ADHS-Problem, die mangelnde Fähigkeit zur Impulshemmung, steht auch beim emotionalen Erleben im Zentrum. Es ist also nicht nur leicht, das Gefühl auszulösen, es ist auch meist recht stark ausgeprägt und mündet in einen Handlungsimpuls. Im Gefühlsleben ist eine mangelnde Hemmung von dominanten Handlungsimpulsen dafür verantwortlich, dass dem Gefühl entsprechend gehandelt wird. Es besteht also nicht nur der Impuls, er wird auch mit einer höheren Wahrscheinlichkeit umgesetzt. Betroffene erleben ihre Gefühle als stark ausgeprägt und fühlen sich ihnen mitunter ausgeliefert. Sie sehen keine andere Möglichkeit, als dem Gefühl und dem Handlungsimpuls zu folgen, was wiederum zu Folgeproblemen und zu Problemen im Miteinander führen kann. Nicht selten bereuen Menschen mit AHDS im Nachhinein ihre impulsiven Handlungsdurchbrüche.

Tipp

Da auch zur erfolgreichen Emotionsregulation die Fähigkeit zur Hemmung von Impulsen notwendig ist, empfehlen wir, Strategien zur Impulskontrolle vor dem Aufbau von Emotionsregulationsstrategien einzuführen.

Wie in anderen Bereichen der ADHS-Behandlung geht es auch bei der Emotionsregulation darum, die Ausführung des ersten Handlungsimpulses zu unterbrechen und dann Emotionsregulationstechniken einzusetzen. Es geht also nicht darum, aus Wut Freude zu machen oder aus Ärger Zuneigung. Vielmehr geht es darum, das Gefühl von der sofortigen Handlung zu entkoppeln und so der impulshaften Handlung vorzubeugen. Mit der gewonnenen Zeit soll den Betroffenen die Möglichkeit eröffnet werden, die emotionalen Reaktionen und v. a. die daraus resultierenden Handlungen steuerbarer zu machen. Bei Bedarf können dann die Gefühle abgeschwächt werden und so mehr Kontrolle über sich und die Folgen der emotionalen Reaktion erreicht werden. Diese Grundlagen werden im Infoblatt 25 für Betroffene erklärt.

Zur Gefühlsabschwächung können diverse Techniken eingesetzt werden. Wir empfehlen jedoch auch hier, auf die einfache verbale Formel der Impulssteuerung als Prinzip der Hemmung des dominanten Handlungsimpulses zurückzugreifen: Stopp – Denken, Prüfen, Tun, wie wir es bereits im Kapitel 4 »Impulskontrolle« beschrieben haben. Diese Strategie ist auch bei Emotionen gut einsetzbar (s. dazu AB 36 »Verbales Stopp-Signal wählen«, AB 37 »Gedankenexperiment« und AB 38 »Einsatz meines Stopp-Signals«). Dieses Vorgehen bietet für die ADHS-Betroffenen den Vorteil, dass sie es auch in anderen Situationen anwenden können. Wir erhoffen uns Synergieeffekte durch den einheitlichen Sprachgebrauch und dieselbe Herangehensweise.

Hilfreich ist die Kombination mit einem Entspannungsverfahren (INFO 26 »Kurze Entspannungsübungen«) oder Sport, um das Grundanspannungsniveau zu senken. Manche Menschen mit ADHS kommen mit den klassischen Entspannungsverfahren, wie Atementspannung oder Progressive Muskelrelaxation, nicht zurecht, da sie ihnen zu ruhig sind. Diese Personen könnten Tai Chi versuchen oder generell regelmäßig einen Sport ihrer Wahl zur Senkung der Grundanspannung machen. Bei den kurzfristigen Entspannungsmöglichkeiten, sollten verschiedene einmal ausprobiert werden, damit die Betroffenen ein breiteres Repertoire zur Verfügung haben (s. dazu AB 34 »Entspannung kurz- und langfristig«).

Wichtig

Wenn zusätzlich zur ADHS noch eine andere Störung vorliegt, die Einfluss auf die Emotionen hat, sollte man dies in der Auswahl der Behandlungsmethoden bedenken. Hier geht es um das Gefühlsmanagement bei Menschen, die »nur« ADHS haben. In der Praxis sehen wir oft auch Menschen, die zusätzlich eine Persönlichkeitsstörung haben. Dann empfiehlt es sich, bei der Auswahl der Therapiemethoden diese Störung mit zu berücksichtigen.

Allen voran sollte jedoch Psychoedukation zu Gefühlen erfolgen. Anregungen dazu und für die Arbeitsmaterialien haben wir aus dem *DBT Skillstraining* (Bohus & Wolf-Arehult, 2009) und auch von Eismann und Lammers (2017) und Stavemann (2003) bekommen. Betroffene sollten einige Tage ein Gefühlsprotokoll führen, um die eigene Gefühlslage besser kennenzulernen. Es ist auch wichtig, einen gemeinsamen Wortschatz für Gefühle aufzubauen (AB 31 »Gefühle-Alphabet«). Der Gefühlsstern nach Stavemann gibt einen schönen Einblick in die vielen unterschiedlichen Gefühlsbeschreibungen und zeigt auf, dass Gefühle verschiedene Intensitäten haben können. Zur Individualisierung kann ein eigener Gefühlsstern mit den Wörtern des/der Betroffenen erstellt werden (AB 32 »Gefühlsstern selbst erarbeiten«). Den ADHS-Betroffenen sollten auch Hilfen an die Hand gegeben werden, was alles zu einem Gefühl gehört, wie etwa die Körperreaktionen, Gedanken, Handlungsdrang (AB 33 »Begleitfaktoren von Gefühlen«).

Problematisch wird es für die ADHS-Betroffenen, wenn

(1) das Gefühl nicht zur Situation passt;
(2) das Gefühl zur Situation passt, nicht aber die Intensität;
(3) die Person sich gegen das Gefühl wehrt oder gegen die Konsequenzen, die sich aus einer Handlung nach dem Gefühl ergeben würden.

Bei ersterem Problem (1) sollte nach den Ursachen gesucht werden. Liegt es an einer unguten Verknüpfung von Gefühlen, in der ein Gefühl durch ein anderes ausgelöst wird? Diese Affektbrücken laufen oft sehr schnell und kaum bewusst ab. Schöne Übungen hierzu stammen aus dem Buch *Therapie-Tools Emotionsregulation* von Eismann und Lammers (2017). Vor allem die Übung zur »Gefühlszwiebel« kann bei ADHS gute Anwendung finden (AB 40). Unbewusste Affektbrücken entstehen auch häufig bei Personen, die ein invalidierendes Umfeld hatten und in der Folge eine ungünstige Persönlichkeitsentwicklung genommen haben. In diesem Fall könnte eine darauf fokussierte Therapie mit z. B. schematherapeutischen oder DBT-Techniken eingesetzt werden.

Bei Problem (2) lässt sich das Stopp-Prinzip gut nutzen. Diese Problemlage ist bei den ADHS-Betroffenen am häufigsten zu beobachten. Aus dem DBT kann man hierfür auch den Hilfs-Skill benutzen (AB 39). Da der Umgang mit Wut und Ärger so ein verbreitetes Thema bei ADHS ist, finden Sie in den Info- und Arbeitsblättern INFO 28 »Wut und Ärger regulieren«, AB 45 »Ärger- und Wut-Protokoll«, AB 46 »Was, wenn der Angriff fehlt?«, AB 47 »Warnzeichen für aufkommende Wut« und AB 48 »Wiedergutmachung« Informationen und Übungen zum Umgang damit.

Bei Problem (3) können akzeptanzbasierte Übungen helfen, z. B. Infoblatt 27 und Arbeitsblatt 41. Es empfiehlt sich, auch die den Gefühlen zugrunde liegenden Bedürfnisse herauszuarbeiten (AB 40) und zu schauen, wie diese befriedigt werden könnten.

Leichter ausgeprägte Gefühle können auch durch Musik (AB 35) oder Entspannungsübungen (INFO 26) beeinflusst werden. Manchmal erleben ADHS-Betroffene nach Abschluss einer wichtigen Aufgabe eine emotionale Ausgelaugtheit (AB 42). Das »ABC Gesund« (AB 43) ist eine Übung aus dem DBT, die zu einem ausgeglichenen Grundzustand führen soll, sodass die Vulnerabilität für Gefühlsausbrüche generell gesenkt wird. Sofern angenehme Gefühle nicht sowieso schon im Gleichgewicht mit den anderen Gefühlen stehen, kann die »Liste angenehmer Aktivitäten« (AB 44) bei der Auswahl individueller Aktivitäten helfen.

Therapie-Tipp

Nutzen Sie die Emotionsregulationsstrategien auch in den Sitzungen. Wenn Sie z. B. emotional Belastendes herausgearbeitet haben und erkennen, dass der/die Betroffene in einem starken Gefühl ist. Sie können so sicherstellen, dass die Techniken auch angewendet werden und den Betroffenen zeigen, dass sich Gefühle tatsächlich beeinflussen lassen.

Arbeits- und Informationsmaterialien

INFO 25 Gefühle verstehen
Dieses Infoblatt erklärt die Gefühle, deren Funktion, aber auch die Schwierigkeiten, die sich ergeben können, und bereitet den/die Patient*in auf die folgenden Arbeitsblätter vor.

AB 29 Gefühlsprotokoll A
Dieses Protokoll hilft dabei, über die Situation und die Benennung des Gefühls die Begleitfaktoren der Gefühle aufzudecken.

AB 30 Gefühlsprotokoll B
Dieses Protokoll hilft den Betroffenen, die zunächst das Gefühl nicht benennen können, über die Situation und die Begleitfaktoren das Gefühl zu erschließen.

AB 31 Gefühle-Alphabet
Mit diesem Arbeitsblatt kann sich die Vielfalt der Gefühlswörter erschlossen werden.

AB 32 Gefühlsstern selbst erarbeiten
Diese Vorlage kann von Patient*innen genutzt werden, um mit eigenen Worten einen persönlichen Gefühlsstern mit den Intensivitätsabstufungen zu erstellen.

AB 33 Begleitfaktoren von Gefühlen
Dieses Arbeitsblatt hilft dabei, die persönlichen Begleitfaktoren von Gefühlen herauszuarbeiten.

INFO 26 Kurze Entspannungsübungen
Dieses Infoblatt stellt sechs kurze Entspannungsübungen vor.

AB 34 Entspannung lang- und kurzfristig
Dieses Arbeitsblatt hilft bei der Planung einer langfristigen Entspannungsmöglichkeit und dient zur Bewertung der Techniken, die bei INFO 26 vorgestellt wurden.

AB 35 Gefühlsbeeinflussung durch Musik
Dieses Arbeitsblatt erklärt und erfasst individuell die Möglichkeit der Gefühlsveränderung durch Musik.

AB 36 Verbales Stopp-Signal wählen
Mithilfe dieses Arbeitsblatts sollen sich die Patient*innen ein persönliches verbales Stopp-Signal für den Alltag erarbeiten.

AB 37 Gedankenexperiment
Mit diesem Arbeitsblatt wird erarbeitet, welche Konsequenz eine unbedachte Handlung haben kann und welche Vorteile es bringen würde, eine bedachtere Handlung wählen zu können.

AB 38 Einsatz meines Stopp-Signals
Stopp-Signale helfen im Alltag, mit Impulsivität umzugehen. Auch bei emotionsauslösenden Situationen kann es angewandt werden.

AB 39 Gefühle abschwächen mit dem Hilfs-Skill
Der Hilfs-Skill stammt aus dem *DBT Skillstraining* von Bohus und Wolf-Arehult (2009). Mit ihm lernen ADHS-Betroffene, ihr gefühlsinduziertes Handeln auf eine langfristige Sinnhaftigkeit zu prüfen und Gefühle gegebenenfalls abzuschwächen.

AB 40 Gefühlszwiebel
Dieses Arbeitsblatt, modifiziert nach Eismann und Lammers (2017), ergründet die Bedürfnisse hinter primären Gefühlen.

INFO 27 Radikale Akzeptanz
Radikale Akzeptanz ist zur Anwendung bei adäquaten Gefühlen in unveränderbaren Situationen gedacht.

AB 41 Gefühle akzeptieren
Dieses Arbeitsblatt hilft Patient*innen bei der Annahme und Akzeptanz von Gefühlen. Diese Übung ist klarer vorstrukturiert und damit leichter umsetzbar als Radikale Akzeptanz.

AB 42 Emotional ausgelaugt
Dieses Arbeitsblatt soll eingesetzt werden, wenn die Betroffenen emotional ausgelaugt sind.

AB 43 ABC Gesund
Dieses Arbeitsblatt lehnt sich an das *DBT Skillstraining* (Bohus & Wolf-Arehult, 2009) an. Damit werden Strategien erarbeitet, um längerfristig emotional stabiler zu werden.

AB 44 Liste angenehmer Aktivitäten
Dieses Arbeitsblatt schlägt eine Reihe von angenehmen Aktivitäten vor, die noch persönlich bewertet werden können.

INFO 28 Wut und Ärger regulieren
Dieses Infoblatt beleuchtet die Gefühle Wut und Ärger und bildet die Grundlage für die Arbeitsblätter 45 bis 48.

AB 45 Ärger- und Wut-Protokoll
Mit diesem Arbeitsblatt kann eine Situationsanalyse für Ärger oder Wut erstellt werden.

AB 46 Was, wenn der Angriff fehlt?
Dieses Arbeitsblatt baut mithilfe von Perspektivübernahme ein besseres Verständnis auf.

AB 47 Warnzeichen für aufkommende Wut
Mit diesem Arbeitsblatt können die Anzeichen für ein Gefühl herausgearbeitet werden. Rückzug wird als kurzfristige Deeskalationsstrategie gewählt.

AB 48 Wiedergutmachung
Dieses Arbeitsblatt bietet Unterstützung, wenn nach einem Wutausbruch eine Entschuldigung ansteht.

Mit dem Begriff **Gefühl** bezeichnen wir einerseits eine (Sinnes-)Wahrnehmung, andererseits benutzt man das Wort auch für eine seelische Regung oder Empfindung. Oft wird für das Wort auch der Begriff **Emotion** verwendet, was so viel heißt wie psychische Erregung, Gemütsbewegung, Gefühl, Gefühlsregung. Wir werden hauptsächlich das Wort Gefühl benutzen.

Funktion von Gefühlen

Gefühle haben für den Menschen eine wichtige Funktion. Sie dienen als Hinweisreiz, sie helfen durchs Leben zu kommen, so z. B. die Angst. Angst warnt uns vor Gefahr, sie hilft uns, körperlich unversehrt zu bleiben. Es gibt nur drei Varianten, in denen Gefühle zu Problemen führen können:

(1) Das Gefühl passt nicht zur Situation.
(2) Das Gefühl passt zwar zur Situation, ist aber in seiner Intensität zu stark.
(3) Die Person wehrt sich gegen das Gefühl oder die Konsequenzen, die sich aus einer Handlung nach dem Gefühl ergeben würden.

Wir Menschen unterscheiden gerne zwischen »guten« und »schlechten« Gefühlen. Damit meinen wir jedoch eher, ob die Gefühle als angenehm oder unangenehm wahrgenommen werden. Denn egal um welches Gefühl es geht, alle Gefühle sind wichtig und richtig. Gefühle sind notwendige Signalgeber, sie helfen, die Situationen zu bewerten und eigene Bedürfnisse zu erkennen. So zeigt uns Angst, dass möglicherweise Gefahr vorliegt. Menschen sind sehr soziale Wesen, die über die Jahrtausende gelernt haben, dass sie in einer Gruppe besser überleben können als allein. Dieses Erbe tragen wir immer noch in uns. Wir haben ein schlechtes Gewissen oder fühlen uns schuldig, wenn wir etwas falsch gemacht haben. Wir werden ärgerlich, wenn wir uns von anderen ungerecht behandelt fühlen. Manche erleben Scham, wenn sie sich von anderen beobachtet oder bewertet fühlen. Menschen fühlen sich einsam, wenn ihr Bedürfnis nach Kontakt mit anderen nicht gestillt wird. Verliebtheit und Liebe hilft uns, soziale Bindungen zu festigen. Sympathie oder Antipathie zeigt uns, mit wem wir gut auskommen.

Der Gefühlsstern

Der Gefühlsstern zeigt übersichtlich, wie die verschiedenen Gefühlswörter mit unterschiedlichen Intensitäten dieselben Grundgefühle abstufen. Je stärker ein Gefühl, desto eher bemerken wir es auch. Das Gefühl hat Einfluss auf z. B. den Körper und die Gedanken. Bei Angst ist die Verbindung des Gefühls mit seinen vier Begleitfaktoren sehr eindrücklich spürbar. Wenn eine Situation in uns Angst auslöst, fühlen wir das auch im Körper. Viele Menschen bekommen dann feuchte Hände, der Puls erhöht sich, der Herzschlag wird spürbar. Manche fangen an zu zittern. Alle Aufmerksamkeit und die Gedanken sind beim Angstauslöser. Die Wahrnehmung fokussiert auf die Gefahrensignale, alles andere tritt in den Hintergrund. Am liebsten möchte man dieses Gefühl abstellen, es entwickelt sich der Handlungsdrang wegzulaufen.

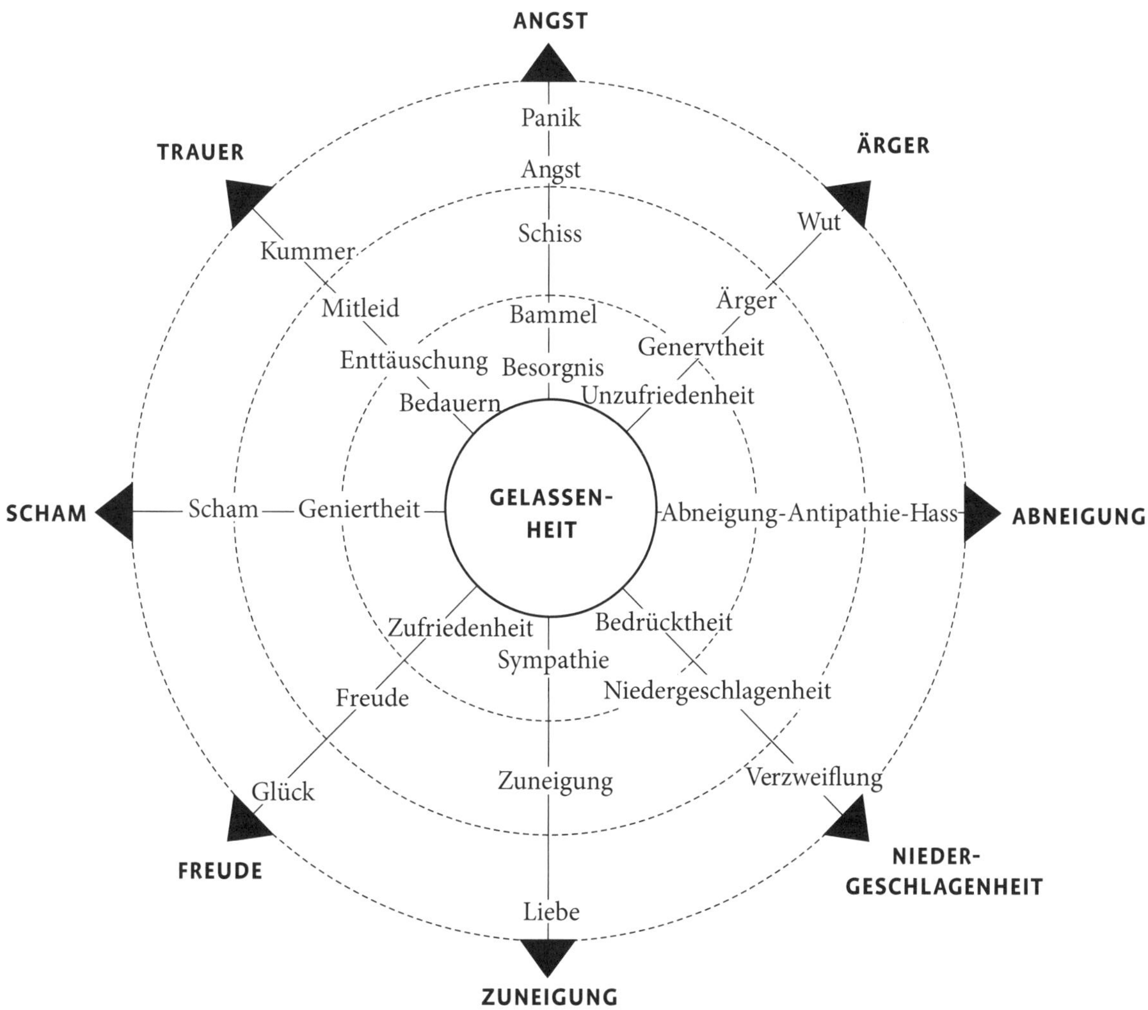

(nach Stavemann, 2015)

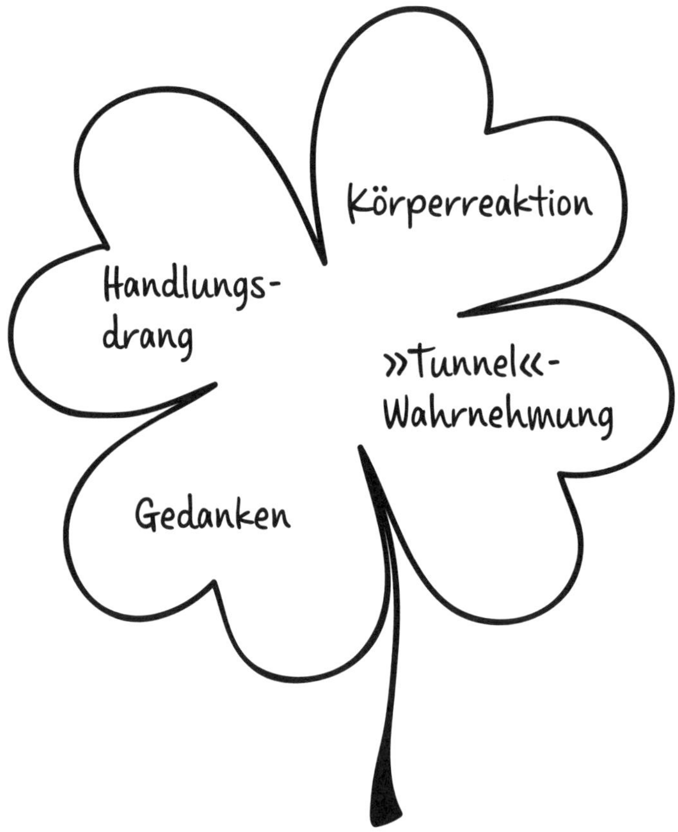

Starke Gefühle können die meisten Menschen gut erkennen. Bei den leichteren Ausprägungen ist das oft schwieriger. Bevor man sich daran machen kann, Gefühle zu beeinflussen, sollte man sie kennen. Als erstes ist es sinnvoll, einige Tage Gefühle zu protokollieren. Benutzen Sie dazu das Arbeitsblatt 29 »Gefühlsprotokoll A«, wenn Sie Ihre Gefühle schon gut erkennen und benennen können. Wenn Ihnen das noch schwerfällt, können Sie das Arbeitsblatt 30 »Gefühlsprotokoll B« nutzen. Über die Begleitfaktoren der Gefühle erschließt sich das passende Gefühl sicher eher. Zusätzlich sollte man sich bewusst machen, welche Gefühle es gibt und wie die Abstufungen/Intensitätsstufen sind (s. dazu AB 32 »Gefühlsstern selbst Erarbeiten«).

Es ist also wichtig, sich in Bezug auf Gefühle drei Fragen zu stellen:
(1) Passt das Gefühl zur Ausgangssituation?
(2) Und wenn ja, passt die Stärke des Gefühls zur Ausgangssituation?
(3) Erlaube ich es mir, dieses Gefühl zu haben?

Was tun bei unpassenden Gefühlen?
Ist das Gefühl unpassend, sollte genau geschaut werden, ob es sich um ein sekundäres Gefühl handelt, das durch ein anderes Gefühl (welches zur Ausgangssituation passt) hervorgerufen wurde. Manchmal melden sich auch »alte« Gefühle, die eigentlich aus einer ganz anderen Lebensphase stammen. Oft hilft es schon, sich bewusst zu machen, dass das Gefühl zur aktuellen Situation nicht passt. Das Gefühl kann aber auch abgeschwächt, also reguliert werden. Dies funktioniert am besten mit folgenden Mitteln:

- Ruhige Atmung
- entgegengesetzt handeln
- Körperreaktion bzw. Körperhaltung beeinflussen
- entgegengesetzt denken
- andere Wahrnehmungsinhalte fokussieren

Auf andere Wahrnehmungsinhalte fokussieren. Ist ein Gefühl präsent, werden die passenden Wahrnehmungsinhalte verstärkt wahrgenommen. Bei Angst etwa nehmen wir alle bedrohlichen Reize besonders schnell wahr. Auch eigentlich neutrale Reize können dann als bedrohlich wahrgenommen werden. Wenn Sie abends im Dunklen einen spannenden Film gesehen haben, werden Ihnen vielleicht die ganz normalen Geräusche in der Wohnung besonders auffallen und unheimlich sein. Die Wahrnehmung ist dann auf die vermeintlich bedrohlichen Inhalte eingeengt. Zum Abschwächen des Gefühls sollten also andere Reize besonders beachtet werden. Die Aufmerksamkeit sollte gezielt auf das Gegenteil gerichtet werden.

Entgegengesetzt denken. Beim entgegengesetzten Denken geht es darum, sich aktiv andere Gedanken, Vorstellungsbilder oder Erinnerungen ins Gedächtnis zu rufen. Bei starker Angst könnte man sich einen sicheren Ort vorstellen oder an die letzte Situation erinnern, in der man sich sehr sicher und geborgen gefühlt hat. Manche Menschen sagen sich auch Gedanken vor, wie etwa: »Ich brauche gerade gar keine Angst zu haben, denn hier droht gerade keine Gefahr. Alles ist in Ordnung.«

Körperhaltung beeinflussen. Mit den Gefühlen gehen oft typische Körperhaltungen einher. Wenn wir wütend sind, ballen wir die Fäuste, wir können nur schwer stillsitzen und tigern herum. Meist sind auch die Schultern breit und man ist unübersehbar. Ganz anders hingegen bei Angst und Trauer: Dann werden Menschen schmaler, die Schultern fallen nach vorne, Arme und Beine sind eng am Körper. Auch da kann man gegensteuern, indem man die jeweils entgegengesetzte Körperhaltung einnimmt. Ist man sehr aufgeregt, hat sich der Puls erhöht, kann man hier mit einem Entspannungsverfahren entgegenwirken. Andere Gefühle wiederum drängen einen zum Rückzug, man wird passiv, mag sich kaum bewegen. Dann kann als Entgegengesetztes der Körper aktiviert werden. Herumlaufen, Treppen steigen, laut singen etc.

Entgegengesetzt handeln. Dem zum Gefühl passenden Handlungsdrang sollte man nicht nachgeben, wenn man das Gefühl abschwächen möchte. Vielmehr sollte entgegengesetzt gehandelt werden.

Den Handlungsimpulsen nicht nachgeben

ADHS-Betroffene empfinden ihre Gefühlsreaktion manchmal als sehr schnell und die ausgelösten Gefühle als sehr stark. Es passiert etwas und schon reagieren sie darauf. Dann gilt es, sich Zeit zu verschaffen. Bevor sie einem Handlungsimpuls nachgeben, sollten Sie sich **»Stopp«** sagen. Vielleicht kennen Sie das Prinzip schon aus den Übungen zur Impulskontrolle, dann wird es Ihnen einleuchten, dass es sich auch auf Situationen mit starken Gefühlen anwenden lässt.

Stopp – denken, prüfen, tun

Stopp – denken	Passt die Stärke meiner Gefühlsreaktion zur Situation? Ist der Handlungsdrang passend? Ist der begleitende Gedanke zielführend?
Stopp – prüfen	Was ist die Konsequenz, wenn ich meinem impulsiven Handlungsdrang folge? Bin ich bereit, mit den Folgen zu leben?
Stopp – tun	Wenn das Gefühl und die Stärke angemessen sind, kann dem impulsiven Handlungsdrang nachgegangen werden, sofern man mit den darauffolgenden Konsequenzen einverstanden ist. Wenn Gefühl oder Stärke nicht angemessen sind, sollte das Gefühl abgeschwächt werden, dem impulsiven Handlungsdrang sollte man nicht folgen.

Viele ADHS-Betroffene schaffen es, die negativen Konsequenzen aus ihrer gefühlsgesteuerten Handlung zu umgehen, indem sie sich selbst einen Stopp-Impuls geben. Dies kann etwa eine Geste sein oder ein bewusst gedachter Satz. Suchen Sie sich Ihr persönliches Stopp-Signal, dass ganz individuell zu Ihnen passt.

Gefühlsprotokoll A

P

Was ist dem Gefühl vorausgegangen?

....

....

Wie heißt das ausgelöste Gefühl?

....

Auf einer Skala von 1 bis 5: Wie stark ist das Gefühl?

☐	☐	☐	☐	☐
1	**2**	**3**	**4**	**5**
kaum				**sehr stark**

Begleitfaktoren von Gefühlen

Gedanken: Welche Gedanken und Bewertungen gehen mir durch den Kopf?

....

....

Körperreaktion: Welche Körperreaktionen/Körperhaltung waren dabei?

....

....

Wahrnehmung: Auf was achte ich am meisten?

....

....

....

Handlungsdrang: Am liebsten würde ich Folgendes tun:

....

....

....

Was ist dem Gefühl vorausgegangen?

....

....

....

Begleitfaktoren von Gefühlen

Wahrnehmung: Auf was achten Sie am meisten?

....

....

Gedanken: Welche Gedanken und Bewertungen gehen Ihnen durch den Kopf?

....

....

Körperreaktion: Welche Körperreaktionen/Körperhaltung waren dabei?

....

....

Handlungsdrang: Was ist Ihr erster Impuls zu tun? Was würden Sie am liebsten sagen?

....

....

Wie heißt das ausgelöste Gefühl?

....

Auf einer Skala von 1 bis 5: Wie stark ist das Gefühl?

☐	☐	☐	☐	☐
1	**2**	**3**	**4**	**5**
kaum				**sehr stark**

Gefühle-Alphabet

P

Suchen Sie für jeden Anfangsbuchstaben des Alphabets mindestens ein Gefühlswort. (Beispiel: A = Angst, B = Bammel, C = chancenvoll, D = deprimiert, E = euphorisch, F = freudig, G = genervt …)

A .... N ....

B .... O ....

C .... P ....

D .... Q ....

E .... R ....

F .... S ....

G .... T ....

H .... U ....

I .... V ....

J .... W ....

K .... X ....

L .... Y ....

M .... Z ....

Gefühlsstern selbst erarbeiten

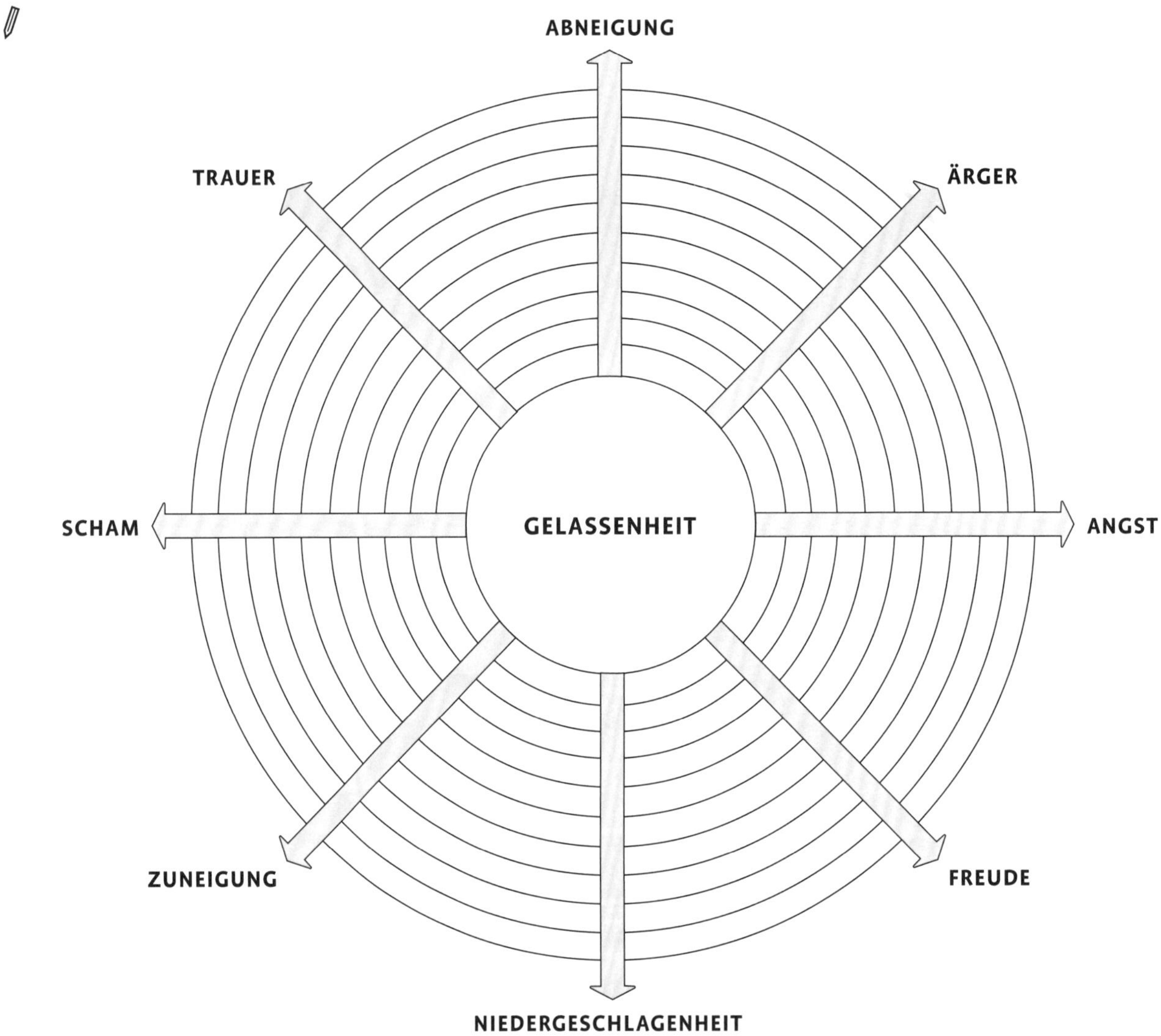

(nach Stavemann, 2015)

Begleitfaktoren von Gefühlen

P

Gefühle haben typische Begleiterscheinungen. Hier finden Sie verschiedene Gefühle, bitte tragen Sie zu jedem die passende Körperreaktion, den durch das Gefühl bedingten Wahrnehmungsfokus und den ausgelösten Handlungsdrang ein.

	Körperreaktion	**Wahrnehmungsfokus**	**Handlungsdrang**
Angst			
Trauer			
Freude			
Liebe			
Scham			
Niedergeschlagenheit			
Zuneigung			
Abneigung			

Atemzählen
Achten Sie auf Ihren Atem. Ihr Atem ist ruhig, gleichmäßig und entspannt. Er kommt und geht ganz von selbst in seinem eigenen Rhythmus. Zählen Sie mit Ihrem Atem bis 10. Zählen Sie dazu beim Einatmen »1« und beim Ausatmen »2« und so fort. (Manche Menschen mögen keine Pausen beim Zählen und zählen dann zwei Schläge bei einem Atemzug. Die Zähllogik wäre dann 1 1, 2 2.) Wenn Sie mögen, können Sie währenddessen darauf achten, wie sich Ihr Brustkorb mit jedem Atemzug hebt und senkt.

Atemfühlen
Legen Sie Ihre Hand auf Ihren Brustkorb. Spüren Sie, wie er sich mit dem Einatmen hebt und mit dem Ausatmen senkt. Zählen Sie beim Einatmen jeweils drei Schläge und beim Ausatmen ebenso drei und machen Sie dann eine kleine Pause. Und dann beginnen Sie wieder von vorn.

Körperfeedback
Sie können mit Ihrer Hand den Puls am Hals suchen. Atmen Sie währenddessen gleichmäßig und ruhig. Wenn Sie ihn fühlen können, zählen Sie 20 Schläge.

Blitzentspannung
Spannen Sie alle Ihre Muskeln beim Einatmen an. Fokussieren Sie dabei auf Schulter, Arm, Hand und Gesichtsmuskel. Halten Sie die Anspannung einen Moment. Lösen Sie mit dem Ausatmen die Spannung Stück für Stück. Fühlen Sie der körperlichen Entspannung nach. Wiederholen Sie dies drei Mal.

Vorstellungsbild
Schließen Sie die Augen und stellen Sie sich eine schöne Landschaft vor. Vielleicht haben Sie ein inneres Bild aus Ihrem letzten Urlaub. Suchen Sie sich entweder ein Bild aus Ihrer Vergangenheit, das Sie mit Ruhe und Kraft verbinden, oder Sie suchen sich eine schöne Postkarte mit einem entspannenden Motiv. Dieses Bild soll Ihr Entspannungsbild werden. Schauen Sie es sich immer mal wieder an und versuchen Sie, sich in einen entspannten Zustand zu versetzen. Bitte üben Sie dies häufiger, sodass Sie es in einem Moment der Anspannung innerlich abrufen und mit dem Bild die verknüpfte Entspannungsreaktion anstoßen können.

Treppenentspannung
Gehen Sie eine Treppe normal hoch. Gehen Sie die Treppe dann langsam wieder herunter. Das zweite Bein sollte auf jeder Stufe neben dem ersten zum Stehen kommen, bevor es wieder eine Stufe weiter nach unten geht. Mit jeder Stufe, die es hinab geht, sollten Sie einmal ausatmen und versuchen, Ihren Körper schrittweise zu entspannen.

AB 34 Entspannung lang- und kurzfristig

P

Es ist wichtig, im Alltag die Grundanspannung zu reduzieren. Manche Menschen machen regelmäßig Sport, gehen Spazieren, Joggen oder Klettern andere nutzen ein offensichtlicheres Entspannungsverfahren wie z. B. Thai Chi, Yoga, Progressive Muskelrelaxation oder Autogenes Training.

Dabei kann man unterscheiden in Dinge, die langfristig wirken und Dinge, die man kurzfristig tun kann, um in einem bestimmten Moment die Spannung zu reduzieren.

Langfristig will ich mein Anspannungsniveau senken durch regelmäßiges …

....

....

In dieser Häufigkeit/Frequenz möchte ich es tun:

....

Kurzfristig suche ich ein Entspannungsritual, was gut zu mir passt und das ich in den für mich relevanten Situationen anwenden kann. Dazu probiere ich Verschiedenes aus.

Diese Technik sagt mir zu	**JA / NEIN**	**Bemerkung**
Atemzählen	....	....
Atemfühlen	....	....
Körperfeedback	....	....
Blitzentspannung	....	....
Vorstellungsbild	....	....
Treppenentspannung	....	....
Sonstige:	....	....
	....	....
	....	....
	....	....

AB 35 Gefühlsbeeinflussung durch Musik

P

Musik hat einen nicht zu unterschätzenden Einfluss auf unser Gefühlsleben. Oftmals suchen sich Menschen Musik aus, die zu ihrer aktuellen Stimmung passt und diese unterstreicht. Dies kann aber auch Nachteile haben. Stellen Sie sich vor, Sie sind traurig und hören traurige Musik. Wird sich die Stimmung dadurch verändern? Nein.

Wenn Sie Ihre Gefühle absichtlich beeinflussen wollen, sollten Sie einmal ausprobieren, was passiert, wenn Sie in einer traurigen Stimmung fröhliche Musik hören.

Dieses Prinzip gilt nicht nur für Gefühle, sondern auch für Anspannungs-/Aktivierungsniveaus. Schlaflieder sind in der Regel eher ruhig und langsam, Tanzmusik hat hingegen einen mitreißenden Beat. Viele Leute nutzen dieses Prinzip, um sich hoch oder runter zu regulieren. Vielleicht haben Sie ja auch schon eine Playlist zum Putzen oder für den Sport. Da wird aktivierende Musik drauf sein, die Ihnen hilft, sich zu bewegen und Spaß dabei zu haben.

Bitte suchen Sie sich Musik aus, die zu Ihrem Geschmack passt und die Sie für sich nutzen können.

Meine Musik zum Runterkommen und Entspannen ist:

....

....

....

Meine Musik zum »In-die-Gänge-kommen« und Loslegen ist:

....

....

....

Meine Musik, die mir hilft, wenn ich wütend oder ärgerlich bin:

....

....

....

Meine Gute-Laune-Musik ist:

....

....

....

AB 36 Verbales Stopp-Signal wählen

P

Hier sind einige ausgesprochene Stopp-Signale mit Selbstinstruktion aufgeführt. Suchen Sie sich am besten ein Stopp-Signal aus, das Sie in möglichst vielen Situationen anwenden können.

»Stopp! Erst denken, dann tun.«

Wenn ich merke, dass ich aufgeregt bin sage ich mir: »Oh, jetzt sollte ich besser vorsichtig sein, bevor ich etwas sage oder tue, das ich später bereue.«

Ich fühle mich .... (z. B. wütend), das heißt nicht, dass ich .... (z. B. wütend) handeln muss.

Ich sage mir: »Moment, jetzt muss ich erst mal nachdenken« und verlasse gegebenenfalls die Situation.

Ich setze ein leichtes Lächeln auf und zähle erste einmal in Gedanken bis 10.

Ich balle die Hand zu einer Faust und drücke mir die Fingernägel in die Handfläche, ich atme ein und aus … und sage mir: »Stopp – langsam.«

Ich drücke meine Daumen ganz fest, atme ein, zähle bis 5 und löse meine Hände mit dem Ausatmen, dann sage ich mir: »In der Ruhe liegt die Kraft.«

Ich sage mir: »Stopp – Schritt für Schritt zum Ziel.«

Ich sage mir: »Stopp – einmal nachgedacht ist zweimal gewonnen.«

Was soll mein persönliches Stopp-Signal sein?

....

....

Ich will es in folgenden Situationen ausprobieren:

....

....

Über einen Zeitraum von .... Wochen.

AB 37 Gedankenexperiment P

Gefühle führen zu Handlungsdrang. Wird diesem ersten Impuls nachgegeben, ergeben sich Konsequenzen. Was wird wohl passieren, wenn man *nicht* nach dem ersten Impuls handelt?

Wählen Sie eine für Ihr Leben typische Situation, in der Sie für gewöhnlich dem ersten Handlungsimpuls folgen? Machen Sie ein Gedankenexperiment und finden Sie heraus, was ein bedachteres Handeln für Vorteile bringen könnte.

Gefühlsgesteuerte impulsive Handlung		**Konsequenz (Mein Verhalten führt zu ...)**
	→	
	STOPP ↘	Veränderte Konsequenz:
	→	
	STOPP ↘	Veränderte Konsequenz:
	→	
	STOPP ↘	Veränderte Konsequenz:

Bitte notieren Sie hier Ihre Erfahrungen nach dem Schema »Situation – Stopp-Signal – Ergebnis«. Beim Ergebnis geht es darum zu notieren, was nach der Nutzung des Stopp-Signals passiert ist. Bewerten Sie dann, ob Sie mit diesem Ergebnis zufrieden sind.

Beispiel

Situation

Ich komme von der Arbeit nach Hause und trage die schweren Einkäufe mit hinein. Hinter der Tür liegen überall Kinderschuhe im Weg. Die Familie sitzt vor dem Fernseher. Keiner bemerkt mein Kommen, keiner bietet Hilfe an.

Erster Handlungsimpuls

Schuhe wegtreten und laut schimpfen

Verwendetes Stopp-Signal

Ich setze ein leichtes Lächeln auf und zähle bis 10.

Ergebnis

Ich bin nicht mehr so ärgerlich. Ich rufe laut: »Hallo, ich bin zuhause, kann mir bitte jemand helfen.«

Bewertung

Gut – ich habe nicht geschrien.

Situation

....

....

Erster Handlungsimpuls

....

....

Verwendetes Stopp-Signal

....

....

Ergebnis

....

....

Bewertung

....

Situation

....

....

Erster Impuls

....

....

Verwendetes Stopp-Signal

....

....

Ergebnis

....

....

Bewertung

....

Situation

....

....

Erster Impuls

....

....

Verwendetes Stopp-Signal

....

....

Ergebnis

....

....

Bewertung

....

AB 39 Gefühle abschwächen mit dem Hilfs-Skill

Die folgende Übung hilft beim Umgang mit starken Gefühlen:
Es gilt, die durch das Gefühl angeregte Handlung nicht unachtsam auszuführen. Bitte prüfen Sie erst, ob die Reaktion/Handlung auch langfristig sinnvoll ist. Kurzfristig ergibt der impulsgesteuerte erste Handlungsdrang immer Sinn, aber ist er auch langfristig sinnvoll? Wenn nicht, sollte das Gefühl abgeschwächt werden. Dies geschieht über das Gegenteil der vier Begleitfaktoren des Gefühls.

Vorgehen

(1) Atmen Sie ruhig ein und aus.
(2) Fragen Sie sich, was Sie gerade tun wollen.
(3) Fragen Sie sich:

Ist diese **Handlungsidee langfristig sinnvoll???** (Hilfs-Skill)

Wenn ja:

Handeln Sie danach.

Wenn nein:

Handeln Sie nicht nach dem Gefühl, sondern schwächen Sie es ab!

Versuchen Sie:
- entgegengesetztes Handeln
- entgegengesetztes Denken
- entgegengesetzte Körperhaltung
- andere Wahrnehmungsinhalte fokussieren

Fallbeispiel

Herr B. kam in die Behandlung mit dem Wunsch, einmal einen Job länger als die Probezeit zu behalten. Gemeinsam wurde herausgearbeitet, was bisher passiert war. Herr B. folgte mit seinen verbalen Äußerungen immer seinem Gefühl und hatte so an verschiedenen Stellen Vorgesetzte beleidigt. Dies war niemals vorsätzlich passiert, sondern immer in einem hitzigen Gespräch unbedacht ausgesprochen worden. Mithilfe des Gefühlsprotokolls zeigte sich, dass er sich schnell angegriffen und kritisiert fühlte. Dieses Gefühl der Ablehnung seiner Person führte zu den verbalen Gegenattacken.

Im Laufe der Therapie lernte er, dem ersten Handlungsimpuls zu widerstehen und sich stattdessen zu fragen, ob die Handlungsidee langfristig sinnvoll ist. Er schaffte es mit einiger Übung immer besser, »sich auf die Zunge zu beißen«, wie er es nannte, und so die negativen Konsequenzen zu verhindern.

Füllen Sie aus:

(1) Atmen Sie ruhig ein und aus.

(2) Benennen Sie Ihren Handlungsimpuls.

....

(3) Ist diese Handlung langfristig sinnvoll?

Wenn ja:	**Wenn nein:**
Handeln Sie danach.	Handeln Sie nicht nach dem Gefühl, sondern schwächen Sie es ab!

Zum Abschwächen des Gefühls versuche ich

- *entgegengesetztes Handeln:* Ich mache:

  ....

  ....

- *entgegengesetztes Denken:* Ich denke mir:

  ....

  ....

- *entgegengesetzte Körperhaltung:* Ich nehme diese Körperhaltung ein:

  ....

  ....

- Ich versuche folgende Technik zur *Entspannung*:

  ....

  ....

- *andere Wahrnehmungsinhalte fokussieren*: Ich achte besonders auf:

  ....

  ....

Wenn ein Gefühl durch ein anderes Gefühl ausgelöst wurde, ist es sinnvoll herauszufinden, welches grundlegende menschliche Bedürfnis nicht erfüllt wurde.

Die Zwiebel hat vier Schichten:

(1) Die äußerste Zwiebelschicht ist die Ausgangssituation, in der das Gefühl aufgetaucht ist.

(2) Bitte tragen Sie das Gefühl, das Sie in dieser Situation am deutlichsten gespürt haben, ein (sekundäre Emotion). Haben Sie dieses Gefühl schon häufiger gehabt? Gibt es ähnliche Situationen, in denen es auch auftritt?

(3) Jetzt suchen Sie die dahinterliegende Emotion. Sie finden sie über folgende Fragen:
- Welches Gefühl habe ich ganz zu Beginn (eventuell nur kurz) gespürt?
- Wo im Körper habe ich das Gefühl gemerkt?
- Was war der Unterschied zum zweiten Gefühl?

(4) Finden Sie nun heraus, was für ein Bedürfnis hinter dem primären Gefühl steckt. Fragen Sie sich dazu:
- Welches Bedürfnis drückt mein primäres Gefühl aus?
- Was hätte ich in der Situation gebraucht, um mich besser zu fühlen?

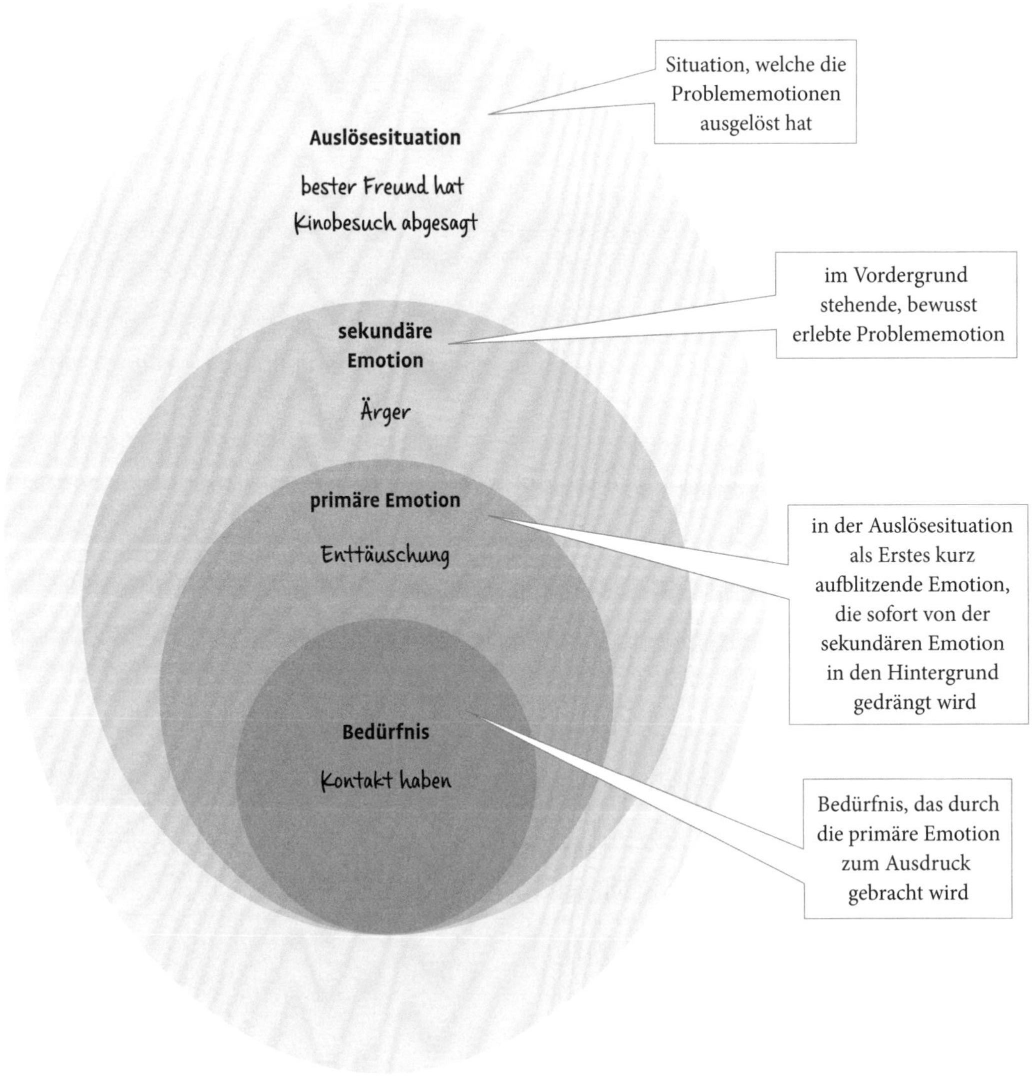

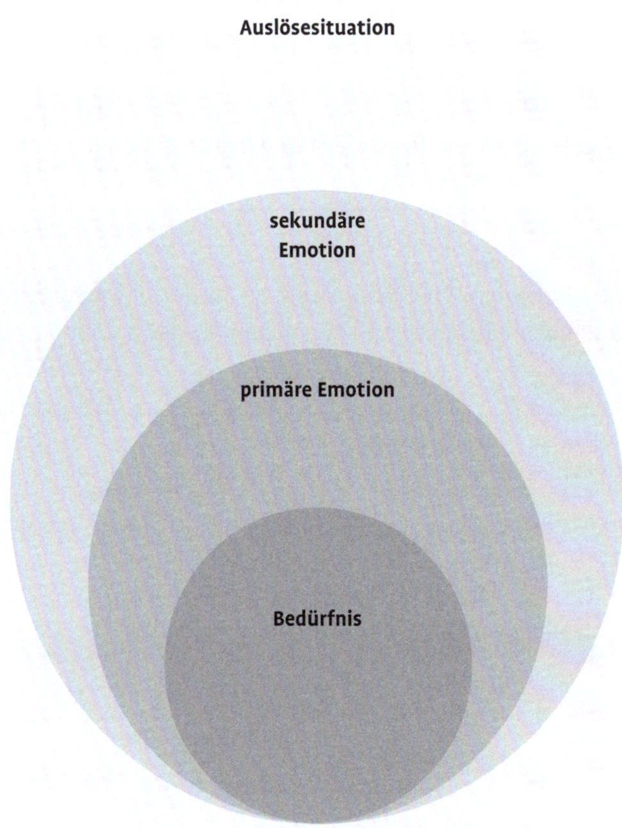

Fragen Sie sich nun: Was könnten Sie tun, um dieses Bedürfnis zu befriedigen?

Kurzfristig?

....

....

Langfristig?

....

....

Radikale Akzeptanz

Manchmal sind unsere Gefühle besonders dann problematisch, wenn wir sie nicht haben wollen. Wenn sie quälend sind oder wir die Konsequenzen vermeiden wollen. Mit dem ständigen »Nicht-haben-Wollen« bleiben die Gefühle aktiviert und vergehen nicht.

Versuchen Sie es doch einmal mit Akzeptanz.

Akzeptieren Sie das Gefühl und lassen Sie es da sein!

Wichtig

Akzeptieren heißt nicht Gutfinden. Der Schlüssel liegt in der bewertungsfreien Wahrnehmung. Benennen Sie Ihr Gefühl, sagen Sie Hallo und versuchen Sie dann, es nicht zu verdrängen oder zu verändern.

Belastende Gefühle werden nicht weniger, wenn man sie wegschiebt. Manches muss man akzeptieren.

Die Akzeptanz von Gefühlen kann man üben und zwar genau dann, wenn man sie hat. Dazu kann man in fünf Schritten vorgehen.

(1) Nutzen Sie zunächst eine kurze Entspannungsübung (INFO 26).
(2) Benennen Sie Ihr Gefühl, ohne es zu bewerten (etwa: Ich fühle mich niedergeschlagen).
(3) Benennen Sie den Auslöser für Ihr Gefühl (etwa: Ich fühle mich niedergeschlagen, weil ich im Kino nicht still sitzen bleiben konnte und deshalb rausgegangen bin).
(4) Akzeptieren Sie Ihr Gefühl (etwa: Ich fühle mich niedergeschlagen, weil ich im Kino nicht still sitzen bleiben konnte und deshalb rausgegangen bin, und das ist auch in Ordnung so).
(5) Wiederholen Sie den Satz noch einmal, während Sie sich körperlich entspannen, etwa mit tief ein- und ausatmen.

Sie werden merken, dass bei der Durchführung Schritt für Schritt die innere Anspannung durch das unangenehme Gefühl nachlässt.

Bereiten Sie diese Übung einmal mit einem eigenen Beispiel vor:

(1) Ich mache Folgendes zur Entspannung:

....

(2) Ich fühle mich:

....

(3) Ergänzen Sie den Auslöser:

....

(4) Ergänzen Sie Worte der Akzeptanz:

....

(5) Wiederholen Sie den Satz noch einmal, während Sie sich körperlich entspannen, etwa mit tief ein- und ausatmen.

Verwenden Sie dieses Prinzip nun im Alltag, angepasst auf die jeweilige Situation.

Emotional ausgelaugt

P

Gelegentlich fallen ADHS-Betroffene wie in sich zusammen, fühlen sich niedergeschlagen, wenn eine Aufgabe erledigt oder etwas geschafft ist. Manchmal auch einfach nur dann, wenn ein bisschen Leerlauf in den Alltag kommt. Lassen Sie sich davon nicht entmutigen, bedenken Sie, dass es für Sie eine besondere Anstrengung bedeutet hat.

Benennen Sie Ihr Gefühl:

....

Erarbeiten Sie sich eine »Standardantwort« auf dieses Gefühl. Wie etwa »Hallo Niedergeschlagenheit, da bist du ja wieder« oder »Hallo Gefühl, ich habe dich schon erwartet. Ich weiß, dass du wieder vorbei gehst«. Solche Aussagen normalisieren das Gefühl und zeigen seine vorübergehende Natur. Außerdem vermitteln sie ein gewisses Kontrollgefühl.
Meine Standardantwort soll sein:

....

Machen Sie sich einen Plan. Wie wollen Sie dem Gefühl begegnen? Nehmen Sie es an und warten Sie, bis es von selbst vergeht, oder wollen Sie Ihre Gefühle beeinflussen?
Diese Aktivität hat mir bisher geholfen:

....

Dieses Buch, diese Musik, ein Gespräch mit ...., dieser Film hilft mir meist:

....

....

....

Reservieren Sie eine Zeit am Tag für sich zum Runterkommen (am besten abends). Geben Sie Ihrem Geist etwas Zeit zum Entspannen.

Meine Relaxzeit für mich ist: ....

So viel Zeit gönne ich mir: ....

Zum Ausgleich trage ich mir auch einmal etwas Angenehmes in meinen Wochenplan ein.
Wenn Ihnen spontan nichts einfällt, finden Sie Vorschläge in der »Liste angenehmer Aktivitäten« auf AB 44.

Es gibt Phasen im Leben, da ist man anfälliger und dünnhäutiger. Es muss dann buchstäblich nicht mehr viel passieren, bis der letzte Tropfen das Fass zum Überlaufen bringt. Die Schwelle zum Ausrasten ist kleiner, Gefühlsausbrüche geschehen schneller. Wenn man es schafft, die Psyche im Gleichgewicht zu halten, kann man mit unvorhergesehenen und emotional belastenden Zusatzfaktoren besser umgehen.

Dabei hilft das Akronym »ABC Gesund«, quasi der Salat für die Seele. Es steht für:
A – angenehme Gefühle sammeln
B – bauen von Verantwortung
C – Chaos durch Planung vorbeugen
G – Gymnastik und andere Bewegung
E – Essen und Trinken
S – Schlaf
UN – Untersuchungen und Behandlungen von Krankheiten
D – Drogen und Alkohol vermeiden

Angenehme Gefühle sammeln. Unangenehme Gefühle kommen meist von ganz allein. Um einen Ausgleich zu schaffen, sollten die angenehmen Gefühle gezielt hergestellt werden. Angenehme Erfahrungen tragen die angenehmen Gefühle. Sammeln Sie gute Gefühle, indem Sie gezielt positive Aktivitäten ausführen oder sich die positiven Dinge in Ihrem Leben bewusst machen.

Bauen von Verantwortung. Pflegen Sie Ihre Beziehungen und übernehmen Sie Verantwortung.

Chaos durch Planung vorbeugen. Auch Gefühlsreaktionen kann man vorhersehen. Wenn man weiß, dass etwas emotional Belastendes bevorsteht, sollte man sich darauf einstellen. Man kann auch gleich eine Auszeit oder einen Ausgleich einplanen. Was brauchen Sie, um wieder in die eigene Mitte zu finden?

GESUND. Regelmäßige Bewegung ist nicht nur für den Körper gut, sondern dient auch dem emotionalen Ausgleich. Ausreichend und ausgewogen Essen und Trinken sowie ausreichend erholsamer Schlaf sind ebenso förderlich für ein ausgeglichenes Seelenleben. Gehen Sie regelmäßig zu Vorsorgeuntersuchungen und kümmern Sie sich um die Behandlung bestehender Krankheiten. Medikamente sollten wie verordnet eingenommen werden. Und schädigen Sie Ihren Körper und Ihre Psyche nicht mit Drogen oder Alkohol.

→ All dies wird helfen, die Anfälligkeit für starke, schwer zu regulierende Gefühle zu verringern und Ihr allgemeines Wohlbefinden steigern.

Hier finden Sie eine Reihe von Dingen, die bei Menschen angenehme Gefühle hervorrufen. Bitte tragen Sie ein, ob Sie die Aktivität für sich persönlich als passend empfinden oder nicht. Weder-noch gibt es natürlich auch. Suchen Sie zunächst etwas aus der »Könnte mir gefallen«-Kategorie aus. Aber es könnte auch spannend sein, die anderen Dinge auszuprobieren, um vielleicht mit bisher noch unbekannten Aktivitäten die angenehmen Gefühle zu steigern.

	Könnte mir gefallen	**Neutral**	**Eher nicht**
Spazieren gehen	☐	☐	☐
Wandern	☐	☐	☐
Geocaching oder GPS-Schnitzeljagd machen	☐	☐	☐
Durch die Stadt bummeln	☐	☐	☐
Durch den Wald streifen	☐	☐	☐
Sport treiben	☐	☐	☐
Schwimmen gehen	☐	☐	☐
Tanzen gehen	☐	☐	☐
Sich pflegen, schön machen	☐	☐	☐
Fahrradfahren, Skateborden, Rollschuhlaufen usw.	☐	☐	☐
Sich mit Freund*innen treffen	☐	☐	☐
Durch belebte Gegenden bummeln	☐	☐	☐
Gesellschaftsspiele spielen	☐	☐	☐
Puzzeln	☐	☐	☐
Rätsel lösen (Kreuzworträtsel, Sudoku, Kakuro und vieles mehr)	☐	☐	☐
Handarbeiten (stricken, häkeln, nähen usw.)	☐	☐	☐
Handwerken (etwas aus Holz bauen, löten, sägen usw.)	☐	☐	☐
Etwas reparieren	☐	☐	☐
Basteln	☐	☐	☐
Malen	☐	☐	☐
Musik hören	☐	☐	☐
Musik machen oder singen	☐	☐	☐
Pflanzen versorgen	☐	☐	☐
Gartenarbeit	☐	☐	☐
Sich mit Tieren beschäftigen	☐	☐	☐
Lesen	☐	☐	☐

	Könnte mir gefallen	Neutral	Eher nicht
Einen Tee trinken	☐	☐	☐
Kochen	☐	☐	☐
Etwas Leckeres essen	☐	☐	☐
Backen	☐	☐	☐
Grillen	☐	☐	☐
Fernsehen	☐	☐	☐
Radio hören	☐	☐	☐
Die Sonne genießen	☐	☐	☐
Ein Bad nehmen	☐	☐	☐
Anderen Menschen helfen	☐	☐	☐
Etwas Neues lernen	☐	☐	☐
Zu einer Veranstaltung gehen (Konzert, Spiel, Markt usw.)	☐	☐	☐
Die Natur beobachten	☐	☐	☐
Jemandem eine Freude machen	☐	☐	☐
Etwas dekorieren	☐	☐	☐
Einen Ausflug machen (Museum, Zoo, Ausstellung)	☐	☐	☐
Etwas Gutes tun	☐	☐	☐
Zu einem Verein(-streffen) gehen	☐	☐	☐
Zärtlichkeiten austauschen	☐	☐	☐
Einen Drachen steigen lassen	☐	☐	☐
Eigene Ideen			
....	☐	☐	☐
....	☐	☐	☐
....	☐	☐	☐
....	☐	☐	☐

Tragen Sie sich doch gleich etwas in Ihren Tagesplan/Wochenplan oder Kalender ein.

Wut und Ärger regulieren

Manche ADHS-Betroffene erleben gehäuft starken Ärger. Die Leichtigkeit, mit der Gefühle ausgelöst werden, lässt auch den Ärger leicht entstehen. Ärger und Wut sind meist (sekundäre) Gefühle, die sich auf Grundlage anderer Gefühle entwickeln. Diese anderen Gefühle, wie z. B. Frustration, Enttäuschung, Ohnmacht, Angst oder Minderwertigkeitsgefühle, werden als eher unangenehm erlebt. Um sie nicht haben zu müssen, kann sich das Gefühl in Ärger verwandeln, der sich dann nach außen richtet.

Menschen, deren Grundstimmung schon verärgert ist, werden auch immer noch Situationen finden, um sich aufzuregen. Zusammen mit der erhöhten Impulsivität kann dies zu explosivem Verhalten und in dessen Folge zu Problemen führen. Auch die Ungeduld kann im zwischenmenschlichen Kontext problematisch werden, wenn aus Ungeduld andere angeblafft werden. Ärger und Wut sind Gefühle, die sich selbst verstärken, und besser so früh wie möglich gestoppt werden sollten.

Oft sehen Menschen ihren Ärger als Reaktion auf andere Menschen, die sie als Verursacher des Ärgers sehen. Der Ärger liegt jedoch immer in der Person selbst begründet und nicht im Gegenüber. Die Verantwortung dafür, ob man Ärger zulässt und wie man ihm mit seinen Handlungen folgt, liegt in einem selbst.

Zunächst ist es wichtig, die Auslöser für die Wut und den Ärger zu kennen. Dafür eignet sich ein spezielles »Ärger- und Wut-Protokoll« (AB 45). Dann hilft die Übung zur eigenen Interpretation dabei zu verstehen, warum der Ärger aufkommt. Meist hat dies mit den dahinterliegenden Gefühlen zu tun, die mit der Wendung zur Wut auf andere umgangen/verdrängt werden. Gemeinsam mit dem/der Therapeut*in sollte nach alternativen Erklärungen für das Verhalten von anderen gesucht werden. Menschen, die schnell ärgerlich werden, tendieren dazu, das Verhalten von anderen als direkten Angriff zu sehen. Alles wird in Bezug zu sich selbst gesetzt, auch wenn es vielleicht gar nicht so ist. Die aktive Suche nach alternativen Erklärungen kann helfen, neue Sichtweisen aufzubauen. Wer auch andere Erklärungen zulässt, verliert den Grund für den Ärger. Das wird auf dem Arbeitsblatt 46 »Was, wenn der Angriff fehlt?« erläutert.

In dem Moment, in dem sich der Ärger anfängt aufzubauen, sollte man schon gegensteuern, bevor man eine impulsive Handlung ausführt, die man danach vielleicht bereut. Wenn die Wut/der Ärger schon sehr ausgeprägt ist, ist das Gegensteuern schwerer, deshalb sollte auf Warnzeichen geachtet werden (AB 47 »Warnzeichen für aufkommende Wut«). Bevor es sich zu einem Wutanfall auswächst, kann dann gegengesteuert werden. Zunächst ist es sinnvoll, die Situation zu verlassen und sich abzuregen. Dies kann mithilfe von Entspannungstechniken, bewusster Atmung oder auch durch Ablenkung geschehen. Dann kann man sich, wenn es überhaupt nötig ist, der Situation wieder zuwenden. Versuchen Sie dann, die Äußerungen des Gegenübers nicht als Angriff zu interpretieren. Versuchen Sie, den Standpunkt des anderen zu verstehen. Werben Sie um einen Kompromiss, fragen Sie, wie es gehen könnte, dass beide ihre Wünsche erfüllt bekommen.

Und wenn es doch einmal passiert ist und Sie ausgerastet sind, leisten Sie Wiedergutmachung. Entschuldigen Sie sich und überlegen Sie, wie Sie den entstandenen Schaden reparieren können, und vergessen Sie dabei nicht die zwischenmenschliche Ebene, die ebenso Schaden nehmen kann. Auch hier kann Wiedergutmachung geleistet werden. Nutzen Sie hierzu das Arbeitsblatt 48 »Wiedergutmachung«.

Ärger- und Wut-Protokoll

P

Wann: .... Wo: ....

Was ist passiert?

....

....

Stärke des Ärgers (von 0–100): ....

Interpretation der Situation:

....

....

Dahinter liegendes Gefühl: ....

....

Wann: .... Wo: ....

Was ist passiert?

....

....

Stärke des Ärgers (von 0–100): ....

Interpretation der Situation:

....

....

Dahinter liegendes Gefühl: ....

....

Versuchen Sie, das Verhalten von anderen einmal als weniger gegen Sie gerichtet zu interpretieren.

Notieren Sie einen Moment, in dem Sie Ihren Ärger oder Ihre Wut deutlich gespürt haben.

....

....

Was war Ihre erste Interpretation darüber, warum sich die andere Person so verhalten hat?

....

....

Wie wahrscheinlich ist diese Interpretation, nun da Sie sich beruhigt haben?

....

....

Suchen Sie nun alternative Erklärungen, die kein angriffslustiges Verhalten Ihnen gegenüber beinhalten.

(a) ....

....

(b) ....

....

(c) ....

....

Überlegen Sie, wie die Reaktion Ihrerseits auf diese alternativen Erklärungen ausgesehen hätte?

....

....

....

Warnzeichen für aufkommende Wut

P

Überlegen Sie genau oder beobachten Sie sich.

Woran erkenne ich, dass ich wütend oder ärgerlich werde?

....

Was sind dann meine typischen Gedanken?

....

....

Wo merke ich den Ärger, die Wut im Körper?

....

Was sind meine typischen Verhaltensweisen, wenn ich ärgerlich werde?

....

....

Tipp

Haben Sie Schwierigkeiten, diese Fragen zu beantworten, dann fragen Sie doch einmal in Ihrem Umfeld oder bei der Familie nach. Vielleicht kennt jemand Sie gut genug, um Ihnen bei der Identifizierung Ihrer Warnzeichen zu helfen.

Wenn mich die Wut, der Ärger massiv überfällt, möchte ich die Situation verlassen, um mich zu beruhigen. Wenn ich merke, dass ich den Rückzug brauche, ziehe ich mich dorthin zurück (tragen Sie Ihre Rückzugsorte ein):

Zuhause: ....

bei der Arbeit: ....

bei einem Familienbesuch: ....

So erkläre/begründe ich meinen Rückzug:

....

Das will ich dann tun, um mich abzuregen:

....

Haben Sie einen Wutanfall gehabt, dann überlegen Sie, was Schaden genommen hat. Denken Sie neben materiellen Schäden auch an die zwischenmenschliche Seite.

Beschreiben Sie die Situation der Wut/des Ärgers. Beschreiben Sie Ihre Handlung.

Beispiel: Ich war furchtbar wütend und konnte nicht an mich halten. Vor Wut habe ich die Fernbedienung an die Wand geworfen. Sie ist kaputtgegangen, an der Wand ist nun ein Fleck. Meine Freundin hat sich sehr erschreckt.

....

....

....

....

....

....

....

....

Diese Wiedergutmachungen werde ich leisten:

Beispiel: (a) Ich kaufe eine neue Fernbedienung, (b) ich entferne den Fleck an der Wand, (c) ich entschuldige mich bei meiner Freundin und tue ihr einen Gefallen.

....

....

....

....

....

....

....

....

6 Kognitive Interventionen

Erwachsene mit ADHS neigen zu vorschnellen Urteilen, Selbstabwertung und verzerrter Wahrnehmung. Im Folgenden wollen wir deshalb ein paar klassische Methoden vorstellen, die sich in der Arbeit mit Patient*innen immer wieder als hilfreich erwiesen haben. Nicht selten wissen die Betroffenen schon sehr gut, dass sie sich etwa besser organisieren müssen. Sie wissen auch oft grob, wie das gehen sollte, und doch setzten sie es nicht um. An diesem Punkt liegen oft dysfunktionale Gedanken verborgen. Selbstabwertung und schlechte Selbstwirksamkeitsüberzeugungen verstärken den Prozess. Zur Verdeutlichung der eigentlichen Problemlage des/der Betroffenen kann der/die Therapeut*in den Bogen zur Fallkonzeption ausfüllen (AB 49). Es gilt also, Wahrnehmungsverzerrungen auf ihren Realitätsgehalt (INFO 30) zu überprüfen und typische Fehlinterpretationen zu finden, etwa analog zu den Denkfehlern nach Beck (AB 57). Lassen sich dysfunktionale Denkmuster herausdestillieren, können diese infrage gestellt und eine funktionalere Sicht auf sich selbst, das Umfeld und die Zukunft aufgebaut werden, etwa mit kognitiver Umstrukturierung. Die kognitive Umstrukturierung wird über das Infoblatt 29 erläutert und durch Arbeitsblätter gestützt. Die zentrale Aufgabe bei der Umstrukturierung ist das Gespräch. Auch das bewährte ABC-Schema kann bei ADHS-Betroffenen gut angewendet werden (AB 52). Funktionaleres Denken kann mithilfe des Arbeitsblatts 54 aufgebaut werden.

Wichtig

Manchmal berichten ADHS-Betroffene von Annahmen, die Therapeut*innen als klassische Fehlinterpretationen oder verzerrte Wahrnehmungen vorkommen, tatsächlich aber zutreffend sind oder einen wahren Kern haben. Durch die ADHS-bedingte Symptomatik mit der erhöhten Impulsivität und der verringerten Aufmerksamkeitsleistung können Aussagen wie »Ich falle immer auf«, »Immer werde ich im Unterricht ermahnt«, »Ich bin irgendwie anders«, »Keiner will mich in seiner Gruppe haben« die Realität abbilden. Dann sollte mit den Betroffenen an einer Steigerung der Impulskontrollfähigkeiten und den sozialen Kompetenzen gearbeitet werden. Da es in solchen Fällen keine falschen Grundannahmen gibt, wäre eine kognitive Umstrukturierung fehl am Platz.

In der Literatur häufen sich die Belege, dass Kognitive Verhaltenstherapie bei ADHS-Betroffenen eine wirksame Behandlung ist (Linderkamp & Lauth, 2011). Jedoch wurden sehr unterschiedliche Verfahren verwendet. Es ist also hilfreich, wenn der/die Therapeut*in ein angepasstes Programm zusammenstellt. In diesem Kapitel finden sich verschiedene Ansätze und Übungen. Es ist nicht vorgesehen alle nacheinander durchzugehen. Vielmehr sollte passend zur Problemlage und den kognitiven Fähigkeiten des/der Patient*in ausgewählt und durch symptombezogene Therapie der anderen Themenbereiche ergänzt werden.

Schon früh in der Behandlung von ADHS bei Erwachsenen wurden die verhaltenstherapeutischen Techniken eingesetzt, da ihre Wirksamkeit aus der Behandlung von Kindern bekannt war. Immer wieder kamen Techniken zum Einsatz, die eigentlich für die Behandlung anderer Störungen wie etwa der Depression entwickelt worden waren. Diese halfen den Betroffenen meist weiter, zielten aber nicht auf die direkte Symptomlage der betroffenen Erwachsenen ab. Safren et al. legten 2005 ein Therapiekonzept vor, das genau diese Lücke schloss (*Mastering your Adult ADHD – A Cognitive-Behavioral Treatment Programm*). Inzwischen ist seine Wirksamkeit überprüft worden und eine deutsche Bearbeitung von Sobanski et al. (2009) erschienen. Das Therapieprogramm fokussiert auf Organisation und Planung, Umgang mit Ablenkbarkeit, kognitive Umstrukturierung und funktionaleres Denken sowie Emotionsregulation.

Für ADHS-Betroffene ist es besonders wichtig, negativ verzerrte Kognitionen zu erkennen, welche oft Ausdruck der zentralen Grundannahmen der Betroffenen sind. Diese sind oft nicht funktional, sondern behindern das Ausgleichen der ADHS-bedingten Schwierigkeiten. Viele dysfunktionale Glaubenssätze wurden früh in der Lerngeschichte angelegt und behindern in der Gegenwart eine Verhaltensänderung. Wenn jemand beispielsweise schon früh gehört hat, dass er ein Chaot sei, kann dies dazu führen, dass er sich diesem Schicksal ergibt anstatt Techniken zu üben, sich besser zu organisieren. Bei ausgeprägten negativen Gedanken kann das Arbeitsblatt 51 zu typischen negativen Gedanken eingesetzt werden. Es hilft bei der Bewusstmachung von Vor- und Nachteilen dieser Gedanken und sollte dann im Gespräch weiter vertieft werden. Viele Betroffene haben auch starre »Muss«-Sätze in sich verankert, diese können mit dem Arbeitsblatt 53 aufgedeckt und umformuliert werden.

Viele Betroffene haben Erwartungen an sich selbst, die sie nicht erfüllen können. Maladaptives Verhalten, wie Aufschieben, Wichtiges ausblenden, erst einmal das Angenehme tun, kann an einer gelernten Leistungsängstlichkeit liegen. Die Ängstlichkeit wurde wahrscheinlich zunächst durch klassische Konditionierung aufgebaut und dann durch negative Verstärkungsprozesse im Erwachsenenalter beibehalten. Personen mit ADHS haben Schwierigkeiten mit Verstärkeraufschub und tendieren somit immer dazu, die kurzfristigen, angenehmen Dinge zu bevorzugen bzw. den schnellen Wegfall von negativen. Die Verhaltenssteuerung, bei längerfristigen Zielen dabeizubleiben und auch durch Unangenehmes hindurch zu gehen, um langfristig Vorteile zu haben, lernen die ADHS-Betroffenen meist nicht. Alle Planung, alle Ziele spielen sich in kürzeren Zeitintervallen ab. Dadurch konnte sich in der Biografie meist kein Belohnungserleben für langfristig verfolgte Ziele einstellen. Im therapeutischen Prozess sollte deshalb oft gelobt und immer wieder auch auf langfristige Konsequenzen von Verhalten hingewiesen werden. Es ist wichtig, die Betroffenen zum »Dranbleiben« zu motivieren. Wenn die Fähigkeit noch nicht da ist, müssen Therapeut*innen als Hilfsmittel beim Verfolgen langfristiger Ziele dienen.

(Hinter-)Gründe für das Nicht-Tun

Das Problem der ADHS-Betroffenen ist oft nicht das *Was*, sondern die *Umsetzung*. Dahinter könnte einer der folgenden Gründe stehen:

- **Motivational:** Die notwendigen Handlungen dienen nicht dem Lustgewinn, sind anstrengend und das Belohnungsgefühl kommt erst später. Fernsehen, Internet oder sonstige Ablenkungen bieten kurzfristige Belohnung und werden vorgezogen.
- **Mangelnde Planung:** Dinge werden nicht bis zu Ende gedacht, mögliche längerfristige Konsequenzen nicht antizipiert. Dies sind ADHS-bedingte Schwierigkeiten in der exekutiven Kontrolle.
- **Vermeidungslernen:** Vieles im Leben ist anstrengend und birgt das Risiko zu scheitern. Wer nicht anfängt, scheitert auch nicht (sich nicht zur Prüfung anzumelden, senkt das Risiko durchzufallen). Durch die Vermeidung des unangenehmen Gefühls ergibt sich die Verstärkung. Die langfristigen negativen Konsequenzen werden nicht gesehen, der kurzfristige Gewinn dem langfristigen vorgezogen.

ADHS ist eine Art des Seins. Die Therapie wird nicht verändern, wie der/die Betroffene »tickt«. Es ist aber möglich, die Fertigkeiten aufzubauen, die das Funktionieren in der Gesellschaft, mit all den Anforderungen des modernen Alltags, möglich machen. Um sich an die Bedingungen im Außen anzupassen, müssen die Betroffenen viel Energie investieren. Zum Glück haben viele Betroffene den nötigen »Drive«, die Dinge anzugehen und auch nach Rückschlägen wieder aufzustehen und weiterzumachen. Aber nicht alle halten den ständigen hohen Anforderungen stand, sodass komorbide andere psychische Störungen weit verbreitet sind. Entwickelt sich eine negative Selbstsicht, kann über Perspektivübernahme an mehr Selbstakzeptanz gearbeitet werden.

Arbeits- und Informationsmaterialien

AB 49 Fallkonzept
Mit diesem Arbeitsblatt kann ein Fallkonzept erarbeitet werden.

AB 50 Situationsanalysen
Mit diesem Arbeitsblatt können automatische Gedanken in einer Situation protokolliert werden.

INFO 29 Kognitive Umstrukturierung
Dieses Infoblatt beleuchtet die kognitive Umstrukturierung bei ADHS-Betroffenen.

AB 51 Unter der Lupe
Dieses Arbeitsblatt beleuchtet typische negative Gedanken.

AB 52 A und B machen das C
Dieses Arbeitsblatt hilft bei der Erfassung des ABC-Schemas, der Ausgangssituation, der Bewertung und der Konsequenz.

AB 53 Was muss, das muss – oder auch nicht?
Dieses Arbeitsblatt beleuchtet, was das Wort »Muss« in den Gedanken anstellt und wie es sich mit einem »Ich will« verändern lässt.

AB 54 Funktionales Denken aufbauen
Mithilfe dieses Arbeitsblatts können über Selbstinstruktion funktionalere Gedanken aufgebaut werden.

AB 55 Vor- und Nachteile abwägen
Dieses Arbeitsblatt vergleicht die Vor- und Nachteile von alten und neuen funktionaleren Gedanken.

INFO 30 Realitätstest
Dieses Infoblatt für Therapeut*innen erklärt das Realitätstesten mit einem Beispiel eines/einer ADHS-Betroffenen.

INFO 31 Reattribuierung
Dieses Infoblatt erläutert kurz die Technik der Reattribuierung.

INFO 32 Alternative Erklärungen
Dieses Infoblatt für Therapeut*innen erläutert kurz die Öffnung eingeengter Sichtweisen durch das Suchen von alternativen Erklärungen.

AB 56 Alternative Erklärungen suchen
Dieses Arbeitsblatt bietet die Umsetzung für die alternativen Erklärungen, die im Infoblatt 33 »Alternative Erklärungen« erläutert wurden.

INFO 33 Entkatastrophisieren
Dieses Infoblatt erläutert den Prozess der Entkatastrophisierung der vom Betroffenen als besonders schlimm angesehenen Gedanken.

AB 57 Denkfehler
Dieses Arbeitsblatt enthält Denkfehler nach Beck zur Erläuterung mit den Betroffenen. Im Anschluss sollen eigene Fehler aufgedeckt werden und in ein neues ABC-Raster mit den funktionaleren Gedanken eingefügt werden.

AB 58 Meine Stärken
Mit diesem Arbeitsblatt sollen die Betroffenen ermutigt werden, ihre Stärken zu sammeln.

AB 59 Mit den Augen eines Freundes/einer Freundin
Sollte es den Betroffenen schwerfallen, die eigenen Stärken zu finden, kann das Prinzip »Mit den Augen eines Freundes« nach Eismann und Lammers (2017) genutzt werden.

Lernerfahrungen aus der Biografie?

....

....

....

....

Welche Selbstsicht oder Grundannahmen hat der/die Betroffene aus diesen Erfahrungen entwickelt?

....

....

....

....

Wie geht er/sie damit um?

Welche dysfunktionalen Bewältigungsmechanismen setzt er/sie ein?

....

....

....

....

....

Welche funktionalen Bewältigungsmechanismen setzt er/sie ein?

....

....

....

....

....

Situation

....

....

....

Automatischer Gedanke (Selbstabwertung?)

....

....

....

Konsequenz …

… im Gefühl:

....

....

… im Verhalten:

....

....

Verhaltenstherapeut*innen lernen früh, dass nicht nur die Ausgangssituation (A = activating event) entscheidend ist, sondern auch die Bewertung der Situation (B = belief) von allergrößter Bedeutung ist für die daraus resultierende Konsequenz (C = consequence; ABC-Modell).

Nicht die Ausgangssituation ist der eigentliche Auslöser für ein Gefühl oder Verhalten, sondern die Bewertung.

Zur Veränderung bei dysfunktionalen irrationalen Annahmen ist die kognitive Umstrukturierung ein beliebtes Mittel. Dazu schlägt Wilken (2003) folgende Schritte vor, um eine Neubewertung zu erreichen.
(1) Vermittlung des kognitiven Modells
(2) Aufdeckung dysfunktionaler Kognitionen
(3) Infragestellen dysfunktionaler Kognitionen
(4) Erarbeitung angemessener Kognitionen
(5) Einüben der neuen Kognitionen

(1) Vermittlung des kognitiven Modells
Die Patient*innen gehen meist von einem einfachen Bedingungsmodell aus.
(a)

Situation → **Gefühle und Verhalten**

Deshalb soll die gedankliche Bewertung als entscheidender Faktor eingeführt werden.
(b)

Situation → **Bewertender Gedanke** → **Gefühle und Verhalten**

(2) Aufdeckung dysfunktionaler Kognitionen
Die Aufdeckung der dysfunktionalen Gedanken erfolgt im Gespräch. Es wird nach wiederkehrenden Äußerungen gesucht. Fündig wird man meist bei den Aussagen, die »muss, müsste, hätte, könnte, sollte, das Allerschlimmste, nie, immer, keiner, niemand, alle, jeder« enthalten, und bei absolutistischen Aussagen.

(3) Infragestellen dysfunktionaler Kognitionen
Zum Infragestellen der dysfunktionalen Kognitionen sollte sich eine herausgegriffen werden. Nutzbar sind verschiedene Techniken, nähere Erläuterungen finden sich in den entsprechenden Infoblättern. Vorgestellt werden Realitätstesten (INFO 28), Reattribuierung (INFO 29), alternative Erklärungen (INFO 30) und Entkatastrophisieren (INFO 31). Es können aber auch andere Techniken eingesetzt werden, sofern der Erkenntnisgewinn funktioniert. Wichtig ist, bei jeglicher Disputation immer wieder die Verbindung zur Ausgangssituation herzustellen und eventuell die Erkenntnisbrücken für die Betroffenen aktiv aufzubauen.

(4) Erarbeitung angemessener Kognitionen
Zur Erarbeitung der neuen Kognition sollte zunächst eruiert werden, was am Ende des ABCs stehen könnte. Was soll das neue Verhalten oder Gefühl sein? Ist dies gefunden, ist es leichter, einen passenderen neuen und funktionaleren Gedanken zu entwickeln.

(c)

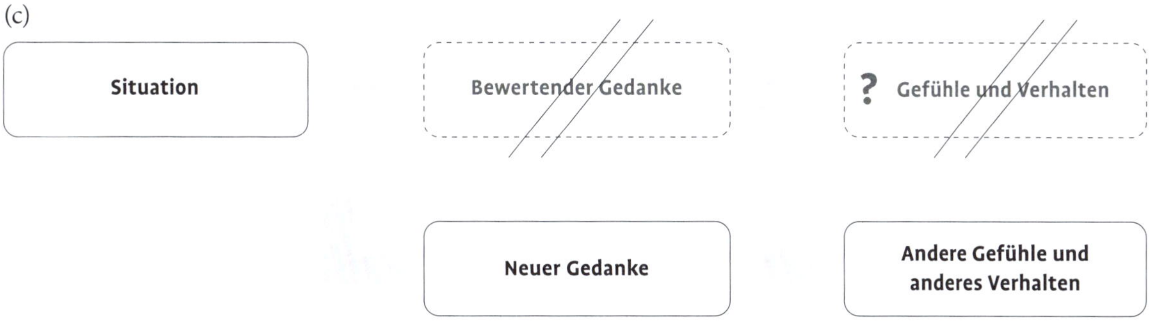

(5) Einüben der neuen Kognitionen
Die neuen, funktionaleren Kognitionen müssen einen Platz finden und häufig wiederholt bzw. geübt werden, um automatischer verwendet zu werden. Dies sollte von Therapeut*innen maßgeblich unterstützt werden, da die Betroffenen zunächst immer automatisch in die dysfunktionalen Denkmuster zurückfallen werden.

Mit zunehmender Übung wird der intellektuellen Einsicht auch eine emotionale Einsicht folgen. Zunächst wird der/die Betroffene jedoch eine Diskrepanz zwischen »Kopf und Bauch« wahrnehmen. Dann ist es wichtig zu motivieren, den Verstand erst einmal gewinnen zu lassen, da das Gefühl noch auf den alten dysfunktionalen Gedanken beruht. Wenn Verstand und Gefühl übereinstimmen, ist die emotionale Einsicht erfolgt. Dann sollte jedoch noch weitergeübt werden. Erst dann, wenn die neuen Kognitionen sicher angewendet werden, ist die kognitive Umstrukturierung abgeschlossen.

Unter der Lupe

Haben Sie bei sich regelmäßig wiederkehrende negative Gedanken ausgemacht? Dann lohnt es sich bestimmt, diese einmal genauer unter die Lupe zu nehmen.

Notieren Sie hier das wiederkehrende Thema Ihres negativen Gedankens:

....

Wofür ist dieser Gedanke hilfreich?

....

....

....

....

....

....

Was verhindert dieser Gedanke? Hat es auch Nachteile, so zu denken?

....

....

....

....

....

....

A für Ausgangssituation, B für Bewertung und C für Konsequenz.

(a)

Situation	Bewertender Gedanke	Gefühle und Verhalten
A	B	C

Beispiel

(b)

A	B	C
Heute Morgen hat mich ein Kollege nicht gegrüßt.	Der mag mich nicht. Keiner mag mich. Ich bin wertlos und ein Versager.	Niedergeschlagenheit, Grübeln, niemanden Anschauen, nicht mit Leuten sprechen, Rückzug

Neu

(c)

A	B	C
Heute Morgen hat mich ein Kollege nicht gegrüßt.		? Welches Gefühl wollen Sie haben?
	Er hat nicht gegrüßt, vielleicht hat er mich nicht gesehen und wenn doch, auch egal. Mit meinem Wert hat das nichts zu tun.	ausgeglichenes Gefühl, aufrecht hineingehen, andere grüßen, Kontakt aufnehmen

ABC-Protokoll zum Ausfüllen und Entdecken!

A	B	C
Beschreiben Sie die Ausgangssituation	**Welche Gedanken/Bewertungen kommen Ihnen in den Sinn?**	**Welche Gefühle oder Handlungen resultieren?**

ABC-Protokoll zum Ausfüllen und Entdecken!

A	B	C
Beschreiben Sie die Ausgangssituation	**Diese neuen Gedanken/Bewertungen sagen Sie sich vor!**	**Welches Gefühl und/oder Verhaltensweisen haben Sie?**

AB 53 Was muss, das muss – oder auch nicht? P

Formulieren Sie auch oft Sätze mit dem Wort »muss«???
Dann überlegen Sie doch einmal, ob es wirklich kein anderes Wort gibt?

Muss-Sätze sind gefährlich, sie bringen einen dazu, keine Alternativen zu sehen. Sie sind eine Sackgasse im Denken.

Beobachten Sie sich einige Tage lang und schreiben Sie Ihre »Muss«-Sätze auf.

....

....

....

....

....

....

....

....

....

Jetzt Schreiben Sie diese Sätze erneut auf. Ersetzten Sie diesmal das Wort »muss« mit »Ich will …, um zu …« und schauen Sie, was passiert.

....

....

....

....

....

....

....

....

....

Funktionales Denken aufbauen

P

Beim Aufbau eines funktionaleren Denkens kann die *Selbstinstruktion* helfen. Dabei geht es darum, sich selbst in direkter Anrede anzusprechen, quasi wie im Selbstgespräch. Es sollte möglichst spezifisch auf das Problem fokussiert sein, in persönlicher Sprache formuliert sein und eine zielführende Kognition vorsagen. Sie sollten diese Kognition möglichst selbst finden und auch selbst formulieren.

Beispiel

»Mach dich nicht immer selbst runter, dazu besteht kein Grund!«
anstelle von »Ich nehme mir vor, mich nicht immer so runter zu machen.«
Wichtig ist die *Selbstanrede*.

Notieren Sie hier Ihre wichtigsten Selbstinstruktionen:

....

....

....

Wie finden Sie funktionalere Aussagen?

Haben Sie Schwierigkeiten, funktionale Aussagen zu finden? Dann stellen Sie sich vor, ein guter Freund wäre in dieser Situation, was würde er zu sich selbst sagen? Wie würde er der Situation begegnen, wie sie interpretieren? Oder Sie stellen sich vor, eine Freundin wäre in dieser Situation und würde sich dann stark abwerten, was würden Sie zu ihr sagen?
Können Sie daraus vielleicht eine Selbstinstruktion ableiten?

Zur Vertiefung des neuen funktionalen Gedankens soll dieser zunächst als Trockenübung mehrfach hintereinander laut ausgesprochen werden. Dabei sollten Sie eine für Sie passende Intonation finden. Üben sie mehrfach täglich, bis sich der neue Satz nicht mehr so fremd anfühlt.

Am allerwichtigsten ist es jedoch, die neuen funktionaleren Gedanken in der Praxis so oft wie möglich anzuwenden!

Lust auf ein Experiment?

Tauschen Sie mit dem/der Therapeut*in die Rolle. Der/Die Therapeut*in übernimmt dann in einem Rollenspiel die dysfunktionale Sichtweise und Sie argumentieren für die funktionalere Sichtweise.

Vor- und Nachteile abwägen

P

Stellen Sie nun dem alten negativen Gedanken einen neuen, funktionaleren Gedanken gegenüber. Tragen Sie beide Gedanken ein und sammeln Sie dann jeweils deren Vor- und Nachteile.

	Alter Gedanke	Alternativer Gedanke
	....	....
Vorteile	....	....
Nachteile	....	....

Diese Methode nutzt das genaue Beschreiben der Realität, ungefiltert von der eignen Bewertung oder Wahrnehmung. Menschen neigen dazu, ihre Wahrnehmung und Bewertungen als Tatsachen zu betrachten. Beim Realitätstest geht es darum zu überprüfen, ob die Annahme tatsächlich die einzig mögliche Schlussfolgerung ist. Der/Die Betroffene wird ermutigt, seine Annahme zu überprüfen, z. B. mit Experimenten, Rollenspielen, nachfragen, ausprobieren, und dann gegebenenfalls eine Neubewertung vorzunehmen. Der/Die Therapeut*in sollte also Aussagen nicht einfach als Faktum hinnehmen, sondern hinterfragen, wie die Bewertung entstanden ist. Dabei werden sich verborgene negative Kognitionen offenbaren. Diese gilt es dann für die Betroffenen sichtbar zu machen, um sie verändern zu können. Bei den ADHS-Betroffenen wird es meist um Selbstabwertung gehen.

Der/Die Therapeut*in sollte wachsam sein und Patient*innenäußerungen nicht einfach als valide akzeptieren, sondern den/die Patient*in veranlassen, Belege oder genauere Informationen zu liefern. Dafür ist meist das konkrete Überprüfen in der Realität notwendig.

Beispiel

P: Alle anderen bekommen ihren Kram geregelt und halten die Fristen ein, nur ich bin zu blöd dafür.

Th: Woher wissen Sie das?

P: Na, ich habe die Anmeldefrist verpasst und kann jetzt die Prüfung nicht machen. Meine Freunde haben alle die Frist eingehalten. Ich bin der Einzige, der sowas nicht schafft.

Th: Wie können Sie die Annahme überprüfen, dass Sie als einziger Studierender die Anmeldefrist verpasst haben?

P: Ich könnte beim Prüfungsamt nachfragen. Aber nee, da fällt mir ein, letztes Jahr haben das auch welche verpasst, die sind jetzt bei meinen Leuten dabei. Und von meinem Semester weiß ich es nur von meinen Freunden, es haben aber bestimmt 80 Leute gleichzeitig angefangen.

Th: Sie sind also gar nicht der einzige Studierende, der sich nicht angemeldet hat.
Glauben Sie immer noch, dass Sie der einzige Studierende sind, der die Frist nicht eingehalten hat?

Bei einem/einer ADHS-Betroffenen sollte der Dialog auf jeden Fall weiter gehen. Etwa mit folgenden Fragen:

- Was können Sie tun, damit Sie nicht noch einmal eine wichtige Frist verpassen?
- Wissen Sie, was andere Leute tun, um Fristen nicht zu verpassen? Könnten Sie sich da etwas abschauen?

Das Vorgehen kurzgefasst:
Im Gespräch fällt eine unzureichend überprüfte Schlussfolgerung auf.

- Frage: »Woher wissen Sie das?«
- [*Antwort*]
- Frage: »Wie könnten Sie das überprüfen?«
- Gemeinsam überprüfen oder Patient*in als Hausaufgabe überprüfen lassen
- Frage: »Halten Sie Ihre ursprüngliche Aussage noch für zutreffend?«

Reattribuierung

T

Machen sich Betroffene immer wieder selbst für Fehler und Misserfolge verantwortlich, kann die Reattribuierung dabei helfen, Ursache und Wirkung etwas objektiver zu sehen.

Im gemeinsamen Gespräch werden möglichst alle Fakten bzgl. einer Erfahrung zusammengetragen, dann werden sie logisch analysiert und die Verantwortlichkeiten herausgearbeitet. Das Ziel ist es, klar zu machen, dass der/die Patient*in für seine/ihre absolutistische Ursachenzuschreibung nur wenige Informationen heranzieht und nur die einseitigen, gegen sich selbst verzerrten zur Urteilsbildung nutzt. Die eigene Person wird dabei deutlich anders bewertet als andere Personen. Mehr Informationen zu nutzen und Doppelstandards zu vermeiden, kann von Patient*innen geübt werden und führt zu einer realistischeren Selbstsicht.

INFO 32 Alternative Erklärungen

T

Alternative Erklärungen sollten aktiv gesucht werden, ebenso sollte versucht werden, andere Sichtweisen einzunehmen und alternative Schlussfolgerungen auszuprobieren.

Ähnlich wie beim Brainstorming geht es darum, möglichst viele alternative Erklärungen zu finden. Dies hilft, eine einseitige Sicht aufzudecken. Verzerrt wahrgenommene Kausalitäten zeigen sich, wenn nur Teile der Realität gesehen werden. Gerade bei Ängsten kann dies eine gute Methode sein.

Im zweiten Schritt kann man dann die neu gefundenen Alternativen bewerten und auf einer Skala von 0–100 % ihrer zugeschriebenen Güte nach sortieren. Ist es möglich, alternative Erklärungen in der Realität zu testen, sollte dies geschehen.

Die erste Erklärung des/der Patient*in wird durch diese Übung enttarnt als eine von vielen Erklärungen. Dadurch können sich auch neue bzw. andere Denkrichtungen und Lösungsmöglichkeiten eröffnen, die vorher nicht gesehen wurden.

Alternative Erklärungen suchen

P

Das Suchen von alternativen Erklärungen kann dabei helfen, sich die Vielzahl der Möglichkeiten bewusst zu machen und eingefahrene Denkmuster zu öffnen.

Ausgangs-Statement/Situation:

....

Erste Erklärung:

....

....

Finden Sie nun mindestens zehn alternative Erklärungen:

(1) ....

(2) ....

(3) ....

(4) ....

(5) ....

(6) ....

(7) ....

(8) ....

(9) ....

(10) ....

....

....

....

....

....

....

Entkatastrophisieren

T

Hier geht es darum, sich mit der zunächst schlimmsten Befürchtung auseinanderzusetzten. Oft sind dies unkonkrete Dinge wie »Dann werde ich verrückt«, »Das halte ich dann nicht aus«, »Ich falle um« oder »Dann starren mich alle an«. Durch die Auseinandersetzung kann weitergedacht werden. Oft bleiben Menschen gedanklich in der Katastrophe hängen oder springen sofort gedanklich zum nächsten Thema.

Mit der Frage »Und was würde dann passieren?« kann man die Betroffenen aus dieser gedanklichen Starre lösen und ihnen genaue Abläufe, Zeiten und Verhaltensweisen klarmachen. Dadurch wird deutlich, dass die befürchtete Katastrophe nicht ewig anhält und man nicht in diesem Zustand gefangen ist. Dass z. B. Angst nicht ewig anhält, verrückt zu werden gar nicht so einfach ist, dass der Gedanke »Das halte ich nicht aus« noch lange nicht heißt, dass es wirklich nicht weitergeht.

Wichtig

Achten Sie darauf, so lange weiter zu fragen, bis man in der Vorstellung wieder an einem ganz normalen Punkt angelangt ist. Die Take-Home-Message sollte sein, dass trotz eventuellen Schwierigkeiten am Ende doch alles wieder gut/normal werden wird.

Die katastrophisierenden Gedanken werden als Gedanken entlarvt. Die befürchteten Katastrophen werden somit vom imaginären Sockel gehoben und als bewältigbare Erlebnisse enttarnt.

- **Willkürliche Schlussfolgerungen**
  Schlussfolgerung werden als gültig angesehen, ohne andere Erklärungsmöglichkeiten zu prüfen.
- **Übergeneralisierung**
  Eine allgemeine Regel wird wegen einer einzelnen Erfahrung aufgestellt.
- **Dichotomes Denken (»Alles-oder-Nichts-Denken«)**
  Es wird nur in zwei (dichotomen) Kategorien unterschieden, ohne Zwischenstufen. Alles ist Schwarz oder Weiß. Alles dazwischen wird nur als Schwarz wahrgenommen.
- **Personalisierung**
  Dabei sieht man sich selbst als Ursache für Ereignisse, obwohl auch andere Personen oder Umstände verantwortlich sein könnten. Beispielsweise könnte ein Lehrer, weil seine Schüler*innen schlechte Noten schreiben, denken: »Ich bin ein schlechter Lehrer.« Das kann so weit gehen, dass ein Autounfall des/der Partner*in als Strafe für eine eigene unmoralische Tat interpretiert wird.
- **Selektive Abstraktion (»Selektives Verallgemeinern«)**
  Einzelne Erlebnisse in eine Richtung werden erinnert, wobei widersprechende Ereignisse ausgeblendet/nicht gesehen werden.
- **Maximieren und Minimieren**
  Übertreibung von Ereignissen in eine Richtung und die Untertreibung bzw. das Herunterspielen von Ereignissen in die andere Richtung.
- **Katastrophisieren**
  Überbewertung von möglichen Konsequenzen.
- **Emotionale Beweisführung**
  Das eigene Gefühl wird als Beweis für die Richtigkeit einer Annahme gewertet. Beispielsweise könnte jemand denken: »Ich fühle mich schlecht, also muss ich etwas falsch gemacht haben.«
- **Etikettierung**
  Übertriebene Verallgemeinerung: Aus einem Ereignis oder einer Handlung wird ein umfassender Sachverhalt gemacht.
- **Gedankenlesen**
  Die Überzeugung zu wissen, was jemand anderes denkt, ohne nachzufragen.
- **Selektive Aufmerksamkeit**
  Nur ein bestimmter Aspekt des gegenwärtigen Erlebens wird gesehen, Tunnelblick.
- **Sollte- bzw. Muss-Sätze**
  Der/Die Betroffene hat typischerweise innere Regeln, die ihm/ihr hohe und perfektionistische Standards auferlegen.

Nehmen Sie sich nun noch einmal Ihr ursprüngliches ABC-Protokoll zur Hand. Lesen Sie es aufmerksam durch. Können Sie bei sich selbst Denkfehler erkennen? Notieren Sie auf das Protokoll den jeweiligen Denkfehler.

Notieren Sie hier die Top 5 Ihrer persönlichen Denkfehler:

(1) ....

....

(2) ....

....

(3) ....

....

(4) ....

....

(5) ....

....

Tragen Sie bitte hier typische Beispiele ein und formulieren Sie jeweils noch einen neuen, funktionaleren Gedanken hinzu, der auf die Lösung der Situation ausgerichtet ist.

Ausgangssituation	Erster bewertender Gedanke	Gefühle	Denkfehler	Funktionaler Gedanke

Meine Stärken

Die meisten Menschen können, ohne groß nachzudenken, eigene Schwächen benennen, aber wie sieht es mit den Stärken aus?

Listen Sie hier Dinge auf, die Sie gut können oder die Ihnen Freude bereiten, für die Sie sich begeistern können oder für die Sie vielleicht schon einmal gelobt wurden.

AB 59 Mit den Augen eines Freundes/einer Freundin

P

Diese Übung dient dazu, das Mitgefühl für die eigene Person zu stärken.

Versetzen Sie sich in die Position eines guten Freundes bzw. einer guten Freundin und beschreiben Sie sich durch seine/ihre Augen. Beschreiben Sie mit wohlwollenden, nachsichtigen und tröstenden Worten:

- Ihre Person
- Ihre Situation
- Ihre Schwächen und Stärken
- die Selbstkritik bzw. Selbstbeschimpfungen, unter denen Sie leiden
- die Probleme und belastenden Emotionen, unter denen Sie leiden
- Ihre Anstrengungen und Bemühungen
- Ihre Bedürfnisse

Formulieren Sie am Ende Ihrer Beschreibung, welchen wohlwollenden Rat Sie sich demzufolge mit auf den Weg geben möchten. Formulieren Sie außerdem, was Sie sich selbst von Herzen Gutes wünschen. (Weiter unten finden Sie einige Anregungen für Ihre mitfühlende und wohlwollende Selbstbeschreibung.)

Lesen Sie Ihre mitfühlende und wohlwollende Selbstbeschreibung mehrmals aufmerksam durch. Schreiben Sie auf, welche Emotionen und Gedanken Ihnen beim Lesen Ihrer Selbstbeschreibung gekommen sind.

Mit den Augen eines Freundes/einer Freundin – Anregungen

- [*Name*], ist ein Mensch, der …
- Seine/Ihre persönliche Situation ist derzeit schwierig, weil …
- Er/Sie leidet sehr darunter, dass …
- Er/Sie hat auch Stärken, nämlich …
- Oft kritisiert er/sie sich viel zu hart wegen …
- Manchmal beschimpft er/sie sich regelrecht als …
- Er/Sie tut sehr viel, um mit seinen/ihren Problemen fertig zu werden, nämlich …
- Trotz aller Widerstände gelingt es ihm/ihr …
- Was ich an [*Name*] mag, ist …
- Drei seiner/ihrer besten Eigenschaften sind …
- Ich denke, was er/sie am nötigsten bräuchte, ist …
- Wenn ich [*Name*] einen wohlwollenden Rat geben dürfte, dann wäre es …
- Was ich [*Name*] von Herzen wünsche, ist …

(aus Eismann & Lammers, 2017)

7 Achtsamkeit

Achtsamkeitsbasierte Ansätze sind wiederholt bei ADHS im Erwachsenenalter zur Anwendung gekommen. Das Achtsamkeitstraining zielt darauf ab, sich selbst bewusster im Hier und Jetzt zu erleben. Das bewertungsfreie Wahrnehmen ist eine Grundlage, die dabei hilft, Gedanken nicht als sich selbst dominierende Tatsachen wahrzunehmen, sondern als innere Prozesse. Dies kann für Patient*innen mit ADHS hilfreich sein, wenn sie unter sich immer wieder aufdrängenden und oft wenig strukturierten Gedanken und Einfällen leiden und unterschiedliche Wahrnehmungseindrücke auf sie einstürzen.

Jon Kabat-Zinn auf den die achtsamkeitsbasierten Methoden zurückgehen, beschreibt es auch als »neue Art des Seins«. »Wie jedem von uns bieten sich Ihnen täglich unzählige Gelegenheiten, zu erkennen, dass Sie wirklich die Wahl haben – in jedem Augenblick –, wie Sie mit dem umgehen wollen, was in Ihrem Geist, in Ihrem Körper und in der Welt vor sich geht« (Teasdale et al., 2017, S. 9). Es geht um den Perspektivwechsel und das Neu-Erleben von Alltäglichem.

Inzwischen wird Achtsamkeit in den verschiedensten Kontexten als gewinnbringend angesehen und hat sich auch aus der Therapie heraus zu einem in vielen Bereichen der Gesellschaft präsenten Phänomen entwickelt. Im therapeutischen Kontext ist es wichtig, vor der Auswahl dieses Mittels zu klären, ob der/die Betroffene empfänglich für diese Art der Therapie ist, da es sich ja fast um eine neue Lebenseinstellung handelt, wenn sie ganz konsequent umgesetzt wird. Manche Menschen gehen darin richtig auf, beginnen mit Übungen und wenden sich auch den spirituellen Lehren des Buddhismus zu. Andere können sich gar nicht darauf einlassen, dann sollten eher andere Inhalte gewählt werden. Am gewinnbringendsten ist wohl, wie immer, der Mittelweg zwischen beiden Extremen. Für den Erfolg dieses Ansatzes ist darüber hinaus auch eine positive Einstellung des/der Therapeut*in für diese Richtung entscheidend. Wir haben versucht, bewusst ideologiefreies Material zusammen zu stellen. Die theoretische Grundlage der Achtsamkeit wird über das Infoblatt 34 erläutert.

Bei Erwachsenen mit ADHS zeigt unsere Erfahrung, dass es auch hier Personen gibt, bei denen dieser Ansatz gut funktioniert, und andere, die sich nicht darauf einlassen können. Wir möchten noch darauf hinweisen, dass nicht alle Arten der Achtsamkeitsübungen problemlos bei ADHS-Betroffenen anwendbar sind. Die Grundsymptome der ADHS behindern mitunter die korrekte Ausführung der Übungen. Jemand, der unaufmerksam, ungeduldig und impulsiv ist, kann dies für kurze Zeit unterdrücken, sehr lange Übungen ohne Input erleben viele ADHS-Betroffene als quälend. Wir haben deswegen vornehmlich kurze und eher aktive Achtsamkeitsübungen zusammengestellt. Es ist wichtig, immer wieder klarzustellen, dass Abschweifen okay ist und dies nicht heißt, dass man Achtsamkeit nicht kann. Dabei hilft INFO 36.

Achtsamkeit in der Therapie bei Erwachsenen mit ADHS wurde mehrfach empfohlen. Es zeigen sich gewinnbringende Aspekte (Philipsen et al., 2015). Wenngleich einige Wirksamkeitsnachweise nur bei kompletten mehrwöchigen Programmen nachgewiesen wurden, wie etwa der *Achtsamkeitsbasierten kognitiven Therapie* oder im Original die *Mindfulness Based Cognitive Therapy* (MBCT), erleben wir sie auch mit Einzelaspekten in der Therapie als hilfreich. Sie ist dann jedoch nicht zentral und unterstützt eher andere therapeutische Optionen.

Wir haben eine Sammlung unterschiedlichster Achtsamkeitsübungen zusammengestellt, auch welche, die zur Verankerung im Hier und Jetzt genutzt werden können (AB 62 und AB 63). Gute Anregungen für vielfältige Achtsamkeitsübungen bietet auch die Dialektisch-behaviorale Therapie (DBT). In der Achtsamkeit gibt es die sogenannten »Was-Übungen«, in denen es darum geht, auf was man Acht geben kann und die »Wie-Übungen«, bei denen es um das achtsame Tun geht. In die Was-Kategorie fallen hier die Arbeitsblätter 60 bis 62, in die Wie-Kategorie die Arbeitsblätter 66 bis 71.

Auf den Arbeitsblättern sind verschiedene Übungen erklärt. Der wichtigste Schritt ist jedoch die Anwendung. Üben Sie ruhig während der Sitzung mit den Betroffenen. Die Übungen sollten dann auch in Eigenarbeit der Patient*innen zwischen den Sitzungen weitergeführt werden. Fragen Sie regelmäßig nach, wie dieses selbstständige Üben läuft, welche Übungen der/die Betroffene für sich als hilfreich ausgesucht hat und ob er/sie schon Veränderung in der Handhabung und beim Erleben bemerkt hat (AB 73).

Arbeits- und Informationsmaterialien

INFO 34 Achtsamkeit
Dieses Infoblatt bietet eine Erklärung zur Achtsamkeit zur Einführung des Themas für Betroffene.

INFO 35 Achtsam-Sein geht zu Beginn nur schwer allein
Auf diesem Infoblatt wird erklärt, wie man sich den Übungen nähert.

INFO 36 Sie schweifen bei Achtsamkeitsübungen ab?
Dieses Infoblatt bietet Hilfe, wenn Betroffene berichten, dass sie bei Übungen schnell abschweifen.

AB 60 Achtsam mit den fünf Sinnen
Mit dieser Übung kann die Achtsamkeit nacheinander auf alle fünf Sinne gerichtet werden.

AB 61 Achtsam sehen (und beschreiben oder zählen)
Mit dieser Übung kann achtsames Sehen geübt werden.

AB 62 3-2-1-Übung
In dieser Übung geht man nacheinander das Sehen, Hören und Fühlen durch. Diese Art von Übung wird auch zur Verankerung im Hier und Jetzt genutzt.

AB 63 Body-Scan
Diese Übung dient dazu, Körper und Geist in Ruhe zu bringen.

AB 64 Achtsam eine Rosine essen
Diese Übung nutzt eine Reihe von Sinnen und schult Achtsamkeit.

AB 65 3-Minuten-Atemraum
Diese Übung aus dem MBCT-Programm von Teasdale et al. (2017) sollte über einen längeren Zeitraum immer wieder angewendet werden. Sie hilft dabei, einen zerstreuten Geist zu sammeln und mit schwierigen Emotionen besser klarzukommen.

AB 66 Fingertreppe
Diese Übung bezieht sich auf achtsames Handeln und schult neue Bewegungsabläufe.

AB 67 Aktive Achtsamkeitsübungen
Dieses Arbeitsblatt enthält eine Liste von Tätigkeiten, deren Durchführung Achtsamkeit erfordern. Die Betroffenen sollen sie mit persönlichen Übungen/Tätigkeiten ergänzen.

AB 68 Zählen, Bewegen, Erinnern
Diese Achtsamkeitsübung benötigt zwei Personen. Sie kann nur klappen, wenn beide Personen sehr achtsam im Moment sind.

AB 69 Im Kreis atmen
Diese Achtsamkeitsübung kombiniert Bewegungen und Atem.

AB 70 Fingerspitzen tippen
Mit dieser Achtsamkeitsübung fokussiert man auf achtsame Körperbewegungen.

AB 71 Angespanntes XOXO
Diese Achtsamkeitsübung arbeitet mit körperlicher Anspannung.

AB 72 Achtsamkeit für unterwegs
Dieses Arbeitsblatt enthält Achtsamkeitsübungen, die sich auch für unterwegs eignen.

AB 73 Persönliche Erfahrungen mit Achtsamkeitsübungen
Mithilfe dieses Arbeitsblattes sollen vergangene Achtsamkeitsübungen bewertet werden. In einem gemeinsamen Gespräch ergründen Therapeut*in und Patient*in zusammen, welche Art von Übungen weitergeführt werden sollten. Dieses Arbeitsblatt kann im zweiwöchigen Abstand mehrfach eingesetzt werden.

Definition

»**Achtsamkeit** bedeutet, sich dem unmittelbaren Augenblick mit einer nicht wertenden annehmenden Haltung zuzuwenden – dem, was wir gerade tun, ohne in Grübeleien, Erinnerungen oder Zukunftsplänen gefangen zu sein. Man ist einverstanden mit dem, was gerade ist – unabhängig davon, ob eine Situation gerade angenehm oder unangenehm ist« (Schug, 2016, S. 9).

Achtsamkeit ist eine Methode, um aus dem Automatikbetrieb des Lebens auszubrechen. Vieles läuft im Alltag ohne viel Bewusstheit ab. Das Autofahren ist dabei ein gutes Beispiel. Bei Fahrten auf gewohnten Strecken kann es passieren, dass man so in seinen Gedanken gefangen ist, dass man die Umgebung kaum wahrnimmt, die Handlungen, die man ausführt, nicht erinnert und am Ende der Fahrt nicht mehr genau weiß, wie man eigentlich dorthin gekommen ist. Wenn einem dies passiert, war man im Automatikbetrieb. Achtsamer zu werden heißt dann, die Momente bewusster zu erleben, zu sehen, zu fühlen – also in echtem Kontakt mit sich und der Umgebung zu sein.

Das Ziel der Achtsamkeit ist es, einen inneren Beobachter-Modus einzuüben, der wie von oben herab registriert, was wir denken, was wir fühlen und wie der Körper reagiert. Durch den Abstand entsteht eine Kontrollmöglichkeit. Dabei sollte das genaue Wahrnehmen z. B. mit den fünf Sinnen, das genaue Beschreiben und Benennen des Erlebten mit den Aspekten Denken, Fühlen und Körperempfindungen sowie das Teilnehmen (Handeln und Erleben in Übereinstimmung zu bringen) geübt werden.

Durch das bewertungsfreie Wahrnehmen kann auch der Akzeptanzprozess bestärkt werden. Man kann lernen, dass man einen Gedanken hat, aber nicht der Gedanke ist, dass man ein Gefühl hat, aber nicht das Gefühl ist usw.

Der Prozess der Achtsamkeit ist dann wie folgt:

- Ein Gefühl/Gedanke wird anerkannt als das, was es/er ist.
- Es/Er wird benannt.
- Es/Er wird respektiert und zugelassen, dass es/er so lange da ist, bis es/er von selbst vergeht,
- während man selbst mit freundlicher Aufmerksamkeit beobachtet, wie sich das Gefühl/der Gedanke auf den Körper auswirkt.

Achtsamkeit kann somit auch zur Gefühlsregulation eingesetzt werden und ist ebenso hilfreich in der Kognitiven Therapie, zur Übung des bewertungsfreien Wahrnehmens. Es hilft bei Perspektivänderungen und bringt Anwendern mehr innere Gelassenheit.

Wichtig

Achtsamkeitsübungen brauchen Zeit und Raum. Wenn Sie üben wollen, stellen Sie sicher, dass Sie eine Weile ungestört sind. Suchen Sie sich einen ruhigen Moment im Tagesverlauf und schalten Sie das Handy auf stumm.

INFO 35 Achtsam-Sein geht zu Beginn nur schwer allein

T P

Achtsamkeitsübungen sind schwierig ganz allein auszuführen. Die Übungen zu lesen und gleichzeitig durchzuführen geht nicht. Deshalb ist es zu Beginn sehr wichtig, dass man durch die Übungen geführt wird.

Im Rahmen einer Psychotherapie wird dies wohl der/die Therapeut*in übernehmen.

Sie könnten jedoch auch einen Kurs dazu besuchen, eine CD kaufen oder sich eine App installieren. Versuchen Sie verschiedene Hörproben, denn es ist sehr individuell, welche Stimme man mag und was bei den Übungen gefällt.

Viele Krankenkassen bieten kostenlose Achtsamkeits- und Meditations-Apps an. Schauen Sie doch mal auf der Homepage Ihrer Krankenkasse. Besser noch wäre ein Kurs in Ihrer Nähe. Manchmal werden solche Kurse auch in Sportvereinen, den Volkshochschulen oder von einem sonstigen Anbieter angeboten.

Zum selbstständigen Üben kann dann trotzdem noch eine CD, App oder Ähnliches benutzt werden.

Hilfreich ist auch eine App, bei der man einstellen kann, in welchem Abstand ein Gong vorgespielt werden soll. Dies ist unersetzlich, wenn man die Übungen allein zuhause machen will. Dazu könnten Sie sich auch selbst eine eigene Audiodatei auf dem Handy erstellen. Sprechen Sie sich die Übungen auf. Denken Sie daran Pausen zu machen und ersetzen Sie das »Sie« durch »Ich«.

Viele Achtsamkeitsübungen sollten zunächst gemeinsam in der Therapiestunde ausprobiert werden. Es empfiehlt sich aber, auch zwischendrin zu üben. Besonders hilfreich ist es, wenn der/die Therapeut*in seine/ihre Anleitung mit den Pausen auf das Handy des/der Betroffenen spricht. Dann kann nahtlos nach der Sitzung weitergeübt werden.

INFO 36 Sie schweifen bei Achtsamkeitsübungen ab? P

Gedanklich bei den Achtsamkeitsübungen abzuschweifen, ist eher die Regel als eine Ausnahme, es ist sehr verbreitet. Seien Sie freundlich mit sich.

Achtsam sein heißt, das Abdriften nicht zu verhindern/zu unterdrücken, sondern es zu bemerken und ohne Bewertung zurückzukommen.

Nutzen Sie dafür folgende Schritte:

- Bemerken Sie, dass es passiert (ohne Selbstvorwurf).
- Klären Sie, wo Ihre Gedanken gerade sind.
- Lassen Sie diese Gedanken ziehen.
- Kehren Sie mit der Aufmerksamkeit zur Übung zurück.

Achtsam mit den fünf Sinnen

T P

- Versuchen Sie zunächst einmal, jeden Sinneskanal einzeln zu fokussieren: Sehen, Hören, Fühlen, Riechen und Schmecken.
- Stellen Sie sich einen Gong zunächst auf jeweils 30 Sekunden. Wenn Sie sich an die Übung gewöhnt haben, steigern Sie die Zeitdauern für jeden Sinn.
- Bringen Sie sich in eine angenehme, aber aufrechte Körperhaltung.
- Atmen Sie einige Male tief ein und entspannen Sie den Körper.

- Zunächst einmal achten Sie einige Zeit lang auf Ihren Atem. Spüren Sie, wie er regelmäßig von selbst ein- und ausströmt.

- Fokussieren Sie auf das Sehen. Suchen Sie sich ein Blickfeld etwa in der Größe eines DIN-A4-Blattes aus. Darin schauen Sie achtsam alles an.
- Sobald Sie bemerken, dass Sie mit Ihren Gedanken nicht mehr beim Sehen sind, bringen Sie sich wieder achtsam dahin zurück.

- Kommen Sie nun zum nächsten Sinn, dem Hören. Welche Geräusche nehmen Sie wahr? Bleiben Sie dabei, was hören Sie, was kommt von außerhalb des Gebäudes? Wenn Sie mögen, schließen Sie nun die Augen.
- Sobald Sie bemerken, dass Sie mit Ihren Gedanken nicht mehr beim Hören sind, bringen Sie sich wieder achtsam dahin zurück.

- Verlagern Sie sich nun auf die Gefühlswahrnehmung Ihres Körpers. Bemerken Sie etwa, wie die Füße auf dem Boden stehen, welche Stellen Ihres Körpers den Stuhl berühren. Wie Ihre Kleidung an Ihrem Körper liegt.
- Sobald Sie bemerken, dass Sie mit Ihren Gedanken nicht mehr beim Fühlen sind, bringen Sie sich wieder achtsam dahin zurück.

- Verlagern Sie nun Ihre Konzentration auf das Riechen. Welche Gerüche nehmen Sie wahr?

- Verlagern Sie nun Ihren Fokus auf den Geschmackssinn. Welche Aromen haben Sie im Mund oder auf den Lippen?

- Kehren Sie nun zu Ihrem Atem zurück und beobachten Sie noch einen Moment, wie er gleichmäßig ein- und ausströmt.

- Öffnen Sie die Augen und kommen Sie zurück in den Raum.

Achtsam sehen (und beschreiben oder zählen)

Übung 1

- Nehmen Sie sich einen Gegenstand und versuchen Sie, ihn so genau wie möglich zu beschreiben, ohne ihn direkt zu benennen. Etwa die Form, Höhe, Breite, Länge, Oberflächenbeschaffenheit, Farbe usw.
- Versuchen Sie einmal, einen Gegenstand in Ihrem Blickfeld ganz genau zu beschreiben.
- Wenn Sie mögen, beschreiben Sie den Gegenstand einer anderen Person, die ihn sich mit geschlossenen Augen ganz genau vorstellen soll. Vergleichen Sie dann anschließend Ihre Erfahrungen. Stimmen Vorstellung und tatsächlicher Gegenstand überein?
- Achten Sie auf das bewertungsfreie Wahrnehmen und Beschreiben!

Übung 2

- Gehen Sie hinaus in die Natur. Wenn dies nicht möglich ist, können Sie zur Not auch eine Postkarte benutzen.
- Suchen Sie sich einen Platz, an dem Sie eine Zeitlang verweilen können. Setzen Sie sich auf eine Bank, einen Stein, den Boden oder lehnen Sie sich an einen Baum.
- Wenn Sie eine Position gefunden haben, schauen Sie genau hin: Was sehen Sie, ohne den Kopf zu drehen?
- Nehmen Sie alle Formen und Farben in sich auf.
- Beschreiben Sie, was Sie sehen, in allen Facetten.

Übung 3

- Eine andere Variante des »Achtsamen Sehens« ist das Sehen und Zählen.
- Suchen Sie sich eine Pflanze (Zimmer-, Balkon- oder Gartenpflanze – ganz egal).
- Zählen Sie alle Blätter.

Sie können diese Wahrnehmen- und Zählen-Übung auch mit den anderen Sinneskanälen probieren.

3-2-1-Übung

T P

- Bringen Sie sich in eine achtsame Körperhaltung, legen Sie die Hände auf die Oberschenkel.
- Nehmen Sie Ihren ruhigen gleichmäßigen Atem wahr.

- Lenken Sie nun Ihre Aufmerksamkeit auf das Sehen.
- Benennen Sie bewertungsfrei drei Dinge, die Sie sehen.

- Lenken Sie Ihre Aufmerksamkeit nun auf die Geräusche im Raum. Nehmen Sie bewertungsfrei wahr, was Sie hören.
- Benennen Sie in Gedanken drei Dinge, die Sie hören können.

- Lenken Sie nun Ihre Aufmerksamkeit auf Ihre Sinneserfahrungen. Nehmen Sie bewertungsfrei wahr, was Sie gerade spüren (Hände auf den Beinen, Füße auf dem Boden, Popo auf dem Stuhl).
- Bennen Sie nun in Gedanken drei Dinge, die Sie spüren.

- Fahren Sie nun in gleicher Weise fort und suchen und benennen Sie zwei Dinge, die Sie hören, fühlen, sehen und spüren.
- Danach benennen Sie ein Ding, das Sie hören, fühlen, sehen oder spüren.

Tipp

Diese Übung können Sie auch unterwegs machen. Sie funktioniert in jeder Position. Sie können sich mit ihr wieder ins Hier und Jetzt holen, Grübeleien unterbrechen und ein inneres Gleichgewicht zurückbringen.

Body-Scan

Der Body-Scan kann Körper und Geist zur Ruhe bringen. Man kann diese Übung in unterschiedlichen Positionen durchführen. Wir empfehlen, es im Sitzen zu machen.

Die Anweisung sollte immer mal wieder eingestreut werden: »Wenn die Gedanken wegschweifen, dann bemerken Sie dies und kommen mit der Aufmerksamkeit zurück zur Aufgabe.«

- Die Arme liegen neben dem Körper. Beim Sitzen nehmen Sie eine aufrechte Sitzposition ein und legen die Hände auf die Oberschenkel.

- Schließen Sie wenn möglich die Augen und atmen Sie einige Male tief ein und aus. Kommen Sie etwas zur Ruhe.

- Richten Sie Ihre Konzentration nun auf die Füße. Fühlen Sie in sich hinein, wie Sie auf dem Boden stehen. Spüren Sie bewusst hinein in die Fersen, Fußsohlen und Zehen.

- Wandern Sie dann mit der Aufmerksamkeit weiter nach oben in den Unterschenkel. Spüren Sie die Waden und die Schienbeine.

- Wandern Sie mit Ihrer Aufmerksamkeit weiter hoch zu Knie und Oberschenkel. Spüren Sie, wie die Oberschenkel die Unterlage/den Stuhl berühren?

- Lassen Sie die Aufmerksamkeit nun weiter nach oben wandern in den Bauch- und Brustraum. Spüren Sie, wie sich die Bauchdecke beim Atmen hebt und senkt?

- Gehen Sie nun mit der Aufmerksamkeit zum Rücken. Spüren Sie, wo der Rücken Kontakt hat? Spüren Sie die lockere Haltung Ihrer Schultern?

- Wandern Sie dann mit der Aufmerksamkeit zum Gesicht. Überprüfen Sie, ob der Unterkiefer locker sitzt. Lösen Sie jegliche Anspannung im Gesichtsbereich.

- Mit der Entspannung gehen Sie wieder nach unten und gehen mit der Aufmerksamkeit nun in die Arme, über Oberarm, Ellenbogen und Unterarme bis in die Fingerspitzen.

- Folgen Sie noch für einige Zeit Ihrem Atem und kommen Sie dann zurück ins Hier und Jetzt. Mit einem Ausatmen öffnen Sie die Augen. Räkeln und strecken Sie sich, wenn Sie mögen.

Achtsam eine Rosine essen

T P

- Suchen Sie sich einen ruhigen Moment, in dem Sie nicht gestört werden. Legen Sie sich eine Rosine bereit.

- Schließen Sie wenn möglich kurz die Augen und atmen Sie einige Male tief und gleichmäßig ein und aus. Mit dem Ausatmen lassen Sie die körperliche Spannung los.

- Öffnen Sie die Augen und legen Sie die Rosine auf Ihre Hand.

- Richten Sie Ihre Aufmerksamkeit ausschließlich auf das Sehen der Rosine. Beschreiben Sie in Gedanken detailliert ihr Aussehen.

- Wann immer Sie merken, dass Ihnen andere Gedanken in den Sinn kommen, nehmen Sie dies wohlwollend zur Kenntnis und lassen die Gedanken vorbeiziehen wie Wolken am Himmel.

- Dann konzentrieren Sie sich auf die Berührung. Nehmen Sie die Rosine dazu zwischen Daumen und Zeigefinger. Beschreiben Sie detailliert, wie sich die Rosine anfühlt.

- Wenn möglich schließen Sie noch einmal die Augen für einige Zeit.

- Wenn Sie soweit sind, halten Sie sich die Rosine unter die Nase. Riechen Sie die Aromen und Düfte. Beschreiben Sie detailliert in Gedanken, was Sie riechen.

- Stecken Sie die Rosine nun langsam und voller Bewusstsein für die Bewegung in den Mund. Nehmen Sie sie zunächst in den Mund, ohne zu kauen. Beobachten Sie, was passiert. Nehmen Sie wahr, wie sich die Rosine anfühlt, ob Sie schon etwas schmecken.

- Wenn Sie bereit sind, fangen Sie an, die Rosine zu kauen. Achten Sie auf das Aroma, den Geschmack. Nehmen Sie die Veränderungen in Geschmack und Konsistenz im Laufe des Kauens wahr.

- Schlucken Sie die Rosine dann bewusst herunter. Spüren Sie nach.

- Öffnen Sie die Augen und nehmen Sie bewusst Ihre Umgebung war.

Variation

Diese Übung können Sie selbstverständlich auch mit anderen Lebensmitteln oder auch Getränken durchführen.

3-Minuten-Atemraum

T P

Diese Übung ist aus dem MBCT-Programm von Teasdale et al. (2017). Es wird empfohlen, sie mindestens mehrere Wochen lang drei Mal täglich anzuwenden, um einen zerstreuten Geist zu sammeln und mit schwierigen Emotionen besser umzugehen.

- Nehmen Sie eine aufrechte Sitzhaltung ein, lassen Sie die Schultern sinken. Schließen Sie die Augen und fokussieren Sie sich auf die folgenden Schritte.

- Fokussieren Sie sich nach innen und fragen Sie sich: »Was erlebe ich in diesem Moment?«
  - Welche Gedanken gehen mir durch den Kopf?
  - Welche Gefühle habe ich gerade?
  - Welche körperlichen Empfindungen sind gerade präsent?

- Konzentrieren Sie sich dann auf Ihren Atem, wie er ganz von selbst ein- und ausströmt.

- Spüren Sie nach, wie sich mit jedem Atemzug die Bauchdecke hebt und senkt.

- Wenn Ihre Gedanken abschweifen, bemerken Sie dies ohne Bewertung und kehren Sie zum Atem zurück.

- Erweitern Sie dann den Fokus, sodass Sie neben dem Atem Ihre Körperhaltung und Mimik wahrnehmen.

Tipp

Bei der MBCT wird diese Übung nicht nur nach einem festen Plan im Alltag integriert, zusätzlich soll immer dann eine Übung erfolgen, wenn unangenehme Gefühle auftreten oder bemerkt wird, dass die Gedanken einen völlig beanspruchen.

Fingertreppe

- Berühren Sie mit der Spitze des Zeigefingers der rechten Hand den Daumen der linken Hand.
- Halten Sie diese beiden Finger verbunden und führen Sie nun den rechten Daumen zum linken Zeigefinger.
- Wenn diese Verbindung steht, lösen Sie den rechten Zeigefinger vom linken Daumen.
- Greifen Sie nun um und führen Sie sie auf der Vorderseite wieder zusammen.

- Wenn Sie diese Bewegungen schnell hintereinander wiederholen, sieht es aus, als würden die Finger Treppen steigen oder laufen.

Für Geübte

Nach einigen Durchgängen der einfachen Fingertreppe variieren Sie z. B. an der rechten Hand die Finger durch. Nach dem Zeigefinger tippt der rechte Daumen nacheinander einmal den linken Mittelfinger, den linken Ringfinger und den linken kleinen Finger. Danach in umgekehrter Richtung wieder zurück.

Können Sie dies, versuchen Sie diese Variation an der anderen Hand.

Noch schwieriger ist es, die Finger beider Hände durch zu variieren.

Aktive Achtsamkeitsübungen

T P

Es gibt viele körperliche Betätigungen, die nur funktionieren, wenn man sehr gut bei der Sache ist, das heißt, mit den Gedanken bei dem ist, was man gerade tut.
Und Spaß macht das meiste davon auch noch.
Zum Beispiel:

- Seilspringen
- Gummitwist
- Jonglieren
- Diabolo
- Klettern
- Bewegungen für eine Sportart üben
- Balancieren (auf einer Bordsteinkante, Baumstumpf, Mauer, Slackline)
- Einen Flummi einmal aufspringen lassen und mit derselben Hand wieder auffangen. Wenn es mit der dominanten Hand gut klappt, versuchen Sie es mit der anderen Hand.
- ein Ei auf einem Löffel quer durch die Wohnung tragen
- ein rohes Ei auf einer Tischplatte aufstellen
- ein Geschicklichkeitsspiel spielen
- einen metallenen Esslöffel mit der Innenseite an die eigene Nase hängen, sodass er von selbst hält
- ein Buch auf dem Kopf balancieren. Wenn es klappt, können Sie es ohne Festhalten durch die Wohnung tragen.
- sich mit dem Rücken an einen Türrahmen lehnen, dann langsam hinunterrutschen, bis die Knie im 90°-Winkel gekrümmt sind und diese Position lange halten

Tragen Sie hier Ihre persönlichen Favoriten des aktiven Achtsam-Seins ein:

....

....

....

....

....

....

....

....

....

....

....

Zählen, Bewegen, Erinnern

T P

Für diese Übung braucht man zwei Personen.

- Stellen Sie sich gegenüber auf.
- Eine Person beginnt und sagt »1«. Die zweite Person sagt »2«, die erste »3«. Und es geht wechselseitig damit weiter, dass immer von 1 bis 3 gezählt wird. Durch diese Konstellation muss man immer eine andere Zahl sagen und sich gut konzentrieren.
- Ist dies geübt, überlegt sich die erste Person eine Bewegung, die anstelle des Aussprechens der Zahl 1 ausgeführt wird, z. B. ein Winken.
- Dann wird wieder abwechselnd bis 3 gezählt. Jedoch wird immer anstelle der 1 die Bewegung ausgeführt.
- Ist dies geübt, wird auch eine andere Bewegung für die Zahl 2 gesucht und im Wechsel weitergezählt.
- Das wechselseitige Zählen bis 3 erfolgt nun mithilfe von zwei verschiedenen Gesten und dem Aussprechen der Zahl 3.
- Ist dies geübt, wird auch noch die Zahl 3 mit einer Geste ersetzt.

Im Kreis atmen

T P

- Setzen Sie sich aufrecht auf einen Stuhl (möglichst ohne Lehne) oder setzen Sie sich vorne auf die Stuhlkante.

- Lassen Sie nun Ihren Oberkörper im Uhrzeigersinn einen Kreis vor Ihnen beschreiben und halten Sie ihn am Kreisen.

- Atmen Sie nun immer dann ein, solange Sie mit Ihrem Körper den vorderen halben Kreis beschreiben (von 9 bis 3 Uhr).

- Atmen Sie aus, wenn Ihr Körper den hinteren halben Kreis vollführt (von 3 bis 9 Uhr). Beim hintersten Punkt des Kreises ist ihre Wirbelsäule aufrecht über dem Becken (6 Uhr).

- Bitte passen Sie die Geschwindigkeit Ihren Bedürfnissen an. Ihnen soll dabei nicht schwindelig werden.

- Wechseln Sie gelegentlich die Richtung, achten Sie jedoch darauf, dass das Einatmen bei der Vorwärtsbewegung passiert.

Variation
Sie können auch den gedachten Kreis von 12 nach 6 Uhr teilen und bei der Bewegung nach vorne einatmen. Ab dem Scheitelpunkt (bei 12 Uhr), atmen Sie aus.

Fingerspitzen tippen

- Stellen Sie sich einen Timer je nach Bedarf auf 30 Sekunden, 1 Minute oder länger.
- Suchen Sie sich einen Platz, wo Sie im Sitzen oder Stehen, rechts und links von sich bequem eine Unterlage erreichen können. Stellen Sie sich z. B. neben die Küchenarbeitsplatte und stellen Sie auf Ihre andere Seite einen Stuhl mit Lehne. Oder setzen Sie sich zwischen einen Tisch und eine Kommode.
- Ballen Sie die Hände zu Fäusten und lassen Sie die Zeigefinger hinausstehen.
- Tippen Sie mit der Zeigefingerspitze der einen Hand auf die Küchenplatte, mit dem Zeigefinger der anderen Hand auf die Stuhllehne.
- Führen Sie nun beide Hände nach oben, bis sich beide Zeigefingerspitzen über dem Kopf berühren.
- Nach diesem leichten Fingertipp führen Sie die Hände wieder seitlich herunter.
- Tippen Sie einmal auf die Unterlagen.
- Bewegen Sie die Arme wieder nach oben, bis sich die Zeigefinger wieder über Ihrem Kopf berühren.
- Wiederholen Sie diesen Vorgang.
- Konzentrieren Sie sich darauf, die Bewegung auszuführen.
- Konzentrieren Sie sich darauf, dass sich die Fingerspitzen berühren.
- Wenn Sie gedanklich abschweifen, bewerten Sie dies nicht weiter, sondern fahren Sie einfach mit den Bewegungen fort.

Angespanntes XOXO

Diese Übung lässt sich besonders gut durchführen, wenn man wütend oder ärgerlich ist. Wenn viel Energie freigesetzt werden will.

- Ballen Sie die Hände zu Fäusten.
- Überkreuzen Sie die Arme vor der Brust, Fäuste nach oben.
- Spannen Sie Arm- und Schultermuskeln an.
- Führen Sie nun die Arme nach außen und halten Sie die Anspannung.
- Halten Sie ganz kurz inne und führen Sie die Arme unter Anspannung wieder vor die Brust.
- Wiederholen Sie nun die Bewegung nach außen und die Kreuzung vor der Brust.
- Wiederholen Sie dies, bis die Arme schmerzen, und noch einige wenige Male drüber hinaus.
- Vergessen Sie nicht zu atmen!

Achtsamkeit für unterwegs

Nicht immer ist man zuhause oder hat Hilfsmittel zur Hand. Wenn Sie unterwegs Achtsamkeit üben wollen oder wenn Sie nicht wollen, dass eine andere Person bemerkt, dass Sie gerade eine Übung durchführen, dann könnte eine der folgenden Übungen für Sie passend sein.

10 Dinge suchen in …

- Blau: Suchen Sie nach zehn blauen Dingen in Ihrer Umgebung.
- Metall: Sehen Sie zehn Dinge aus Metall?
- Suchen Sie zehn Dinge in unterschiedlichen Grün-Tönen.
- Hören Sie auf Geräusche. Benennen Sie in Gedanken zehn Dinge, die Sie hören.

Schreiten und Zählen

Zählen Sie Ihre Schritte bis 10 und fangen Sie dann erneut an. Versuchen Sie, die Atmung an die Schritte anzupassen.

Body-Scan für unterwegs

Spüren Sie Ihre Füße auf dem Boden, lassen Sie die Aufmerksamkeit bewusst nach oben durch Ihren Körper wandern. Nach den Füßen geht es über die Unterschenkel und Knie in die Oberschenkel. Dann weiter zum Bauch und Brustkorb. Fühlen Sie, wie er sich mit dem Atmen ganz von allein hebt und senkt. Spüren Sie dann in die Schultern und den Nacken. Entspannen Sie diesen Bereich. Entspannen Sie auch die Gesichtsmuskulatur. Kommen Sie nun über Ihre Oberarme, Ellenbogen und Unterarme bis zu den Fingern.

Geräusche benennen

Unterscheiden Sie vier verschiedene Geräusche. Benennen Sie diese in Gedanken.

Nachdem Sie zwei Wochen Achtsamkeit im Alltag angewendet haben, notieren Sie bitte Ihre Erfahrungen.

Folgende Übungen habe ich ausprobiert:

....

....

....

....

....

....

Bitte unterstreichen Sie nun die Übungen, die Ihnen am meisten zugesagt haben.

Besprechen Sie mit dem/der Therapeut*in, ob es bei Ihren persönlichen Vorlieben Verbindungen/Ähnlichkeiten gibt. Wenn ja, woher kommt dies wohl?

Beleuchten Sie nun, welche Art der Übung Ihnen am wenigsten zusagt und versuchen Sie zu ergründen, warum dies so ist.

Entscheiden Sie gemeinsam, welche Übungen Sie in der kommenden Zeit vermehrt üben wollen.

Folgende Achtsamkeitsübungen plane ich für die nächste Zeit:	So oft in der Woche werde ich sie durchführen:
....	....
....	....
....	....
....	....
....	....
....	....
....	....
....	....

8 Verbesserung sozialer Kompetenzen und Fertigkeiten

Viele Menschen mit ADHS weisen Schwierigkeiten in sozialen Situationen auf, andere sind eher gesellig und beliebt. Insbesondere im Bereich der Beziehungen finden sich bei den Betroffenen große soziale Probleme. Die Wahrscheinlichkeit einer Trennung oder Scheidung ist bei Menschen mit ADHS vielfach erhöht und die Beziehungen sind häufig konflikthaft, was einen substanziellen Belastungsfaktor darstellt. Liegen soziale Probleme vor, kann das verschiedene Ursachen haben. Zum einen ist es natürlich naheliegend, dass die Störung der Impulskontrolle in akuten Konfliktsituationen zu einem ungünstigen Interaktionsverlauf führen kann. Die Betroffenen werden dann schnell wütend und vielleicht sogar aggressiv, die Situation eskaliert und eine konstruktive Konfliktlösung wird extrem erschwert. Zum anderen kann es aber auch sein, dass die Betroffenen im Laufe ihres Lebens, vielleicht aufgrund fehlender sozialer Unterstützung und Erfahrung, wichtige soziale Kompetenzen nicht erlernt haben, sodass sie ihnen nun im Erwachsenenalter fehlen.

Wenn Ihre Patient*innen soziale Probleme haben, ergibt es Sinn, sich diese genauer anzusehen und von den Betroffenen beschreiben zu lassen. Dazu könnten Sie AB 74 und AB 75 nutzen.

Sind die sozialen Probleme Folge der Kernsymptomatik, also der Impulskontrollstörung, so empfiehlt es sich natürlich, die Impulskontrollstrategien zu verwenden, die wir im Kapitel 4 beschrieben haben, und diese auf die sozialen Konfliktsituationen zu übertragen. Mit dem AB 76 wird die Impulskontrollstrategie »Reaktionsverzögerung« auf soziale Situationen übertragen. Beim AB 77 wird die Stopp-Methode auf soziale Konflikte angewendet. Es empfiehlt sich, die Impulskontrollstrategien im Rollenspiel einzuüben.

Finden sich soziale Defizite insbesondere aufgrund von fehlender sozialer Kompetenz, dann kann davon ausgegangen werden, dass das Erlernen der sozialen Kompetenzen über die Lebensspanne nicht richtig funktioniert hat. Hinsch und Pfingsten (2015) sprechen in diesem Zusammenhang von der Ontogenese sozialer Kompetenzprobleme. Sie beschreiben, dass diese Defizite durch unterschiedliche Faktoren, wie fehlende Übung, mangelnde Verstärkung, ungünstige Vorbilder oder das Verlernen sozialer Kompetenzen, im Laufe des Lebens entstehen können, von denen etliche auch für die Entwicklung von ADHS-Betroffenen relevant sind. So erleben diese Betroffenen oft aufgrund des schwierigen Interaktionsverhaltens eine soziale Ausgrenzung, die zu fehlender Übung in der Kindheit führte. Negative Verhaltensweisen wie Impulsivität, fehlende Distanz oder das viele Sprechen und Unterbrechen anderer führt zu einem Fehlen von Verstärkung in sozialen Situationen. Darüber hinaus finden ADHS-Betroffene in der Kindheit und Jugend häufig mehr Anschluss an Peers, die ebenfalls eher expansive Verhaltensweisen aufweisen, was zu ungünstigen Vorbildern für soziale Verhaltensweisen führen kann. Liegen solche Defizite vor, ergibt es Sinn, soziale Kompetenzen gezielt zu trainieren. Dabei sind für Patient*innen mit ADHS insbesondere Übungen hilfreich, die ihnen helfen, Beziehungen erfolgreicher zu gestalten, Konflikte besser zu lösen und im Kontakt bei anderen um Sympathien zu werben.

Schwierigkeiten ergeben sich auch immer wieder durch die Kommunikation. Im INFO 37 werden dazu Grundlagen zu den verschiedenen Seiten einer Nachricht erläutert und mit dem passenden AB 78 kann das Prinzip mit typischen Konflikten individualisiert werden. Dies soll bei der Analyse und dem Aufbau neuer Kommunikationsstrategien helfen.

Wichtig ist es, wie immer im Bereich des Trainings sozialer Kompetenzen, dass die schwierigen sozialen Situationen mit den Betroffenen im Rollenspiel analysiert und geübt werden. Das Arbeitsblatt 80 enthält eine Fülle von Situationen (nach Hinsch & Pfingsten, 2015), die im Rollenspiel zum Bereich Beziehungen durchgeführt werden können. Dabei gilt es zunächst herauszufinden, welche Art von Situation für den Betroffenen am schwierigsten ist und diese dann konkret zu üben. Mithilfe von Arbeitsblatt 81 können die Erfahrungen im Rollenspiel nochmals reflektiert werden.

Tipp

Normalerweise übt man diejenigen Situationen, die für den/die Betroffene*n besonders schwierig sind. Wenn Rollenspiele als Methode neu eigeführt werden oder bei introvertierteren Menschen könnte es hilfreicher sein, mit einer Situation aus dem mittleren persönlichen Schwierigkeitsgrad zu beginnen, um Hemmungen zu senken und positive Erfahrungen mit der Arbeit mit Rollenspielen zu generieren.

Ein Problem in sozialen Situationen kann es auch sein, dass ADHS-Betroffene selbst nicht merken, dass sie auf andere aggressiv wirken, und dann erstaunt sind, dass Kontaktaufnahmen nicht so funktionieren, wie das eigentlich gewünscht ist. Das Arbeitsblatt 82 enthält Situationen und Reaktionen aus dem Kompetenztraining von Hinsch und Pfingsten (2015), anhand derer zwischen aggressivem und selbstsicherem Verhalten unterschieden werden soll. Darüber hinaus soll angegeben werden, wie die jeweils alternative Reaktionsform aussieht, um die Unterscheidung noch besser zu trainieren.

Aufgrund ungünstiger Beziehungserfahrungen haben ADHS-Betroffene häufig ein negatives Selbstkonzept und manchen von ihnen fällt es schwer, Kontakte aufzunehmen. Es kann daher sinnvoll sein, diese Fertigkeit z.B. im Rollenspiel zu trainieren (INFO 38 und AB 83 zum Thema um Sympathie werben).

Um sozialadäquater zu agieren, kann auch die Auseinandersetzung mit dem Geben und Nehmen von Feedback hilfreich sein (s. dazu INFO 39 und AB 84).

Leider kommt es bei ADHS Betroffenen häufiger dazu, dass sie sich entschuldigen müssen. Nicht immer ist diese Kompetenz vorhanden. Wenn nicht, sollte sie aufgebaut werden. Geübt werden kann dies mit AB 85.

Arbeits- und Informationsmaterialien

AB 74 Soziale Situationen, die mir Schwierigkeiten bereiten

Dieses Arbeitsblatt erfasst Situation oder Zustände, in denen ADHS-Betroffene manchmal Schwierigkeiten mit ihren Mitmenschen bekommen, und damit einhergehende Emotionen und Veränderungsziele, an denen Sie mit den Betroffenen arbeiten können.

AB 75 Protokoll sozialer Situationen

Dieses Arbeitsblatt protokolliert soziale Situationen und erlaubt es so, die soziale Einbindung, soziale Aktivitäten und potenzielle Konfliktfelder zu identifizieren.

AB 76 Reaktionsverzögerung in Konfliktsituationen

Dieses Arbeitsblatt überträgt die Methode der Reaktionsverzögerung als Impulskontrollstrategie auf soziale Konfliktsituationen.

AB 77 Das Stopp-Prinzip in sozialen Situationen

In diesem Arbeitsblatt wird die Stopp-Methode zur Reaktionsverzögerung in sozialen Konfliktsituationen genutzt.

INFO 37 Wie verhalte ich mich in Konfliktgesprächen?

Dieses Infoblatt erklärt die grundlegenden Regeln der Kommunikation und die sich daraus ergebenden Regeln für die Durchführung erfolgreicher Konfliktgespräche.

AB 78 Analyse von Konfliktgesprächen

Mithilfe dieses Arbeitsblattes können die Betroffenen typische Konfliktgespräche analysieren und alternative Kommunikationsstrategien planen.

AB 79 Ich-Botschaften
In diesem Arbeitsblatt soll geübt werden, Du-Botschaften in Ich-Botschaften umzuformulieren und zusätzlich die zugrunde liegenden Gefühle zu artikulieren.

AB 80 Rollenspielsituationen – Beziehungen
Das Arbeitsblatt enthält eine Fülle von Situationen (nach Hinsch & Pfingsten, 2015), die im Rollenspiel zum Bereich Beziehungen durchgeführt werden können.

AB 81 Reflexion der Rollenspiele
Das Arbeitsblatt dient dazu, die Erfahrungen, die während der Rollenspiele gemacht wurden, zu reflektieren. Es kann auch für die Rollenspiele aus AB 83 »Rollenspielsituationen – Um Sympathie werben« eingesetzt werden

AB 82 Unterscheidung selbstsicher und aggressiv
Die Unterscheidung zwischen aggressivem und selbstsicherem Verhalten wird mithilfe dieses Arbeitsblattes geübt. Die Situationen und Reaktionen stammen aus dem *Gruppentraining sozialer Kompetenzen* von Hinsch und Pfingsten (2015).

INFO 38 Wie ich um Sympathie für mich werbe
Dieses Infoblatt erklärt basale Techniken zum Werben um die Sympathie eines Gegenübers.

AB 83 Rollenspielsituationen – Um Sympathie werben
Dieses Arbeitsblatt enthält die Rollenspielsituationen zum Bereich »Um Sympathie werben« aus dem *Gruppentraining sozialer Kompetenzen* von Hinsch und Pfingsten (2015), anhand derer soziale Situationen geübt werden können.

INFO 39 Feedback
Dieses Infoblatt führt in das Geben und Nehmen von Feedback und die zu beachtenden Regeln ein.

AB 84 Persönliche Erfahrungen mit Feedback
Mit diesem Arbeitsblatt können die persönlichen Erfahrungen und Schwierigkeiten beim Geben und Nehmen von Feedback herausgearbeitet werden.

AB 85 Entschuldigung
Mit diesem Arbeitsblatt soll eine Entschuldigung vorbereitet und danach geübt werden. Die dafür benötigten Fähigkeiten können aus den Rollenspielinstruktionen beim Thema Beziehungen und vom Feedback abgeleitet werden.

Im Folgenden werden einige typische soziale Situationen beschrieben, in denen Menschen Schwierigkeiten haben können. Dabei geht es nicht nur darum, ob Sie selbst die Schwierigkeiten bemerken, auch die Hinweise von anderen können an dieser Stelle hilfreich sein. Bitte geben Sie an, welche Situationen für Sie schwierig sind, welche Probleme Sie in diesen Situationen haben, welche Emotionen bei Ihnen auftreten und was Sie gerne lernen möchten.

Situation / Zustand	Schwierigkeit?	Problem	Emotion	Änderung
Ich bin zu impulsiv.				
Ich bin mit jemanden in Streit geraten und möchte das beenden.				
Ich höre nicht richtig zu.				
Ich mache einen Fehler oder zeige Schwäche.				
Ich werde kritisiert.				
Ich ärgere mich über jemand anderen.				
Ich möchte meine Meinung äußern.				

Situation / Zustand	Schwierigkeit?	Problem	Emotion	Änderung
Ich möchte meine Wünsche oder Bedürfnisse durchsetzen.				
Ich möchte jemanden kennenlernen oder den Kontakt behalten.				
Ich zeige meine Gefühle.				
Ich muss eine wichtige Entscheidung treffen.				
Ich möchte Nein sagen.				
Eigene Situation 1				
Eigene Situation 2				
Eigene Situation 3				

AB 75 Protokoll sozialer Situationen

P

Tragen Sie hier soziale Situationen ein, die Sie erlebt haben, und beschreiben Sie, wie sie gelaufen sind und wie Sie sich dabei gefühlt haben. In der ersten Zeile sehen Sie ein Beispiel.

Datum	Situation	Mit wem?	Was wurde gemacht?	Konflikte?	Wie war das Gefühl?
20. Juni	Treffen mit Freunden	Peter, Paul und Marie	Karten gespielt	Ich dachte, Paul hat gepfuscht.	Ärger, Wut

Reaktionsverzögerung in Konfliktsituationen

P

Reaktionsverzögerung bedeutet, Zeit zu gewinnen, bevor der Impuls ausgeführt wird. Das heißt, man versucht, die spontane Reaktion nicht auszuführen, sondern Zeit zu gewinnen, um dann bedachter und kontrollierter handeln zu können. Das ist insbesondere auch in Konfliktsituationen sehr wichtig, wo eine impulsive Reaktion häufig aggressiv wirkt und damit die Konfliktlösung sehr erschwert. Kennen Sie das aus Ihrem eigenen Leben?

(1) Beschreiben Sie eine typische Konfliktsituation, in der Sie Ihre impulsiven Reaktionen in Schwierigkeiten gebracht haben.

....

....

....

(2) Überlegen Sie nun, was Sie tun können, um in diesen Situationen Zeit zu gewinnen. Wie Sie Ihre Reaktion herauszögern können.

....

....

....

(3) Besprechen Sie mit nahen Bezugspersonen, mit denen Sie immer wieder in solche Konfliktsituationen kommen, wie diese Sie daran erinnern können, die Reaktionsverzögerung einzusetzen. Vereinbaren Sie ein Codewort, mit dem Sie die Eskalation der Situation vermeiden.
Als Codewort verwende ich:

....

(4) Überlegen Sie, ob Sie sich einen Erinnerungsgegenstand einstecken können, der in solchen Situationen als Erinnerungshilfe verwendet werden kann:
Als Erinnerungshilfe verwende ich:

....

Üben Sie die Reaktionsverzögerung mit Ihrer Therapeutin/Ihrem Therapeuten im Rollenspiel.

Sammeln Sie typische Konfliktsituationen, in denen es durch Ihre impulsive Reaktion zu einem Konflikt kommt. Stellen Sie sich bildlich vor, wie Sie in solchen Situationen den eigenen Impuls stoppen, und überlegen Sie, wie die Situationen dann weitergehen könnten. Im ersten Kasten sehen Sie ein Beispiel.

Auslösende Situation		**Meine Reaktion**
Mein*e Partner*in verlangt von mir etwas, das ich nicht tun will.	→	Ich werde sehr wütend und bringe meinen Ärger laut und deutlich zum Ausdruck. Es kommt zum Streit.
	STOPP ↘	Veränderte Konsequenz: Stopp, ich bringe meinen Ärger erstmal unter Kontrolle und erkläre dann in einem angemessenen Ton, warum ich den Wunsch gerade nicht erfüllen kann. Wir überlegen gemeinsam, wie wir weiter vorgehen.
	→	
	STOPP ↘	Veränderte Konsequenz:
	→	
	STOPP ↘	Veränderte Konsequenz:
	→	
	STOPP ↘	Veränderte Konsequenz:

Sammeln Sie typische Konfliktsituationen, in denen es durch Ihre impulsive Reaktion zu einem Konflikt kommt. Stellen Sie sich bildlich vor, wie Sie in solchen Situationen den eigenen Impuls stoppen, und überlegen Sie, wie die Situationen dann weiter gehen könnten.

Auslösende Situation		**Meine Reaktion**
	→ STOPP ↘	 Veränderte Konsequenz:
	→ STOPP ↘	 Veränderte Konsequenz:
	→ STOPP ↘	 Veränderte Konsequenz:
	→ STOPP ↘	 Veränderte Konsequenz:

Kommunikation findet immer zwischen einem sogenannten Sender und einem sogenannten Empfänger statt. Das einfachste Modell der Kommunikation geht davon aus, dass der Sender eine Nachricht hat, die er gerne an den Empfänger senden möchte. Dabei muss die Nachricht codiert werden, wobei sowohl verbale, also sprachliche, als auch non-verbale Codierungen zum Einsatz kommen. Der Empfänger der Nachricht muss diese dann also wieder decodieren, um darauf reagieren zu können. Schematisch kann man sich das so vorstellen:

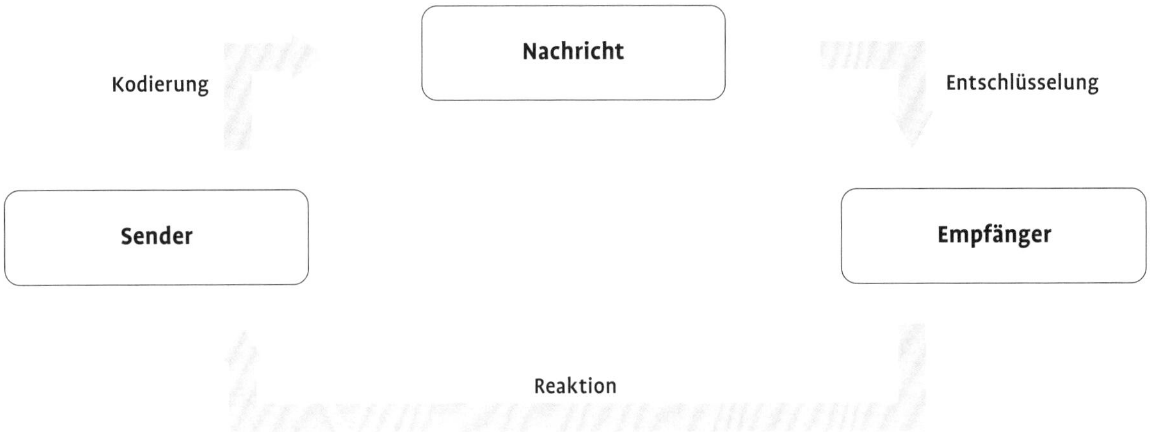

Oft ist es schwierig, Konfliktgespräche zu führen, weil die Nachrichten, die man sendet, nicht nur den eigentlichen sachlichen Inhalt enthalten, sondern noch sehr viel mehr transportieren. Dabei wollen wir oft Dinge zum Ausdruck zu bringen, die sich erst durch die Entschlüsselung des/der Gesprächspartner*in ergeben. Friedemann Schultz von Thun hat das sogenannte »Kommunikationsquadrat« definiert, das vier Ebenen der Kommunikation beschreibt:

(1) **Sach-Ebene:** Sie enthält die Informationen, die man mitteilen möchte.
(2) **Ebene der Selbstoffenbarung:** Hier drückt der/die Sender*in etwas über sich selbst aus.
(3) **Ebene der Beziehung:** Auf dieser Ebene kommuniziert der/die Sender*in etwas über sein/ihr Verhältnis zum Empfänger.
(4) **Appell-Ebene:** Hier geht es darum, dass der/die Sender*in ein Verhalten beim Empfänger auslösen möchte.

Ein typisches Beispiel, das Sie vielleicht auch kennen, spielt sich beim Autofahren ab: Stellen Sie sich vor, Sie sind mit Ihrem Partner/Ihrer Partnerin im Auto, der Partner/die Partnerin sitzt am Steuer, Sie auf dem Beifahrersitz und Sie fahren im gemächlichen Tempo auf eine Ampel zu. So könnte ein Kommunikationsquadrat dieser Situation aussehen:

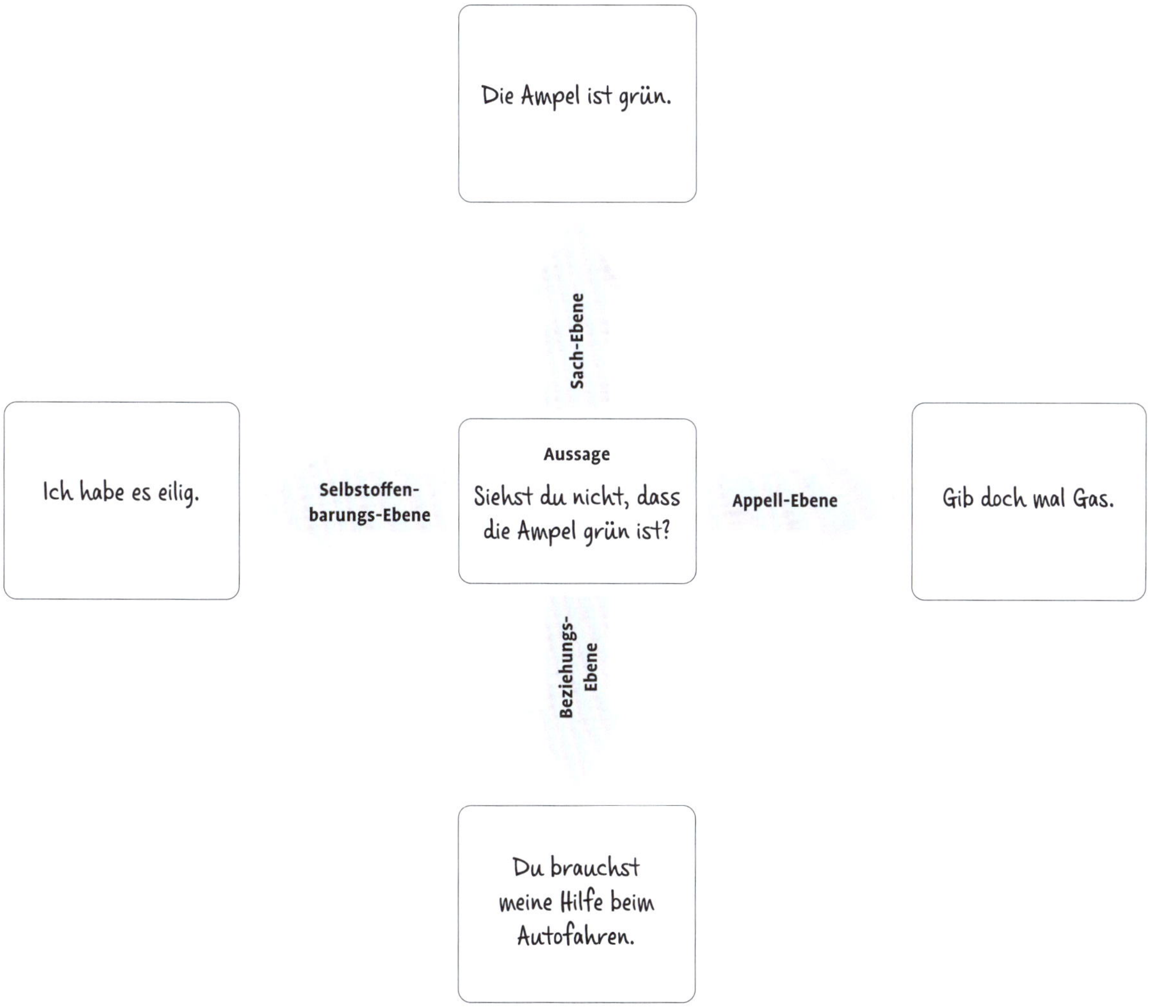
Die Ampel ist grün.
Sach-Ebene
Ich habe es eilig.
Selbstoffen-barungs-Ebene
Aussage
Siehst du nicht, dass die Ampel grün ist?
Appell-Ebene
Gib doch mal Gas.
Beziehungs-Ebene
Du brauchst meine Hilfe beim Autofahren.

Sie können sich gut vorstellen, dass die hier vorgestellte Kommunikation zum Konflikt führt, was aber nicht an der sachlichen Botschaft liegt, sondern den Botschaften auf den anderen Ebenen, die nur indirekt kommuniziert werden und die von dem/der Empfänger*in erstmal interpretiert, also entschlüsselt werden müssen. Häufig erreichen Sie mit einer solchen indirekten Kommunikation eben nicht Ihr Ziel, sondern es kommt zu einem Streit, den Sie eigentlich vermieden hätten, wenn Sie offen kommunizieren würden.

Dazu gibt es ein paar ganz einfache Regeln, die Sie in »Beziehungsgesprächen« befolgen können:

Kommunikationsregeln

(1) Senden Sie klare und eindeutige Botschaften. Formulieren Sie Ihre Anliegen auf allen Ebenen.

(2) Benutzen Sie das Wort »Ich«, senden Sie also sogenannte »Ich-Botschaften«.

(3) Bleiben Sie ganz bei Ihren eigenen Gefühlen.

(4) Verbergen Sie Ihre negativen Gefühle nicht.

(5) Bitten Sie Ihren/Ihre Gesprächspartner*in, ebenfalls klar und eindeutig zu kommunizieren.

(6) Versuchen Sie, die Wünsche und Gefühle Ihres/Ihrer Gesprächspartner*in zu verstehen.

(7) Verwenden Sie offene Fragen, bei denen der/die Partner*in nicht nur mit »Ja« oder »Nein« antworten kann.

(8) Lassen Sie den/die andere*n aussprechen.

(9) Vermeiden Sie Verallgemeinerungen.

AB 78 Analyse von Konfliktgesprächen

Erinnern Sie sich an typische Konfliktsituationen und überlegen Sie, welche Aussage zu dem Streit geführt hat. Analysieren Sie dann mithilfe des Kommunikationsquadrats, welche Botschaften auf den einzelnen Ebenen gesendet wurden.

Sie können die Situation auch im Rollenspiel nachspielen, wobei Ihre Therapeutin/Ihr Therapeut Ihre Rolle übernimmt und Sie auf die konflikthafte Situation reagieren.

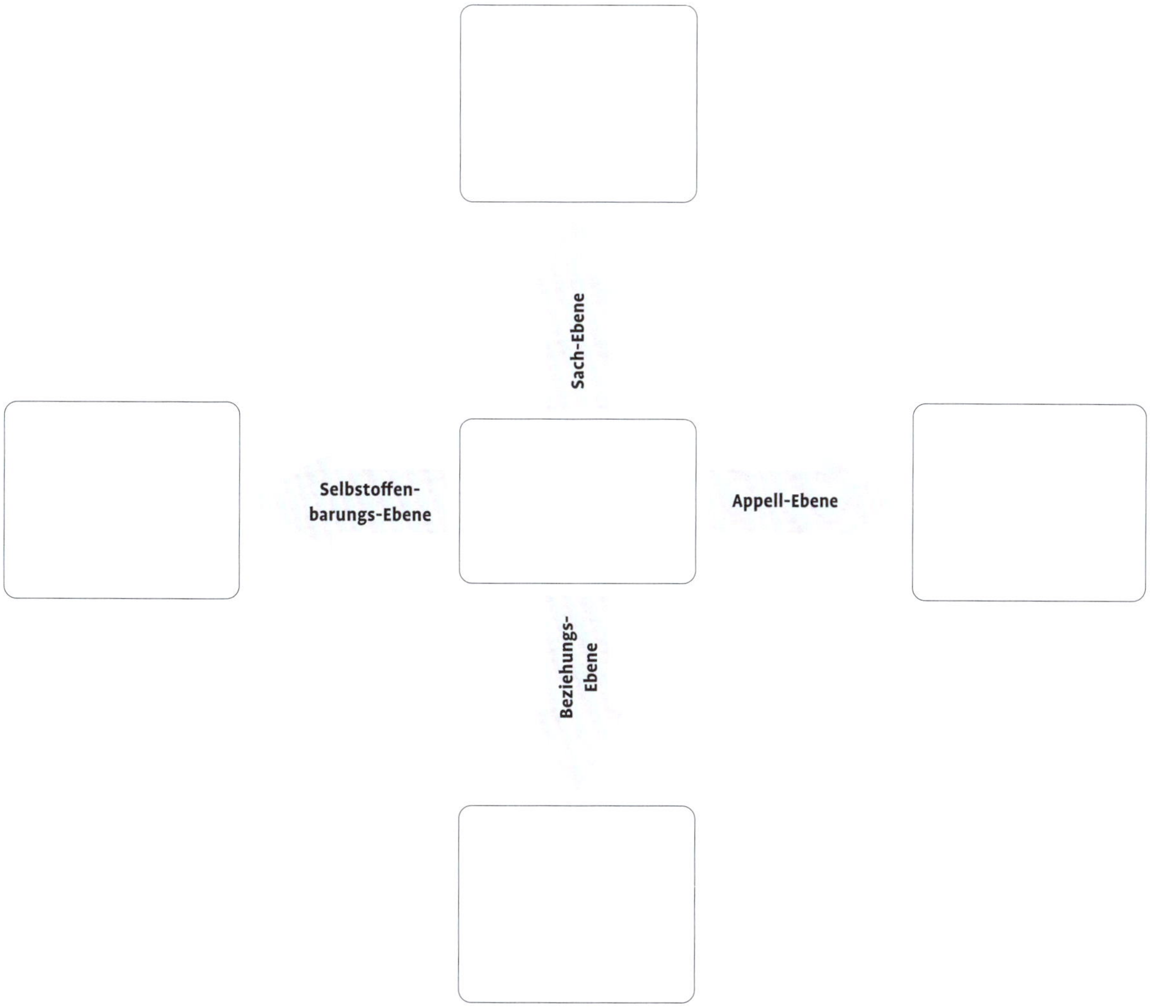

Überlegen Sie jetzt, mit welcher veränderten Aussage Sie die Situation auf der vorherigen Seite besser hätten gestalten können und was weniger konflikthafte Botschaften auf den einzelnen Ebenen gewesen wären.

Üben Sie die Situation im Rollenspiel mit wechselnden Rollen!

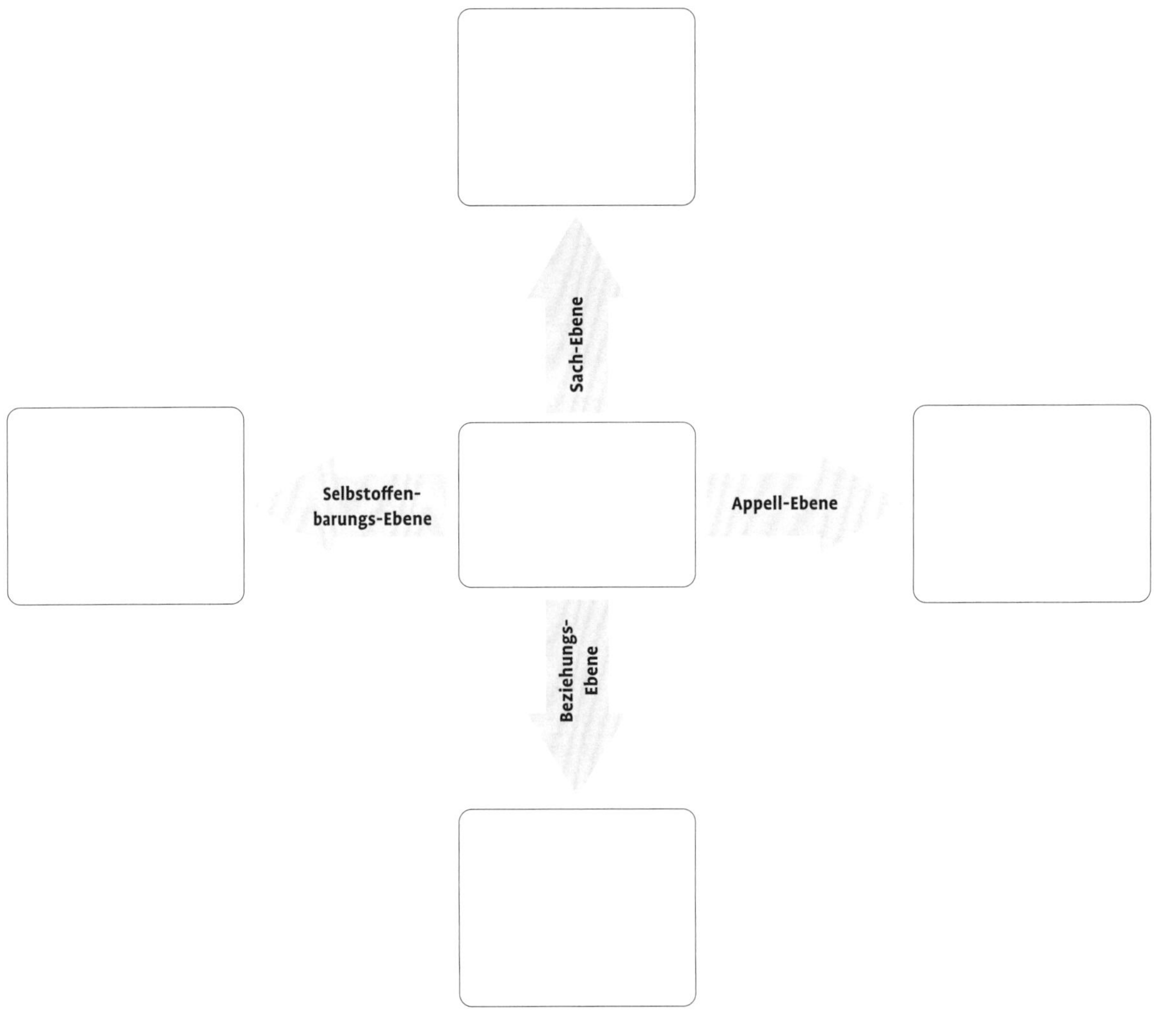

Im Folgenden finden Sie einige typische Du-Botschaften. Überlegen Sie, wie Sie diese in Ich-Botschaften umwandeln können. In der ersten Zeile finden Sie ein Beispiel.

Du-Botschaft	**Ich-Botschaft**
Du hast weder angerufen noch eine Nachricht geschickt!	Ich hätte mir gewünscht, dass du dich bei mir meldest.
Du bist zu spät dran!	
Du hörst mir nicht richtig zu!	
Du bist nicht richtig bei der Sache!	
Du kannst das gar nicht richtig beurteilen!	
Du musst aber auch noch ganz schön viel lernen!	
Du strengst dich nicht richtig an!	
Du verharmlost das Problem!	
Du willst die ganze Sache einfach nicht wahrhaben!	
Du trinkst zu viel!	
Du überlässt die Arbeit immer anderen!	

Im Folgenden finden Sie noch einmal einige der Du-Botschaften. Versuchen Sie nun, in Ihrer Ich-Botschaft auch etwas von Ihren Gefühlen zum Ausdruck zu bringen. In der ersten Zeile finden Sie wieder ein Beispiel.

Du-Botschaft	Ich-Botschaft
Du hast weder angerufen noch eine Nachricht geschickt!	Ich hätte mir gewünscht, dass du dich bei mir meldest, weil ich mir Sorgen gemacht habe.
Du bist zu spät dran!	
Du hörst mir nicht richtig zu!	
Du strengst dich nicht richtig an!	
Du willst die ganze Sache einfach nicht wahrhaben!	
Du trinkst zu viel!	
Du überlässt die Arbeit immer anderen!	

Schätzen Sie bitte auf einem »Thermometer« für jede Situation ein, wie schwer Ihnen das beschriebene Verhalten fallen würde.
Tragen Sie für jede Situation eine Zahl zwischen 0 (keine Schwierigkeit) und 100 (maximale Schwierigkeit) ein.

Situation	Instruktion	Schwierigkeit
(1) Sie und Ihr/Ihre Partner*in wollen zusammen ins Kino gehen. Ihr/Ihre Partner*in wird und wird nicht fertig. Das passiert sehr häufig und Sie sind dann immer ziemlich genervt. Nach dem Kino sprechen Sie das Problem an.	Versuchen Sie vor allem, Ihre eigenen Gefühle auszudrücken. Benutzen Sie dabei das Wort »Ich«. Vermeiden Sie globale Beschuldigungen (»Du bist immer«, »Du hast mal wieder …«).	
(2) Sie haben mit Ihrem/Ihrer Partner*in oder Freund*in einen ziemlichen Streit gehabt. Hinterher sehen Sie ein, dass Sie selbst doch die meiste Schuld hatten, und möchten gerne einlenken.	Teilen Sie Ihrem/Ihrer Partner*in Ihre eigenen Gefühle mit. Versuchen Sie die Äußerungen Ihres/Ihrer Partner*in wirklich zu verstehen. Klagen Sie nicht an, sondern versuchen Sie sich so darzustellen, dass Ihr/Ihre Partner*in Ihr Verhalten verstehen kann.	
(3) Sie bitten Ihren/Ihre Partner*in um Verständnis, dass Sie an diesem Abend schlechte Laune haben und abgespannt sind und deshalb am liebsten nichts reden möchten.	Beschreiben und erklären Sie Ihren Gefühlszustand mit der Bitte um Verständnis.	
(4) Sie bitten Ihren/Ihre Partner*in, seine/ihre Sachen bitte immer gleich aufzuräumen, statt sie unaufgeräumt in der Wohnung herumfliegen zu lassen.	Statt anzuklagen, machen Sie den Unterschied in Ihren Gefühlen deutlich, der durch Aufräumen bzw. Nichtaufräumen ausgelöst wird. Ihre Vorstellungen von Ordnung sind nicht besser oder richtiger als die Ihres/Ihrer Partner*in, nur anders!	
(5) Bei einem gemeinsamen Essen mit Bekannten hat Ihr/Ihre Partner*in einige für Sie sehr verletzende Äußerungen gemacht. Nachdem die Bekannten gegangen sind, sprechen Sie dies an.	Bleiben Sie nur bei Ihren Gefühlen und vermeiden Sie globale Beschuldigungen.	
(6) Sie erklären Ihrem/Ihrer Mitbewohner*in/Partner*in/Ihren Eltern, dass Sie ausziehen und nun allein leben möchten.	Versuchen Sie, nur Ihre Situation und Ihre Gefühle als Begründung heranzuziehen und ohne Beschuldigungen auszukommen.	

Situation	Instruktion	Schwierigkeit
(7) Sie haben mit Ihrem/Ihrer Partner*in eine Urlaubsreise geplant. Eines Abends teilt sie/er Ihnen mit, dass ein befreundetes Paar gerne mitfahren möchte und sie/er sich darüber freut. Sie selbst möchten aber gerne zu zweit fahren, weil Sie sich auf die Zweisamkeit sehr gefreut haben.	Äußern Sie zunächst die Gefühle, die die Mitteilung bei Ihnen auslöst. Beschreiben Sie dann Ihre Gefühle bezüglich eines Urlaubs zu zweit. Versuchen Sie auch, die Gefühle des anderen zu verstehen. Äußern Sie direkt, was Sie möchten. Vermeiden Sie eine vorwurfsvolle Haltung.	
(8) Ein*e Verwandte*r (Tante, Bruder, Schwiegereltern), den/die Sie sehr gern mögen, schenkt Ihnen zum Geburtstag immer wieder Sachen, die unbenutzt im Schrank landen, weil sie Ihnen nicht gefallen. Sie wollten das der Person schon lange einmal sagen. Jetzt kommt sie zu Besuch und Sie ergreifen die Gelegenheit.	Beschreiben Sie Ihr Problem. Äußern Sie auch, wenn Ihnen das unangenehm ist oder schwerfällt. Benutzen Sie keine Ausreden. Achten Sie auf die Reaktionen der anderen Person und zeigen Sie Ihr Verständnis dafür. Bringen Sie auch zum Ausdruck, dass Sie die andere Person sehr schätzen und deswegen das Problem gern aus der Welt schaffen möchten.	
(9) Ein*e Ihnen sehr nahestehende*r Arbeitskolleg*in macht immer wieder ironische Anspielungen auf Ihren Arbeitsstil, was Sie sehr verletzt. Obwohl Sie ihm/ihr dies schon einmal gesagt haben, stellt er/sie sein/ihr Verhalten nicht ein. Erneut macht er/sie eine entsprechende Bemerkung.	Bitten Sie den/die Kolleg*in um ein Gespräch. Beschreiben Sie ihm/ihr genau, welche Verhaltensweisen Sie stören und welche Gefühle bei Ihnen dadurch ausgelöst werden. Äußern Sie auch, was genau Sie sich von ihm/ihr in Zukunft wünschen.	
(10) Bei einer sehr gut bekannten und von Ihnen sehr geschätzten Person ist Ihnen schon öfter deren störender Mund- (oder Schweiß-)geruch aufgefallen. Sie haben den Eindruck, dass die Person selbst das nicht bemerkt, und möchten sie im eigenen Interesse darauf aufmerksam machen.	Nehmen Sie die Person für ein Gespräch beiseite und sagen Sie ihr, was Ihnen aufgefallen ist. Äußern Sie ruhig auch, dass Ihnen das unangenehm ist und schwerfällt. Bringen Sie auch zum Ausdruck, wie sehr Sie die andere Person wertschätzen.	

Situation	Instruktion	Schwierigkeit
(11) Sie fühlen sich von einem/einer guten Freund*in ausgenutzt, der/die sich immer wieder selbst bei Ihnen zum Essen einlädt. Außerdem bringt er/sie fast nie etwas mit, wenn er/sie zu Besuch kommt. Als er/sie wieder einmal unerwartet zum Essen bleiben will, sprechen Sie das Problem an.	Beschreiben Sie Ihr Gefühl des Ausgenutztseins. Bringen Sie Ihre Gefühle klar zum Ausdruck und beschreiben Sie, durch welche Verhaltensweisen des/der Freundes/Freundin sie ausgelöst werden. Vermeiden Sie übertriebene Verallgemeinerungen.	
(12) Sie haben in Ihrer Freizeit etwas geleistet, auf das Sie stolz sind (z. B. Ihre Wohnung tapeziert, etwas repariert oder gebastelt, für andere etwas getan). Ein*e gute*r Bekannte*r lobt Sie dafür. Sie reagieren auf sein Lob.	Drücken Sie Ihre positiven Gefühle (z. B. Freude) über das Lob aus. Schwächen Sie Ihre Leistung nicht ab (»Ach, das war ja auch leicht!«). Stehen Sie zu Ihrer Leistung. Weisen Sie ihn/sie auf Dinge hin, die Ihnen besonders gut gelungen sind.	
(13) Sie haben ein schönes Wochenende mit einer/einem guten Freund*in verlebt und möchten Ihre Gefühle über die gemeinsam verlebte Zeit beim Abschied ihr/ihm gegenüber mitteilen.	Bringen Sie Ihre positiven Gefühle klar zum Ausdruck. Sprechen Sie von sich und machen Sie deutlich, was an diesem Wochenende für Sie wichtig war.	
(14) Sie lernen eine Person neu kennen, die Ihnen sehr sympathisch ist. Sie möchten Ihr gerne erklären, dass Sie ADHS haben, damit sie von Ihrem manchmal impulsiven oder unaufmerksamen Verhalten nicht zu sehr irritiert ist.	Erklären Sie, was es für Sie persönlich bedeutet, unter ADHS zu leiden, und beschreiben Sie die Erfahrungen, die Sie damit gemacht haben, dass andere durch Ihr Verhalten irritiert waren.	
(15) Beschreiben Sie eine eigene Situation: …………………… …………………… …………………… …………………… …………………… ……………………	Entwerfen Sie einen guten Umgang mit dieser Situation: …………………… …………………… …………………… …………………… …………………… ……………………	

Reflexion der Rollenspiele

Reflektieren Sie gemeinsam über Ihre Erfahrung bei den Rollenspielen:

Gibt es Ähnlichkeiten/Gemeinsamkeiten bei den ausgewählten Szenen?

....

....

....

....

Welcher Aspekt war für Sie insgesamt am schwierigsten?

....

....

....

....

Was wollen Sie tun, damit dies zukünftig für Sie einfacher wird?

....

....

....

....

Welche Aspekte der Instruktion haben Ihnen geholfen? Formulieren Sie eine generelle, aber individuelle Instruktion für sich:

....

....

....

....

....

Im Folgenden werden Ihnen einige soziale Situationen geschildert, in der eine Person in einer bestimmten Art und Weise reagiert. Sie sollen unterscheiden, ob es sich dabei um eine selbstsichere oder eine aggressive Reaktion handelt. Wenn Sie erkennen, dass die Reaktion aggressiv war, überlegen Sie, wie die Reaktion besser hätte aussehen können. Wenn Sie erkennen, dass die Reaktion selbstsicher war, beschreiben Sie, wie eine aggressive Reaktion ausgesehen hätte.

Situation	**Reaktion**	**Selbstsicher oder aggressiv?**	**Wenn aggressiv: Was wäre eine selbstsichere Reaktion? Wenn selbstsicher: Was wäre eine aggressive Reaktion?**
Eine Ehefrau sagt zu ihrem Mann, dass sie gerne noch studieren möchte. Er ist aber gar nicht dafür und sagt:	Warum willst du denn das noch tun? Du weißt doch, dass du gar nicht fähig bist, diese Extrabelastung noch zu verkraften.	☐ selbstsicher ☐ aggressiv	
Sie sind auf einer Sitzung mit sieben Männern die einzige Frau. Zu Beginn der Sitzung bittet Sie der Vorsitzende, das Protokoll zu führen. Sie antworten:	Nein, also wissen Sie, das stinkt mir einfach, hier die Protokollantin zu sein, nur weil ich die einzige Frau bin in dieser Runde.	☐ selbstsicher ☐ aggressiv	
Ein*e Freund*in ruft Sie an, um Ihre gemeinsamen Ferienpläne ganz abrupt zu ändern. Sie antworten:	Nun, das ist wirklich eine Überraschung für mich. Ich würde dich gerne später wieder anrufen, nachdem ich mir das alles durch den Kopf habe gehen lassen.	☐ selbstsicher ☐ aggressiv	
Ein*e Arbeitgeber*in schickt ein Rundschreiben durch die Firma, dass für Auslandstelefonate ab sofort eine Erlaubnis einzuholen sei. Ein*e Angestellte*r antwortet darauf:	Das ist eine Unverschämtheit, dass Sie damit in meine berufliche Entscheidungsfreiheit eingreifen, ich empfinde das als eine Beleidigung.	☐ selbstsicher ☐ aggressiv	

Situation	Reaktion	Selbstsicher oder aggressiv?	Wenn aggressiv: Was wäre eine selbstsichere Reaktion? Wenn selbstsicher: Was wäre eine aggressive Reaktion?
Ihr zehnjähriges Kind hat Sie mit irgendetwas Unwichtigem unterbrochen, während Sie telefonieren. Sie sagen:	Jetzt halte doch mal endlich die Klappe, du siehst doch, dass ich beschäftigt bin.	☐ selbstsicher ☐ aggressiv	
Eine Frau wird zu einem Vorstellungsgespräch gebeten. Im Verlauf der Unterhaltung schaut der Personalchef sie abschätzend an und sagt: »Sind Sie sich wirklich sicher, dass die Stelle Sie nicht überfordern würde?« Sie antwortet:	Ich bin sicher, dass ich die beruflichen Fähigkeiten habe, die für diese Stelle erforderlich sind.	☐ selbstsicher ☐ aggressiv	
Eltern rufen bei ihrer verheirateten Tochter an und bitten sie um einen Besuch. Als die Tochter das ablehnt, sagen die Eltern:	Nie bist du verfügbar, wenn man dich mal braucht. Alles dreht sich bei dir nur um dein eigenes Interesse.	☐ selbstsicher ☐ aggressiv	
Sie sind gerade auf dem Weg zum Fotokopierer, als Ihnen ein*e Kolleg*in, der/die Ihnen immer wieder Kopierarbeit aufbürdet, begegnet und fragt, wohin Sie gehen. Sie antworten:	Ich bin auf dem Weg in mein Wochenendhäuschen. Oder wonach sieht das aus?	☐ selbstsicher ☐ aggressiv	

INFO 38 Wie ich um Sympathie für mich werbe

P

Wenn man den Wunsch hat, mit anderen Menschen in Kontakt zu kommen oder mit ihnen eine Beziehung oder Freundschaft einzugehen, ist es wichtig, dass man dem/der anderen sympathisch erscheint. In solchen Situationen hat der/die andere das Recht, sich nicht entsprechend meiner Wünsche zu verhalten. Ich muss also damit rechnen, dass der/die andere mich nicht sympathisch findet. Ich muss dabei also um Sympathie werben, ohne dass ich sicher sein kann, dass mir das gelingt. Es ist wichtig, sich das klar zu machen und auch zu akzeptieren, wenn das Werben um Sympathie nicht gelingt. Davon sollte man sich nicht entmutigen lassen. Es gibt aber einige Verhaltensweisen, die die Wahrscheinlichkeit erhöhen, dass man Sie sympathisch findet.

Was mich sympathisch macht

- Versuchen Sie, Ihr Gegenüber in ein Gespräch zu verwickeln. Dazu ist es wichtig, ein Gesprächsthema zu finden, das den/die Gesprächspartner*in interessiert. Es kann daher hilfreich sein, die eignen Interessen erstmal in den Hintergrund zu schieben.
- Um auf eine*n Gesprächspartner*in sympathisch zu wirken, ist es insbesondere wichtig, das Gegenüber für seine Gesprächsbereitschaft zu »belohnen« oder zu »verstärken«. Dies gelingt dadurch, dass man interessiert zuhört und nachfragt, dem Gegenüber Komplimente macht und ihn/sie freundlich behandelt.
- Sie wirken erheblich sympathischer, wenn Sie direkten Blickkontakt mit Ihrem Gegenüber aufnehmen und lächeln!
- Lassen Sie Ihre*n Gesprächspartner*in ausreden. Unterbrechen Sie ihn/sie mitten im Satz (auch wenn Ihr Einwurf noch so gut passen mag), könnte er/sie denken, Sie hätten kein Interesse an ihm/ihr. Falls es doch passiert, entschuldigen Sie sich dafür.
- Achten Sie auf persönliche Aussagen Ihres Gegenübers. Zeigen Sie Interesse an der Person und fragen Sie bei persönlichen Äußerungen nach.
- Berichten Sie aber auch von sich selbst, zeigen Sie damit, dass Sie offen für einen Beziehungsaufbau sind, und ermöglichen Sie Ihrem/Ihrer Gesprächspartner*in, Sie kennenzulernen und einschätzen zu können.
- Wichtig ist es auch, authentisch und echt zu sein. Sprechen Sie daher ruhig auch eigene Fehler und Schwächen an oder geben Sie Ihre eigene Unsicherheit in der Situation zu, wenn sich die Gelegenheit dazu ergibt!

Üben Sie diese Verhaltensweisen im Rollenspiel!

Schätzen Sie bitte auf einem »Thermometer« für jede Situation ein, wie schwer Ihnen das beschriebene Verhalten fallen würde.

Tragen Sie für jede Situation eine Zahl zwischen 0 (keine Schwierigkeit) und 100 (maximale Schwierigkeit) ein.

Situation	**Instruktion**	**Schwierigkeit**
(1) Sie sind in der Stadt einkaufen. Als Sie zu Ihrem im Parkverbot geparkten Auto zurückkehren, sehen Sie, dass eine Mitarbeiterin des Ordnungsamts gerade beginnen möchte, eine Verwarnung zu schreiben. Versuchen Sie, die Politesse zu einer Rücknahme oder wenigstens zu einer Strafminderung zu bewegen.	Bleiben Sie auf jeden Fall freundlich. Geben Sie Ihre Schuld offen zu. Sie haben das Recht nicht auf Ihrer Seite. Sie haben lediglich das Recht, einen Versuch in Richtung Strafminderung zu unternehmen. Üben Sie keinen Druck auf die Entscheidung der Politesse aus! Ihre einzige Chance besteht darin, dass die Politesse Verständnis und Sympathie für Sie empfindet und Ihnen einen Gefallen tun möchte.	
(2) Aufgrund einer persönlichen Notlage benötigen Sie die Bearbeitung Ihres Antrags auf Steuerrückerstattung (oder Rente, Kredit …) bis zu einem bestimmten Termin. Der/Die Beamt*in teilt Ihnen jedoch mit, dass die Bearbeitungszeiten weit länger sind. Versuchen Sie, den/die Beamt*in zu einer bevorzugten Behandlung Ihres Anliegens zu bewegen.	Seien Sie freundlich und appellieren Sie an die Sachkenntnis und Befugnis des/der anderen. Versuchen Sie, alle entgegenkommenden Äußerungen zu verstärken (»Mmh«, »Richtig«, Kopfnicken …) und alle Einwände zu ignorieren. Heben Sie Äußerungen, die besonders weiterführend sind, auch dadurch hervor, dass Sie etwa sagen: »Sie sagten vorhin, dass …«, »Sie meinen also …«.	
(3) Ihr Sohn bekommt ein*e neue*n Lehrer*in. Sie vereinbaren mit ihm/ihr einen Termin, um sie kennenzulernen. Sie haben kein konkretes Anliegen, sondern wollen sich nur mit ihm/ihr unterhalten, um einen Eindruck zu bekommen.	Versuchen Sie, den/die Lehrer*in zum Sprechen zu bringen. Wenn sich das Gespräch überhaupt nicht entwickeln sollte, können Sie sich immer noch nach Ihrem Sohn erkundigen bzw. Ihre eigenen Eindrücke wiedergeben.	

Situation	Instruktion	Schwierigkeit
(4) Sie befinden sich in einer fremden Stadt und möchten gern jemanden kennenlernen, der Ihnen ein paar Tipps gibt. Sie gehen in ein Café, schauen sich am Eingang um und entdecken eine Person, die Ihnen sympathisch erscheint und die zudem allein (Zeitung lesend) an einem Tisch sitzt. Sie fragen, ob Sie sich dazu setzen können, und beginnen ein Gespräch.	Testen Sie zunächst durch einige Fragen oder Bemerkungen die Gesprächsbereitschaft des anderen; falls sich die Gelegenheit ergibt, ziehen Sie mit Fragen nach. Stellen Sie möglichst offene Fragen. Verstärken Sie die Äußerungen des anderen (vor allem die persönlichen) und fragen Sie nach.	
(5) Sie gehen einkaufen und sehen im Geschäft eine*n Nachbar*in, der/die erst kürzlich eingezogen ist und auf Sie einen sehr sympathischen Eindruck macht. Als Sie zusammen an der Kasse stehen, beginnen Sie ein Gespräch.	Sprechen Sie den/die Nachbar*in auf seinen/ihren kürzlichen Einzug an, fragen Sie, wie es ihm/ihr hier gefällt und woher er/sie kommt. Erzählen Sie auch etwas von sich und gehen Sie auf das ein, was Ihr*e Nachbar*in erzählt.	
(6) Sie treffen zufällig eine*n Bekannte*n, den/die Sie längere Zeit nicht gesehen haben. Gerne würden Sie ihn/sie zu einem Gespräch in einem Lokal (oder Café) bewegen.	Eröffnen Sie das Gespräch mit allgemeineren Fragen über das Befinden oder Tun des/der anderen, äußern Sie dann den Wunsch, noch einen Kaffee zusammen zu trinken und sich noch etwas zu unterhalten. Achten Sie auf die Reaktion des/der anderen und gehen Sie sensibel damit um!	
(7) Sie wollen über eine bestimmte Gegend Informationen bekommen (z. B. über evtl. leerstehende Wohnungen, über Kneipen o. Ä.). Sie gehen in einen Laden, kaufen sich eine Zeitung und versuchen, den/die Verkäufer*in in ein Gespräch zu verwickeln.	Bauen Sie erst den Kontakt auf, ehe Sie mit Ihrem Anliegen kommen. Versuchen Sie, den/die andere*n durch fördernde Bemerkungen wie »Mmh«, »Tatsächlich«, »Das ist ja interessant« etc. zu verstärken, und stellen Sie weiterführende Rückfragen.	
(8) Sie sitzen in einem Zug (Bus, Flugzeug) und versuchen, mit Ihrem/Ihrer Sitznachbar*in ein Gespräch zu beginnen.	Versuchen Sie, Ihre Fragen möglichst offen zu halten, und verstärken Sie die Äußerungen des/der anderen.	

Situation	Instruktion	Schwierigkeit
(9) Sie wollen eine Woche in Urlaub fahren. Sie brauchen jemanden, der/die in dieser Zeit Ihre Blumen gießt. Es findet sich aber niemand und daher wollen Sie Ihre*n Nachbar*in, zu dem/der Sie sonst keinen Kontakt haben, darum bitten. Sie gehen zu ihm/ihr.	Sprechen Sie Ihre Bitte direkt und freundlich aus und verwenden Sie die »Ich-Form«, halten Sie dabei Blickkontakt. Betonen Sie die große Hilfe, die Ihr*e Nachbar*in damit für Sie wäre. Bieten Sie an, sich zu einem anderen Zeitpunkt gerne zu revanchieren.	
(10) Sie sind auf einer Feier. Dort begegnen Sie einem Mann/einer Frau aus Ihrem Betrieb, den/die Sie schon seit geraumer Zeit interessant finden. Sie möchten sich sehr gerne mit ihm/ihr unterhalten. Ihr Gegenüber ist jedoch zunächst ziemlich wortkarg.	Konzentrieren Sie sich ganz auf die Situation. Machen Sie verschiedene Versuche, Ihr Gegenüber »aus der Reserve zu locken«. Versuchen Sie, ihn/sie dazu zu bewegen, mit Ihnen etwas trinken oder essen zu gehen.	
(11) Bei einem Museumsbesuch (oder z. B. Zoo-, Messe- oder Ausstellungsbesuch) fällt Ihnen eine Person auf, die Sie auf Anhieb sympathisch finden. Sie betrachtet gerade interessiert ein Gemälde. Sie möchten die Person gerne ansprechen.	Beginnen Sie ein Gespräch. Gehen Sie z. B. auf das Interesse der Person an dem betreffenden Bild ein. Verstärken Sie sie für ihre Äußerungen und bemühen Sie sich aktiv um Verständnis. Sprechen Sie auch eigene Empfindungen zu diesem und anderen Bildern an.	
(12) Sie kommen auf einer längeren Zugfahrt mit einer Person ins Gespräch, die Sie sehr nett finden. Sie wohnt an dem Ort, an dem Sie für ein paar Tage beruflich zu tun haben. Als Sie am Zielbahnhof ausgestiegen sind und sich verabschieden, möchten Sie sich mit ihr verabreden.	Äußern Sie Ihren Wunsch, die Person noch einmal wiederzusehen. Fragen Sie z B., ob sie Ihnen den Ort zeigen würde, wenn sie Lust dazu habe. Versuchen Sie, eine klare Vereinbarung zu treffen.	
(13) Sie haben Ihr Auto in die Werkstatt gebracht und sind mit dem Taxi zur Arbeit gefahren. Sie erfahren, dass ein*e Kolleg*in in der Nähe der Werkstatt wohnt, wo Sie am Abend Ihr Auto abholen wollen. Daher bitten Sie ihn/sie, Sie mitzunehmen. Sie müssen heute aber eine Viertelstunde länger bleiben.	Bitten Sie ihn/sie, Sie mitzunehmen. Gewinnen Sie ihn/sie für sich, obwohl er/sie warten muss. Zeigen Sie deutlich, welche Erleichterung es für Sie wäre, mitfahren zu können.	

INFO 39 Feedback

T P

Ich weiß nicht, was ich gesagt habe, bevor ich die Antwort meines Gegenübers gehört habe.
Paul Watzlawik

Durch Feedback können Unterschiede zwischen der Selbst- und Fremdwahrnehmung sichtbar gemacht werden. Die große soziale Schwierigkeit dabei ist die Frage:

Wie sage ich einem Menschen, wie ich ihn/sie/etwas sehe, ohne ihn/sie dabei zu verletzen?

Feedback sollte immer zielorientiert sein, d. h. die Möglichkeiten enthalten, sich zukünftig zu verbessern oder Fehler zu vermeiden.

Beim Entgegennehmen des Feedbacks befindet sich der/die Empfänger*in in einer passiven Rolle, ist also den Vorwürfen erst einmal hilflos ausgesetzt. Es bietet aber eine große Chance, sich mit der Hilfe des Feedbacks weiterzuentwickeln.

Feedback geben verbindet sich mit drei Zielsetzungen:

- Ich will den/die andere*n darauf aufmerksam machen, wie ich sein/ihr Verhalten erlebe und was es für mich bedeutet (im positiven wie im negativen Sinn).
- Ich will den/die andere*n über meine Bedürfnisse und Gefühle informieren, damit er/sie darüber informiert ist, worauf er/sie besser Rücksicht nehmen könnte. So muss er/sie sich nicht auf Vermutungen stützen.
- Ich will den/die andere*n darüber aufklären, welche Veränderungen in seinem/ihren Verhalten mir gegenüber das Zusammensein/Zusammenarbeiten erleichtern würde.

Regeln für das Geben von Feedback

Feedback sollte immer …

- *konstruktiv sein*, d. h. Perspektiven für die Zukunft bieten.
- *beschreibend sein*, d. h., man sollte Bewertungen und Interpretationen außen vor lassen. Außerdem ist Meckern, Schimpfen und Beleidigen völlig unangebracht. Kritik immer sachlich äußern!
- *konkret sein*. Keine Verallgemeinerungen und pauschalen Aussagen.
- subjektiv formuliert sein. Man sollte deutlich machen, dass es sich um die persönliche Meinung handelt. Wenn man etwa von seinen eigenen Beobachtungen und Eindrücken spricht, fällt es dem Gegenüber leichter, das Feedback anzunehmen.
- *nicht nur negativ sein*. Man sollte stets daran denken, dass es schwer ist, Kritik einzustecken. Daher ist es für das Gegenüber leichter, Verbesserungsvorschläge zu akzeptieren, wenn er/sie merkt, dass man nicht nur herumkritisieren möchte, sondern auch die positiven Seiten sieht. Die »Sandwich-Theorie« empfiehlt, jede negative Kritik zwischen zwei Schichten von positiven Elementen zu platzieren.

Regeln für das Annehmen von Feedback/Kritik

Als Empfänger*in sollte man Folgendes beachten:

- den/die andere*n *ausreden* lassen. Man kann nicht wissen, was der/die andere sagen will, bevor er/sie nicht zu Ende gesprochen hat.
- sich *nicht rechtfertigen oder verteidigen*. Es ist wichtig, sich klar zu machen, dass der/die andere nie beschreiben kann, wie man ist, sondern immer nur, wie man auf denjenigen wirkt. Er/Sie äußert eine persönliche Meinung, keine Wahrheit. Man sollte die Meinung des/der anderen hinnehmen und, falls man möchte, auch daraus lernen. Es ist lediglich wichtig zu verstehen, was der/die andere meint, man sollte sich also nicht scheuen, Verständnisfragen zu stellen.
- *dankbar* sein für Feedback, auch wenn es nicht in der richtigen Form gegeben wurde. Es hilft, sich selbst und die Wirkung auf andere kennenzulernen und dadurch sicherer und kompetenter im Auftreten zu werden.

Üben Sie einmal, Feedback zu geben.

Wenn Sie möchten, im Rollenspiel mit Ihrem/Ihrer Therapeut*in oder weihen Sie Ihre Familie ein und üben gemeinsam. Vielleicht starten Sie z. B. mit einem Feedback zum Abendessen.

Üben Sie auch das Annehmen von Feedback. Es kann durchaus schwierig sein, sich alles anzuhören, ohne sich zu verteidigen.

Meine Erfahrungen beim Feedback-Annehmen:

....

....

....

....

....

....

....

....

Meine Erfahrungen beim Geben von Feedback:

....

....

....

....

....

....

....

....

....

Was vielen Menschen schwerfällt, ist eine gute, echte Entschuldigung. Aber auch das lässt sich gut üben. Nutzen Sie dafür Wissen aus dem Bereich der Beziehungen und des Feedbacks.

Notieren Sie hier eine Situation aus Ihrer jüngeren Vergangenheit, in der eine Entschuldigung Ihrerseits angebracht war.

....

....

....

....

....

Überlegen Sie nun, wie eine angemessene und zu Ihnen passende Entschuldigung formuliert sein könnte.
Nutzen Sie Ich-Botschaften, seien Sie konkret, suchen Sie keine Ausflüchte, sprechen Sie Gefühle an.

....

....

....

....

Welche nonverbalen Signale könnten die Entschuldigung unterstützen?

....

....

....

....

Üben Sie diesen Dialog einmal mit dem/der Therapeut*in oder einer Vertrauensperson.

Wenden Sie die Entschuldigung so oder in einer situationsangepassten Variante im realen Leben an.

9 Zeitmanagement

Bei Erwachsenen mit ADHS ist es ein weit verbreitetes Phänomen, dass sie Schwierigkeiten mit dem Vorausplanen und dem Zeitmanagement haben. Dem liegt die Störung der Exekutivfunktionen zugrunde, wie sie Barkley bereits 1998 im Zusammenhang mit ADHS beschrieb. Diese Schwierigkeiten führen zu Problemen mit der Organisation zeitlicher Abfolgen. Zusätzlich wird das Zeitmanagement bei den Betroffenen erschwert, weil sie Konsequenzen schlecht antizipieren können. Die Planungsfähigkeiten wurden oft schon in der Jugend nicht wirklich aufgebaut. Deshalb sind Organisationstechniken und Zeitmanagement so wichtige Aspekte bei der Behandlung von ADHS im Erwachsenenalter.

Therapeutisch sollte das Zeitmanagement als Problemfeld immer mitbedacht und im therapeutischen Prozess früh thematisiert werden. Einige Betroffene werden Zeitmanagementfähigkeiten aufbauen müssen, um pünktlich und zuverlässig in den Therapiestunden zu erscheinen. Für ein effektives Zeitmanagement muss jedoch zunächst ein Bewusstsein dafür geschaffen werden, wie lange einzelne Tätigkeiten oder Aktivitäten dauern. Diesen ersten Schritt kann man mit Betroffenen, die bereits relativ gut im Zeitmanagement sind, überspringen. Mit allen anderen sollte man wirklich von vorne anfangen. Getreu dem Motto: Schritt für Schritt zum Ziel.

Als Voraussetzung für Zeitmanagement sollten gemeinsam die theoretischen Grundlagen erarbeitet werden (INFO 40 und INFO 41). Danach sollten die Betroffenen die tatsächliche Dauer ihrer Aktivitäten erfassen (AB 86 oder AB 87). Dann wird gemeinsam geplant (AB 88) und in der Praxis ausprobiert. Bitte kopieren Sie die Arbeitsblätter gleich mehrfach, da es sinnvoll ist, die Zeitplanung für mehrere Tage zu machen. Es ist ein Prozess, in dem man sich seinem eigenen idealen Weg annähern muss. Eventuell ist es besser, die Zeitplanung nicht zu detailliert zu machen, damit es nicht zu einem zu starren Korsett wird. Und vergessen Sie nicht, Pufferzeiten einzuplanen.

Man kann auch auf eine einfache Dreiteilung des Tages übergehen und plant dann vormittags, nachmittags und abends. Dort können dann Zeiten für die Abarbeitung einer To-do-Liste (AB 89) eingetragen werden. So könnte man einen groben Wochenplan (AB 90) entwickeln, der ähnlich wie ein Stundenplan in der Schule die Woche strukturiert. Dies ist vor allem bei Personen hilfreich, die sehr unstrukturiert sind und Schwierigkeiten mit der Erledigung von Alltagspflichten haben. Wird der neue Plan mehrere Wochen befolgt, könnte sich die Strukturierung der Woche automatisieren. Dabei wären z. B. feste Zeiten für Hausarbeiten, Erledigungen usw. sinnvoll. Bei manchen Betroffenen könnte an diesem Punkt die Erstellung eines Haushaltsplanes hilfreich sein. Dafür finden sich im Internet tolle Vorlagen. Die Therapeut*innen sollten jedoch drauf achten, dass der Plan realistisch ist und kein übermäßiges Putzverhalten fördert, wie es einige Vorlagen tun.

Die ADHS-Betroffenen sollten ermutigt werden, ihre persönliche Art des Zeitmanagements zu finden. Für manche mag der Kalender im Handy mit der Erinnerungsfunktion gut funktionieren. Andere bevorzugen vielleicht einen Papierkalender. Es ist weniger wichtig, welches System die Betroffenen nutzen, sofern sie überhaupt eines nutzen. An dieser Stelle sollte der/die Therapeut*in auch als Modell fungieren. Für ADHS-Betroffene ist es wichtig zu merken, dass auch andere Menschen aktiv werden müssen, um Dinge nicht zu vergessen.

Im Alltag wird sich immer wieder einmal zeigen, dass man nicht mit dem sorgfältig gefassten Plan hinkommt. Nicht immer liegt das an der schlechten Planung. Gelegentlich sind auch eigene schlechte Angewohnheiten der Grund, die sog. Zeitfresser. Sie können sehr unterschiedlich sein und auch in sehr unterschiedlicher Weise Zeit rauben. Vor allem die »neuen Medien« können viel Zeit schlucken. Erarbeiten Sie mit dem Betroffenen gemeinsam seine individuellen Zeitfresser (AB 91). Als nächstes gilt es zu schauen, was individuell den Zeitfressern entgegengesetzt werden kann (AB 92). Am besten wäre es sicherlich, wenn der/die Betroffene eigene individuelle Lösungen finden könnte. Falls es an Ideen mangelt, finden sich viele Vorschläge gegen Zeitfresser in INFO 42. Als Therapeut*in sollten

Sie unbedingt darauf achten, dass dieser Vorgang nicht nur besprochen wird. In der Realität müssen die Ideen auch umgesetzt werden, um ihre Wirkung zu entfalten. Zum Dranbleiben an diesem Thema kann das AB 93 helfen, in dem eine Reflexion der Gegenmaßnahmen gefördert wird.

Beispiel

Zeitfresser

- das Telefon, das einen immer genau dann unterbricht, wenn man sich gerade an den Schreibtisch gesetzt hat
- unerwarteter Besuch oder kurze geplante Kaffeepausen, welche sich zu längeren Pausen hinziehen
- Eine kleine Erledigung, die sich in die Länge zieht. Zur falschen Zeit im Tagesablauf geschehen, kann sie ein großes Durcheinander in den Tagesablauf bringen.
- Das »Nicht-Nein-Sagen-Können« kann mitunter dazu führen, dass man sehr viel zu tun hat, ohne etwas von dem zu erledigen, was einem selbst wichtig ist.
- Das Vor-sich-Herschieben ist ein Zeitfresser, da in dem Augenblick, wenn man der geschobenen Tätigkeit nicht mehr ausweichen kann, es zum Problem mit vielen ungeahnten Folgen wird.
- Ein großer Zeitfresser sind auch die Tätigkeiten, die vor dem Weggehen erledigt werden müssen. Diese können zu häufigem Zuspätkommen führen.

Beim Thema Zeitmanagement ist es wichtig, dass das Umfeld mit einbezogen wird. Ein gemeinsames Kalendersystem, in das wechselseitig Termine eingetragen werden können, gibt es für Smartphones, die jede*r inzwischen immer dabei hat. Auch Listen können geteilt werden, was im Alltag vieles erleichtert.

Hat sich der/die ADHS-Betroffene für ein System entschieden, muss unbedingt darauf geachtet werden, dass es auch über einen längeren Zeitraum genutzt wird, damit es zur Routine wird, es zu nutzen (AB 94). Dazu finden Sie auch noch Hinweise in Kapitel 10 zu den Organisationstechniken und Mitteln gegen Vergesslichkeit.

Arbeits- und Informationsmaterialien

INFO 40 Zeitwahrnehmung und Zeitaufwand
Dieses Infoblatt dient der Einführung in das Thema Zeitmanagement.

AB 86 Zeiterfassungsbogen
Für ein gutes Zeitmanagement muss man wissen, was wie lange dauert. Dabei hilft dieses Arbeitsblatt.

AB 87 Tätigkeitenliste
Dieses Arbeitsblatt dient dazu, Tätigkeiten zu erfassen, die dann später zur Zeitplanung genutzt werden.

INFO 41 Zeit einteilen und planen
Dieses Infoblatt gibt eine Einführung und Erklärungen zum Zeitmanagement. Es wird gezeigt, was für die Planung wichtig ist.

AB 88 Tagesplan
Mit diesem Arbeitsblatt kann ein Tag detailliert geplant werden.

AB 89 To-do-Liste (nach Wichtigkeit)
Mit diesem Arbeitsblatt kann geübt werden, To-do-Listen zu schreiben. Dabei werden die geplanten Tätigkeiten in ihrer Wichtigkeit bewertet.

AB 90 Wochenplan
Dieses Arbeitsblatt bietet eine Vorlage für einen Wochenplan.

AB 91 Zeitfresser
In dieses Arbeitsblatt können die individuellen Zeitfresser in verschiedenen Kategorien gesammelt werden.

AB 92 Zeitfresser abbauen
Anhand dieses Arbeitsblattes sollen sich die Betroffenen für ihre persönlichen Zeitfresser eine Gegenmaßnahme ausdenken und planen.

AB 93 Reflexion über die Gegenmaßnahmen
Mit diesem Arbeitsblatt können Patient*innen über die Erfahrungen in der Anwendung der Gegenmaßnahmen reflektieren. Gegebenenfalls können die Hilfsmittel gegen die Zeitfresser dann noch einmal angepasst werden.

INFO 42 Ideensammlung gegen Zeitfresser
Dieses Infoblatt liefert bei Bedarf Ideen gegen Zeitfresser. Besser wäre es jedoch, wenn die Patient*innen sie eigenständig und individuell erarbeiten.

AB 94 Nie wieder Termine verpassen
Dieses Arbeitsblatt erläutert die Notwendigkeit und die Vorteile eines Kalenders. Die wichtigste Aufgabe wird jedoch sein, die Person dazu zu bekommen, einen Kalender auch stetig zu führen.

Zeitwahrnehmung und Zeitaufwand

T P

Zeit hilft uns, den Tag in Untereinheiten einzuteilen. Je nachdem, mit was wir gerade beschäftigt sind, kann sich die Wahrnehmung der verflossenen Zeit jedoch ändern. Bei interessanten, ausfüllenden Tätigkeiten vergeht die Zeit wie im Flug. Langweilige Tätigkeiten oder Warten lassen das Gefühl entstehen, die Zeit vergehe nicht. Unsere Zeitwahrnehmung ist also nicht immer ein Abbild der tatsächlich verflossenen Zeit. Für ein gutes Zeitmanagement ist es aber wichtig, die tatsächliche Dauer von Tätigkeiten zu kennen.

Als ersten Schritt im Zeitmanagement sollten Sie deshalb die Dauer verschiedener, sich wiederholender Tätigkeiten mit dem Zeiterfassungsbogen (AB 86) erfassen. Wahrscheinlich werden Sie dabei feststellen, dass Sie sich bei den unterschiedlichsten Tätigkeiten verschätzt haben. Gerade bei unangenehmen Tätigkeiten ist man häufig überrascht, wie wenig Zeit erst vergangen ist. Die angenehmen Zeitvertreibe sind dem Empfinden nach häufig zu kurz. Jede Person nimmt die Zeit auf ihre eigene Weise wahr. Auch genau die gleiche Tätigkeit kann sich im Zeitempfinden zu zwei verschiedenen Zeitpunkten oder zweier Personen extrem unterscheiden.

Häufig klagen die Menschen darüber, dass sie abends nicht wissen, wo ihre ganze Zeit geblieben ist. Wirklich wichtige Dinge seien wieder einmal unerledigt liegen geblieben. In solchen Fällen empfiehlt es sich, den Zeitverlauf in einem Tagesbericht festzuhalten. Das heißt, genau zu notieren, was man wann für wie lange gemacht hat. Wenn es nicht klappt, die genauen Zeiten zu erfassen, ist es jedoch trotzdem hilfreich, eine Liste mit den Tätigkeiten zu erstellen (AB 87). Sinnvollerweise sollte man dies an einigen Tagen in Folge tun, um so einen besseren Überblick zu erlangen. Am Ende der Selbstbeobachtung können dann die Tätigkeiten in bestimmte Kategorien eingeteilt werden, z. B. Familie, Freizeit, Arbeit, Fahrzeiten usw. Es kann sehr interessant sein, schwarz auf weiß zu sehen, wie die eigene Zeit wirklich verteilt ist. Hat man zum Beispiel das Gefühl, für das eigene Hobby zu wenig Zeit zu haben, so lässt sich mithilfe dieses Planes erkennen, wie viel Zeit man ihm wirklich einräumt.

Gefühlte Zeit und wirklich vergangene Zeit unterscheiden sich oft deutlich. Aus den Tagesberichten lässt sich ein genaues Bild der Tätigkeiten erschließen, der tatsächliche Zeitaufwand wird erkannt. Beispielhaft folgt hier eine Tabelle, mit der sich der Zeitaufwand einzelner Tätigkeiten erfassen lässt. Sie sollten den Zeiterfassungsbogen einige Tage mit sich führen und jede Tätigkeit darin festhalten.

Uhrzeit	Dauer (Min.)	Tätigkeit	Kategorie
7:00		Wecker klingelt	
7:07	13	Bad und Anziehen	Hygiene
7:20	25	Frühstücken	Essen
7:45	10	Dinge packen, anziehen + rausgehen	Vorbereitung
7:55		Autofahrt zur Arbeit	Fahrzeit

Zeiterfassungsbogen

P

Bitte tragen Sie in die folgende Tabelle alle Tätigkeiten ein, die Sie im Laufe eines Tages erledigen. Wichtig sind auch die ungefähren Zeitangaben, schauen Sie deshalb bitte auf die Uhr. Schätzungen allein sind zu ungenau!

Mehrere kurze Tätigkeiten können Sie auch zusammenfassen und als Block aufschreiben (Beispiel: Mehrere Telefonate hintereinander werden einmal als Telefongespräche notiert; das Lesen der Post und E-Mails sowie deren Beantwortung können unter dem Stichwort Korrespondenz geführt werden). Ordnen Sie später jeden Eintrag einer Kategorie zu.

Uhrzeit	**Dauer (Min.)**	**Tätigkeit**	**Kategorie**

Tätigkeitenliste

P

Datum: ....

Sollte eine genaue Zeiterfassung nicht möglich sein, können die Tätigkeiten und Aktivitäten auch aufgelistet werden. Notieren Sie wenn möglich auch einzelne Zeitangaben.

Morgens:

....

....

....

Vormittags:

....

....

....

Mittags:

....

....

....

Nachmittags:

....

....

....

Abends:

....

....

....

Zeit einteilen und planen

Wichtig bei einer effektiven Nutzung der Zeit ist eine gute Planung, sei es an der Arbeit, im Haushalt oder bei Freizeitaktivitäten. Wie viel Zeit steht zur Verfügung und wie lange dauern die einzelnen Handlungen? Ist dieses Wissen da, geht es an eine effektive Planung.

Nicht zu voll packen. Menschen neigen dazu, bei der Planung ihre Tage zu voll zu packen. Planen Sie deshalb bei der zur Verfügung stehenden Zeit ungefähr *20 % Pufferzeit* ohne Aktivitäten ein. Wichtig ist auch, dass wirklich alle Tätigkeiten in der Planung bedacht werden, Anfahrts- und Wartezeiten dürfen nicht vergessen werden. Zusätzlich sollte in der Planung auch noch zusätzlich *20 % für Unvorhergesehenes* eingeplant werden. Sollte dieser zusätzliche Puffer nicht gebraucht werden, ist er ein schöner Bonus. An den meisten Tagen wird jedoch irgendetwas passieren, dass Sie nicht hätten vorhersehen können. Für die Tagesplanung können Sie das Arbeitsblatt 88 »Tagesplan« nutzen oder einen Kalender. Vergessen Sie nicht, Essenszeiten, Fahrzeiten und Ausruhzeiten mitzuberücksichtigen. Manche planen lieber etwas weniger detailliert und nutzen gleich einen Wochenplan (AB 90).

To-do-Listen. Empfehlenswert ist auch immer das Schreiben von To-do-Listen. Machen Sie sich eine Liste mit allem, was Sie erledigen müssen, wollen und sollen. Notieren Sie dabei auch, wenn etwas nur an einem bestimmten Wochentag zu einer bestimmten Zeit stattfinden kann. Schreiben Sie dann hinter jeden Punkt auf der Liste, wie wichtig er ist. Markieren Sie mit A, B oder C die Wichtigkeit. Die einzelnen Punkte auf der Liste können Sie dann in einem Wochenplan auf die einzelnen Wochentage aufteilen. Verteilen Sie immer erst die Listenpunkte, die mit A gekennzeichnet sind, danach die mit B. Erst zuletzt kommen die mit einem C auf die noch freien Plätze. Beachten Sie dabei, dass einige Punkte feste Tag- und Zeitvorgaben haben. Immer wenn Sie etwas von der Liste erledigt haben, können Sie es durchstreichen. Sie werden sehen, wie schnell die Liste kürzer wird.

Persönliche Leistungskurve. Beachtet werden muss auch die persönliche Leistungskurve. Die meisten Menschen haben irgendwann am Nachmittag ein Leistungstief. Dann fühlt man sich müde und unkonzentriert. Bei der Planung sollte man deshalb darauf achten, zu dieser Zeit keine Tätigkeiten einzuplanen, die einem besonders schwerfallen oder große Konzentration erfordern. Erledigungen, die einem die Möglichkeit geben, ein wenig frische Luft zu schnappen und sich zu bewegen, sind zu dieser Zeit besonders zu empfehlen.

Wege geschickt legen. Halten Sie die Wege kurz, das heißt, verbinden Sie Tätigkeiten, die räumlich zusammen liegen. Bringen Sie z. B. die Briefe auf dem Weg von der Arbeit zur Post, kaufen Sie in der Zeit ein, in der Ihr Kind bei der Musikstunde oder dem Sport ist. So haben Sie keine Wartezeit und müssen nicht zweimal fahren.

Entspannungszeiten. Planen Sie auch Zeiten für Entspannung oder Hobbys ein. Achten Sie allerdings darauf, dass Sie diese Zeiten nicht ausdehnen. Falls Sie dazu neigen, diese Zeiten auszudehnen bzw. nicht beenden zu wollen, können Sie sich hierfür äußere Hinweisreize zur Hilfe nehmen. Benutzen Sie etwa eine Eieruhr oder den Timer im Handy, um die geplante Zeit einhalten zu können (auch hilft dies bei der Zeitwahrnehmung). Haben Sie sich z. B. vorgenommen, 10 Minuten in einem Roman zu lesen, so stellen Sie sich einen Timer, eine Eieruhr oder einen Wecker und beenden Sie das Lesen, sobald die Erinnerung kommt. Das Signal sollte anhalten, bis Sie es aktiv ausgeschaltet haben. Achten Sie darauf, dass der Timer nicht in Griffweite ist, sonst schalten Sie ihn womöglich einfach aus und machen mit Ihrer Tätigkeit weiter. Wenn Sie aber aufstehen müssen, um zum Timer hinzugehen, haben Sie Ihre vorherige Tätigkeit schon unterbrochen.

Jeder Tag, jede Woche lässt sich zumindest in groben Zügen vorher planen. Verwenden kann man dafür eine Tabelle oder einfach einen Kalender.

AB 88 Tagesplan

P

Planen Sie einen Tag. Vielleicht haben Sie schon vorher eine To-do-Liste angefertigt. Dann könnten Sie Dinge davon direkt hier einplanen. Denken Sie auch daran, das Alltägliche miteinzuplanen. Denn wer möchte schon auf Essen verzichten? ☺

Je nachdem, was Sie planen zu tun, ist es sinnvoll, das Raster anzupassen. Hier könnten Sie im Halbstunden-Takt Dinge planen. Aber Sie müssen natürlich nicht jede Zeile ausfüllen.

Zeit	**Geplante Tätigkeit**
7:00	
8:00	
9:00	
10:00	
11:00	
12:00	
13:00	
14:00	
15:00	
16:00	
17:00	
18:00	
19:00	

AB 89 To-do-Liste (nach Wichtigkeit) P

Bewerten Sie für jeden Eintrag auf der Liste, wie wichtig die Erledigung ist. Markieren Sie mit A, B oder C die Wichtigkeit.

Für das Abarbeiten der Listenpunkte gilt, zunächst die Listenpunkte mit einem A anzugehen, danach die mit B. Erst zuletzt kommen die Listenpunkte mit einem C. Wenn Sie etwas von der Liste erledigt haben, können Sie es durchstreichen. Sie werden sehen, wie schnell sie kürzer wird.

Was möchte ich tun?	**Wie wichtig? (A, B, C)**	**Erledigt?**
		☐
		☐
		☐
		☐
		☐
		☐
		☐
		☐
		☐
		☐
		☐
		☐
		☐
		☐
		☐
		☐
		☐
		☐
		☐
		☐

	Montag	Dienstag	Mittwoch	Donnerstag	Freitag	Samstag	Sonntag
Vormittag							
Nachmittag							
Abend							

Welche Zeitfresser kennen Sie? Wo »verlieren« Sie Zeit?

Unten sind einige Kategorien als Ideengeber aufgeführt. Vielleicht fragen Sie auch einmal Ihre Angehörigen, welche Zeitfresser sie bei Ihnen beobachten können.

Zuspätkommen:

....

....

....

....

....

....

»Kleine« Pausen:

....

....

....

....

....

....

Vor-sich-Herschieben:

....

....

....

....

....

Nicht »Nein« sagen können, wenn man um (kleine) Gefallen gebeten wird:

....

....

....

....

....

....

Störung durch andere Menschen:

....

....

....

....

....

....

Telefon / E-Mail / Push-Nachrichten:

....

....

....

....

....

....

Zeitfresser abbauen

P

Finden Sie Tipps gegen Zeitfresser. Was können Sie tun, um die Zeit nicht mehr »ungewollt« zu verlieren? Welche Umgebungsfaktoren können Sie verändern, um die Auslöser zu reduzieren?
Finden Sie für drei Ihrer persönlichen Zeitfresser Gegenmaßnahmen.
Wenden Sie die Gegenmaßnahmen in der folgenden Woche an, so oft es geht.

Zeitfresser: ....

Meine Gegenmaßnahme:

....

....

....

....

Zeitfresser: ....

Meine Gegenmaßnahme:

....

....

....

....

Zeitfresser: ....

Meine Gegenmaßnahme:

....

....

....

....

AB 93 **Reflexion über die Gegenmaßnahmen** T P

Sie haben sich für Gegenmaßnahmen für Ihre persönlichen Zeitfresser entschieden und versucht, diese im Alltag umzusetzen. Dann ist es jetzt an der Zeit, darüber nachzudenken, ob das angestrebte Ziel auch erreicht wurde oder ob nachgesteuert werden muss.

Besprechen Sie mit Ihrem Therapeuten/Ihrer Therapeutin folgende Punkte und notieren Sie hier: Hat sich Ihr Ziel, Zeitfresser zu reduzieren, erfüllt?

Zeitfresser A: ....

Zeitfresser B: ....

Zeitfresser C: ....

Wie hat die Umsetzung der Gegenmaßnahmen im Alltag geklappt?

....

....

Wie oft haben Sie die jeweilige Maßnahme ausprobiert?

A: ....

B: ....

C: ....

Was war generell hilfreich? Welcher Aspekt hat gut geklappt?

....

....

Was hat die Gegenmaßnahme erschwert?

....

....

Eventuell passen Sie die Gegenmaßnahme noch einmal an:

....

....

Zuspätkommen

- sofort nach dem Weckerklingeln aufstehen
- Frühstückstisch am Abend vorher decken
- Kleidung am Abend vorher herauslegen
- Tasche/Unterlagen vorher zusammenpacken
- Tag in Gedanken durchgehen (Was werde ich tun? Was werde ich dafür brauchen?)
- Pausenbrote am Abend schmieren, Getränke bereitstellen
- Zeit ermitteln,
  - die morgens im Bad benötigt wird
  - die zum Frühstücken notwendig ist
  - die zum Zähneputzen, Schuhe und Jacke anziehen usw. benötigt wird (im Winter auch zum Eiskratzen)

  → zu allem noch eine Pufferzeit dazurechnen und den Wecker entsprechend früh stellen.
- Routinen bilden – irgendwann geht dann alles im Halbschlaf

»Kleine« Pausen

- die Dauer einer Pause vorher bestimmen
- Wecker/Timer stellen
- keine Dinge beginnen, bei denen es schwerfällt aufzuhören, z. B.
  - Computer spielen
  - Fernsehen
  - Buch lesen (besser Zeitungen/Magazine mit kurzen Artikeln)
  - mit Freunden telefonieren (wenn doch, dann Timer stellen)
- sich selbst und vor anderen klare Zeitgrenzen setzen, diese aussprechen, dann hilft der andere vielleicht auch bei der Einhaltung der Ziele

Vor-sich-Herschieben

- alles und vor allem Unangenehmes in kleine Stücke teilen
- alle Tätigkeiten auflisten und einzeln abarbeiten, danach genüsslich ausstreichen
- Teilstücke inhaltlich sortieren und gruppieren, sodass die Abarbeitung Sinn ergibt (man muss sich so nicht jedes Mal neu eindenken)
- Tätigkeiten an jemanden delegieren, der es besser kann, oder einen Fachmann engagieren
- Erinnerungszettel schreiben und diese sichtbar anbringen
- sich selbst Anreize schaffen, sich die Wichtigkeit der Tätigkeit vor Augen führen
- gutes Zeitmanagement → nicht so viel auf einmal vornehmen, Pufferzeiten einplanen

Nicht »Nein« sagen können, wenn man um (kleine) Gefallen gebeten wird

- »Ja, aber« sagen, also: »Ja, aber erst zu der Zeit, in der es mir passt«
- sich vorher plausible Antworten zurechtlegen
- aufzeigen, was man selbst alles zu tun hat
- persönlichen Zeitplan des Tages zeigen, verdeutlichen, dass da kein Raum mehr ist

Störung durch andere Menschen

- Anrufbeantworter anstellen
- Handy auf stumm stellen oder ausstellen
- »Bitte nicht stören«-Schild an die Arbeitszimmertür hängen
- mit Kindern und Partner*in Zeiten vereinbaren, in denen Sie nicht gestört werden möchten
- für Kinder klare Regeln und Absprachen schaffen
- kurze Telefonate hintereinander führen, so reißen sie einen nicht aus einer anderen Tätigkeit heraus
- dem/der Besucher*in signalisieren, dass man keine Zeit hat, indem man nicht hereinbittet
- dem/der Besucher*in mit Worten verdeutlichen, dass man keine Zeit hat: »Schade, dass du jetzt kommst, wo ich doch gar keine Zeit habe! Kannst du vielleicht morgen um … kommen, dann können wir das ausführlich besprechen!«
- Kolleg*innen auf später vertrösten, feste Zeit vereinbaren

Telefon/E-Mail/Push-Nachrichten

- am Telefon Push-Nachrichten deaktivieren oder den Ton ausschalten
- auf neue E-Mails nicht durch einen Ton aufmerksam machen lassen, das lenkt ab
- das Handy in ein anderes Zimmer legen
- für Surfen/Spiele spielen festes Zeitkontingent überlegen und Timer-Funktion nutzen. Oder an eine andere Tätigkeit koppeln, die eine bestimmte Dauer hat, z. B. während der Fahrt mit öffentlichen Verkehrsmitteln. Für manche Handys kann man auch eine sogenannte Kindersicherung einschalten, die die tägliche »Daddel«-Zeit regelt.

Nutzen Sie einen Kalender!!!

Kein Mensch kann sich alles merken. Und vor allem nicht über so lange Zeit. Tragen Sie also alle Termine in Ihren Kalender ein. Im selben Kalender könnten Sie auch Ihre sonstige Zeitplanung machen. Auch wiederkehrende Termine gehören hinein. Sie können zusätzlich eintragen, wo der Termin ist, dann müssen Sie es später nicht mehr heraussuchen. Auch Wegzeiten könnten mit notiert werden, damit Sie nicht zu spät aufbrechen.

Müssen die Termine von mehreren Menschen koordiniert werden, empfiehlt es sich, einen Familienkalender zu führen. Auch diese gibt es für die meisten Handys. Dort lassen sich dann gemeinsame Termine eintragen, die jeder sehen kann, und in einer anderen Farbe noch eigene Termine.

Egal wie Sie sich entscheiden, ein Kalender sollte geführt werden. Papierkalender haben den Vorteil, dass man auf einen Blick alles sieht und dass er still neben einem liegen kann. Die Koordination von mehreren Personen ist jedoch schwieriger und es bedarf dann regelmäßiger Besprechung und Nachtragungen. Die Kalender in Handys, PC und Co. können parallel von mehreren genutzt werden und jeder hat live Zugriff auf die Terminplanung. Oft ist es auch möglich sich erinnern zu lassen.

Damit es mit den Terminen funktioniert, müssen Sie folgende Punkte beachten:

- Jeder Termin muss eingetragen werden!
- Wöchentlich bzw. täglich sollte morgens der Kalender angeschaut werden, um den Tag anzuschauen und die aktuellen Termine präsent zu haben. Manche Menschen machen dies lieber schon am Tag zuvor, dann kann man sich gegebenenfalls vorbereiten und benötigte Dinge bereitlegen.
- Wenn Sie mögen, können Sie noch einige Termine mit einer Erinnerungsfunktion versehen, sodass Sie »vorgewarnt« werden.

Ihre Aufgabe

- Wählen Sie Ihr persönliches Kalendersystem und tragen Sie Termine ein. Sprechen Sie sich gegebenenfalls mit Ihrem/Ihrer Partner*in/Ihrer Familie ab und erstellen Sie ein System, dass für alle passt.
- Kombinieren Sie die To-do-Liste mit dem Kalender. In freie Zeiten kann die Erledigung der To-do-Punkte eingetragen werden.
- Reflektieren Sie regelmäßig darüber, ob Ihr System klappt, und steuern Sie gegebenenfalls nach.

10 Organisationstechniken und Mittel gegen Vergesslichkeit

Der Alltag von ADHS-Betroffenen wirkt oft unstrukturiert und chaotisch. Ein Grund dafür können die Schwierigkeiten mit der Zeitplanung sein (vgl. Kap. 9). Ein anderer Grund sind Schwierigkeiten, den Alltag sinnvoll zu organisieren und zu strukturieren. Die Betroffenen leiden oft darunter, dass »andere« es scheinbar einfach können. Es ist wichtig, ihnen nahezubringen, dass jeder Mensch sich und seinen Alltag organisieren muss. Für Menschen mit ADHS ergibt es sich aber nicht einfach so, sie müssen tätig werden und Zeit und Mühe investieren. Sie müssen neue Strategien aktiv lernen und immer wieder Üben.

Organisationshilfen. Um durch den Alltag zu kommen bedarf es als Organisationsmittel eigentlich nur einer Uhr, eines Kalenders und einer To-do-Liste. Bei Schwierigkeiten in der Alltagsbewältigung sollte also zusätzlich auch das Kapitel zum Zeitmanagement durchgegangen werden. Ob heutzutage alles noch aus Papier sein muss, wagen wir zu bezweifeln. Sicher sind die technischen Möglichkeiten des Smartphones bestechend, man hat gleich alles in einem Gerät und es wird in der Regel überall mit hingenommen. Für ADHS-Betroffene ist es nur wichtig, dass sie überhaupt Organisationshilfen nutzen. Es dürfen ruhig die sein, die der Persönlichkeit naheliegen.

In der Implementierungsphase sollte oft wiederholt werden. Die Therapeut*innen sollten ebenso dranbleiben und immer mal wieder erfragen, wie die eine oder andere Strategie im Alltag tatsächlich angewendet wird, wie es läuft, ob man anpassen musste usw. Manchmal sträuben sich die Betroffenen vor Veränderungen, dann ist es wichtig, Ängste zu lindern und das Selbstvertrauen zu stärken. Die Therapeut*innen sollten klarmachen, dass nicht erwartet wird, dass sofort alles klappt, sondern dass gemeinsam geschaut wird, was in welchem Tempo der Betroffene umsetzen kann. Und dass er den Prozess des Einübens des Betroffenen begleitet und unterstützt.

Erst wenn das neue Verhalten gut geübt ist, wird eine neue Strategie selbstverständlich und automatisiert. Das heißt, die neue Strategie wird dann ohne große mentale Anstrengung einfach angewendet.

Tagesplanung ritualisieren

Bei ADHS-Betroffenen ist es besonders hilfreich, wenn sie auch die Tagesplanung ritualisieren. Am besten sollte abends gedanklich oder noch besser mit Kalender der nächste Tag durchgegangen werden. Notwendige Vorbereitungen können so noch getätigt oder in den nächsten Tagen eingeplant werden. Achten Sie darauf, dass die Rituale möglichst an bereits bestehende Verhaltensketten angehängt werden. Sie sollten zudem realistisch sein und nicht zu viele Neuerungen auf einmal in eine Verhaltenskette implementieren.

Organisation der Umgebung. Für ein gutes Ergebnis ist es nicht nur sinnvoll, sich inhaltlich gut zu organisieren. Es sollte auch die Umgebung so organisiert sein, dass die ADHS-Symptome berücksichtigt wurden. ADHS-Betroffene lassen sich leicht ablenken. Die Umgebung sollte darauf angepasst sein (s. AB 105). An diesem Punkt gibt es Überschneidungen zum Thema Impulskontrolle.

Wichtig

Bei zwanghaften Persönlichkeitstypen ist Vorsicht geboten. Alle Planungs-, Organisations- und Strukturierungshilfen sollten helfen, aber nicht behindern.
Achten Sie darauf, dass es mit der Strukturierung nicht übermäßig viel wird und die Betroffenen sich selbst nicht in zu enge Korsetts einschnüren.

Für den therapeutischen Prozess ist es wichtig, die angestoßenen Veränderungen oder die Neuorganisation zu begleiten. Bitte fragen Sie gelegentlich nach und steuern Sie gegebenenfalls nach. Unserer Erfahrung nach fällt den ADHS-Betroffenen die Verstetigung schwer und sie verfallen schnell in altgewohnte Muster. Da hilft das Wissen, dass der/die Therapeut*in bestimmt noch mehrfach nachhaken wird. Falls es doch angewendet wird, ist das eine gute Vorlage für ein dickes Lob.

Arbeits- und Informationsmaterialien

INFO 43 Rituale
Dieses Infoblatt erläutert die Vorteile von Ritualen und bildet die theoretische Grundlage für die beiden Arbeitsblätter 95 »An Rituale andocken« und 96 »Neue Rituale aufbauen«.

AB 95 An Rituale andocken
Mit dieser Übung können neue Dinge in bereits bestehende Rituale integriert werden. Anhand der Übung kann außerdem aufgezeigt werden, was der/die Patient*in sowieso schon erfolgreich macht.

AB 96 Neue Rituale aufbauen
Mithilfe dieses Arbeitsblattes kann individuell geplant werden, wie neue Rituale aufgebaut werden können und welche Schritte dafür nötig sind.

INFO 44 Automatisierung von Handlungen
Mit diesem Infoblatt wird die Technik der Automatisierung verschiedener Handlungen erklärt. Es gibt die Schritte vor, an denen man eigene Automationen planen kann, und bildet somit die Grundlage für die Übung auf dem Arbeitsblatt 97 »Handlungen automatisieren«.

AB 97 Handlungen automatisieren
Mit diesem Arbeitsblatt können ADHS-Betroffene ihre persönliche Automatisierung planen und sich die nötigen Schritte bewusst machen.

INFO 45 Visuelle Erinnerungshilfen
Mit diesem Infoblatt werden visuelle Erinnerungshilfen als Technik eingeführt. Es dient als Grundlage für die Übung auf dem Arbeitsblatt 98 »Visuelle Erinnerungshilfen«.

AB 98 Visuelle Erinnerungshilfen
Mit dieser Übung sollen potenzielle Verknüpfungen von Erinnerungshilfen und dem, was zu erinnern ist, geschaffen werden. Zunächst geht es um generelles Brainstormen. Im zweiten Schritt soll eine persönliche Erinnerungshilfe benannt werden.

INFO 46 Checklisten oder To-do-Listen
Dieses Infoblatt führt in die Technik des Listen-Schreibens ein und grenzt Checklisten von To-do-Listen ab. Als Beispiel wird eine Packliste für den Sommerurlaub gezeigt.

AB 99 Checkliste zum Thema
Dieses Arbeitsblatt bietet eine Vorlage zur Erstellung einer individuellen Checkliste.

AB 100 To-do-Liste (nach Fälligkeit)
Dieses Arbeitsblatt bietet eine Vorlage zur Erstellung einer individuellen To-do-Liste, auf der die Tätigkeiten nach ihrem Fälligkeitsdatum priorisiert werden sollen.

INFO 47 Komplexität der Aufgabe verringern
Manche Aufgaben werden einfach nicht angegangen. Dann hilft es, die Komplexität zu verringern. Dieses Infoblatt erklärt die Grundlagen dieser Technik.

AB 101 Salamitaktik
Die Salamitaktik hilft dabei, eine komplexe Aufgabe in viele Teilschritte zu zerlegen, sodass sie einfacher zugänglich und leichter zu bewältigen ist.

INFO 48 Rund um das Einkaufen
Dieses Infoblatt widmet sich Hilfsstrategien rund um das Einkaufen mit To-do-Listen, Checklisten aber auch einem Hinweis gegen Impulskäufe. Das Infoblatt kann als Einstieg in ein Gespräch zu diesem Thema genutzt werden.

INFO 49 Rund um die Papiere
Oft berichten ADHS-Betroffene von Schwierigkeiten rund um das Thema Papiere. Mit diesem Infoblatt kann das Thema zum Gesprächsmittelpunkt werden und eine Strategie erarbeitet werden. Mithilfe der Übung auf Arbeitsblatt 102 »Ablage« kann die Strategie vertieft werden.

AB 102 Ablage
Dieses Übungsblatt stellt ein einfaches Ablagesystem vor und zeigt einige Punkte auf, die zur Anwendung umgesetzt werden müssen.

INFO 50 Abspeichern und Abrufen von Gedächtnisinhalten
Wenn Betroffene Vergesslichkeit berichten oder erwähnen, dass sie sich nichts merken können, kann dieses Infoblatt aufklären. Für eine gute Gedächtnisleistung ist das korrekte Einspeichern und Abrufen wichtig.

AB 103 Abrufstrategien
Dieses Arbeitsblatt stellt fünf Abrufstrategien vor. Der/Die ADHS-Betroffene soll sie im Alltag anwenden. Im therapeutischen Gespräch kann dann eruiert werden, ob es sich lohnt, eine Strategie zu verstetigen.

AB 104 Einspeicherhilfen
In diesem Arbeitsblatt werden vier Techniken zur Einspeicherung vorgestellt. Diese sollen im Alltag ausprobiert und in einem gemeinsamen Gespräch bewertet werden.

AB 105 (Arbeits-)Umfeld organisieren
Eine gute Organisation des Arbeitsplatzes hilft im Alltag sehr. Dieses Arbeitsblatt zeigt wichtige Aspekte auf. ADHS-Betroffene werden angehalten, Veränderung zu planen.

Alltagsrituale können helfen, eine innere und äußere Struktur zu schaffen. Neben den einfach nur schönen Ritualen, wie vielleicht dem gemeinsamen Abendessen oder dem Kino-Abend, gibt es weitere, die helfen können, die Woche zu strukturieren. Rituale können Arbeitsabläufe vereinfachen und Chaos bzw. »Verzettelung« vorbeugen. Beispielsweise können bestimmte Aufgaben einem Wochentag zugewiesen werden. An allen anderen Tagen braucht man dann nicht mehr daran zu denken. Es könnte etwa ein Putztag etabliert oder ein bestimmtes Zeitfenster für die Ablage reserviert werden.

Jedem Wochentag können Sie unterschiedliche Inhalte zuordnen. Montags könnte immer der Großeinkaufstag für die ganze Woche sein, dienstags der Wäschetag, Mittwoch der Saug- und Wischtag usw. Auch wenn Sie nur kleine Zeitfenster an dem jeweiligen Tag haben, könnte so eine Strukturierung Vorteile bringen. Routinen erleichtern es, alles zu erinnern, nichts zu vergessen oder doppelt zu machen.

Besonders hilfreich könnte ein Abend-/Morgenritual sein. Gehen Sie täglich gedanklich den nächsten Tag durch. Überlegen Sie, was Sie erledigen wollen, welche Termine anstehen usw. Schauen Sie noch einmal in Ihren Kalender und Ihre To-do-Liste – überlegen Sie sich einen groben Tagesplan. Bereiten Sie den nächsten Tag vor, suchen Sie die Dinge zusammen, die Sie brauchen werden, legen Sie alles bereit.

Besonders einfach lassen sich neue Rituale an bereits bestehende andocken. Wie etwa das Zähneputzen oder die Reihenfolge nach dem Aufstehen im Bad. Die meisten Menschen haben da eine bestimmte Abfolge von Tätigkeiten, diese kann erweitert werden. Wenn man z. B. morgens eine Tablette einnehmen muss, könnte sie im Bad neben dem Zahnputzbecher liegen. Oder auch in der Küche. Zur Anwendung muss man sich seine Routinen bewusstmachen und schauen, wo Synergieeffekte möglich sind.

Fallbeispiel

Frau A. hat nach der schwierigen Geburt ihres zweiten Kindes körperliche und psychische Probleme, weshalb sie mit einer Psychotherapie beginnt. Es stellt sich zusätzlich noch heraus, dass sie eine Schilddrüsenunterfunktion hat. Diese soll medikamentös behandelt werden. Frau A. schafft es jedoch nicht, die verordneten Tabletten regelmäßig einzunehmen, und es geht ihr körperlich lange nicht besser.

In der Therapie suchen wir den Grund für die Schwierigkeiten bei der Einnahme.

Ihre größere Tochter besieht sich mit ihren 3 Jahren alles in Reichweite und steckt vieles in den Mund. Zur Sicherheit hat Frau A. die Tabletten deshalb in einem hochliegenden Küchenschrank verstaut. Dort sieht sie die Tabletten nicht und hat Schwierigkeiten, sich daran zu erinnern, sie einzunehmen. Gelegentlich vergisst sie es ganz, manchmal erinnert sie sich erst am Nachmittag daran und nimmt sie dann nicht mehr ein, da ihr aufgetragen wurde, die Tabletten eine halbe Stunde vor dem Frühstück einzunehmen.

Wir suchen also nach einem bereits vorhandenen Ritual am Morgen, an das wir die Tabletteneinnahme andocken wollen. Es zeigt sich, dass Frau A., nachdem der Wecker klingelt, zunächst ins Bad geht, zur Toilette, dann wäscht sie Hände und Gesicht, zieht sie sich an, bürstet die Haare, benutzt Deo und putzt sich die Zähne. In dieses Morgenritual soll die Tabletteneinnahme eingebaut werden. Wichtig ist, auch die Tabletten für sie sichtbar zu platzieren, damit sie sich daran erinnert, sie während ihres Morgenrituals einzunehmen. Dabei muss auch bedacht werden, dass die Medikamente außer Reichweite des Kindes liegen und für sie trotzdem präsent. Sie entscheidet sich, die Tabletten neben dem Deo im Spiegelschrank aufzubewahren – dort kommt die Tochter nicht heran und sie schaut hinein, um Bürste und Deo herauszunehmen. Ihr Morgenritual wird also wie folgt ergänzt:

Aufstehen – Toilette – Hände und Gesicht waschen – anziehen – bürsten – Tabletten einnehmen – Deo – Zähneputzen

Dieses neue Ritual hat den Vorteil, dass es gut etabliert ist und selbst wenn es durch die Kinder einmal verschoben oder unterbrochen wird, kann Frau A. jederzeit wieder einsteigen. Denn durch die »gute Übung« dieses Rituals wird nie etwas vergessen.

Frau A. ist so begeistert von der Wirksamkeit der Ritualisierung, dass sie auch noch andere Rituale für sich und ihre Familie einführt. So erzählt sie gegen Ende der Therapie stolz, dass sie nun auch die Fluoridpaste, die der Zahnarzt für einmal die Woche empfohlen hat, regelmäßig anwendet. Sie hat sich einen Wochentag ausgesucht und die Paste neben die Zahnseide gestellt.

An Rituale andocken

Welche Rituale/Routinen (immer gleiche Abfolgen von Handlungen) haben Sie schon, um Ihren Alltag zu erleichtern? Geben Sie Ihrem Ritual einen Namen (wie z. B. Morgenritual).

....

....

....

....

....

Was »vergessen« Sie immer wieder? Wofür wollen Sie ein Ritual neu einführen?

....

....

....

....

Lässt es sich eventuell an eines der oben genannten Rituale sinnvoll andocken? Wenn ja, an welches?

Verbinden Sie beides mit einem Pfeil.

Machen Sie sich einen genauen Plan
Beschreibung des bisherigen Rituals (möglichst jeden Schritt), inklusive der Neuerung.

....

....

....

So oft möchte ich die Verknüpfung aktiv aufbauen:

....

Neue Rituale aufbauen

P

Der Aufbau von gänzlich neuen Ritualen ist schwierig. Versuchen Sie, wenn irgend möglich auch diese an bereits vorhandenes Verhalten anzudocken, um das Vergessen- und das Verwechslungspotenzial möglichst gering zu halten.

Versuchen Sie die Koppelung an einen Wochentag oder eine Tageszeit. Schaffen Sie sich zusätzlich Erinnerungshilfen. Gut wären zu Beginn gleich mehrere Erinnerungshilfen für verschiedene Sinneskanäle (Sehen und Hören).

Mein neues Ritual soll sein:

....

....

An diesem Wochentag/zu dieser Tageszeit möchte ich es einführen:

....

....

Ich verknüpfe es mit bereits vorhandenen Ritualen/Verhalten:

....

....

Als Erinnerungshilfen nutze ich Folgendes:

....

....

Tipp

Besprechen Sie mit dem Therapeuten / mit der Therapeutin nach einigen Wochen, wie es geklappt hat. Mussten Sie Veränderungen vom ursprünglichen Plan vornehmen, um es alltagstauglicher zu machen? Was hat bei der Umsetzung geholfen? Was hat die Umsetzung erschwert?

INFO 44 Automatisierung von Handlungen

P

Viele Dinge im Alltag laufen automatisch, also ohne bewusste Steuerung ab, wie z. B. Zähneputzen, Autofahren, Kaffeekochen, Anziehen usw.

Diese automatischen Prozesse erleichtern dem Gehirn die Arbeit, da wir für diese Tätigkeiten keine besondere Aufmerksamkeit oder Gedächtnisleistung brauchen. Ganze Handlungsketten laufen nacheinander ohne die Notwendigkeit ab, jedes Mal über den nächsten Schritt nachdenken zu müssen. Oder erinnern Sie sich noch, wann Sie das letzte Mal Bremse, Gas und Kuppelung ganz bewusst bedient haben? Mit einer willentlichen Automatisierung von verschiedenen Handlungen lassen sich einige alltägliche Probleme lösen, wie z. B. das Vergessen des Schlüssels, das Verlegen des Geldbeutels, der Brille oder anderer Gegenstände.

Wenn Sie etwa eine Handlungskette automatisieren wollen, müssen Sie sie oft wiederholen. Sie sollten die Handlung immer wieder ganz bewusst ausführen. Erst nach und nach wird das Verhalten automatischer und kann somit immer unbewusster ausgeführt werden.

Schritte zur Automatisierung von Handlungen:
(1) Suchen Sie den »Knackpunkt«.
(2) Überlegen Sie, wie Sie stattdessen vorgehen wollen. Planen Sie Erinnerungshilfen.
(3) Tun Sie es und begleiten Sie die Handlung mit lautem Aussprechen der Handlung. Dies hilft dabei, die Handlung schneller zu automatisieren.
(4) Wiederholen Sie es oft.

Fallbeispiel

Herr B. verbringt viel Zeit damit, morgens seinen Schlüssel zu suchen. Der Schlüssel liegt immer an anderen Orten, mal in einer Jackentasche, mal in der Küche, gelegentlich im Badezimmer. Gelegentlich kommt er deshalb sogar zu spät zur Arbeit.
(1) Der Knackpunkt ist, dass der Schlüssel nicht immer am selben Ort ist.
(2) Herr B. will dem Schlüssel nun einen festen Platz geben. Im Eingangsbereich seiner Wohnung hängt er dafür extra einen Schlüsselhaken auf.
(3) Nachdem Herr B. die Wohnung betritt, sagt er sich: »So, jetzt hänge ich hier meinen Schlüssel hin«, und führt gleichzeitig die Handlung aus. (Zu Beginn hat er sich noch ein Post-it mit den Worten »Schlüssel aufhängen« als Erinnerungshilfe an den Spiegel hinter der Eingangstür gehängt.)
(4) Herr B. bemüht sich, beim Hereinkommen an das Aufhängen des Schlüssels zu denken. Hat er es einmal vergessen und »findet« den Schlüssel an einem anderen Ort, bringt er ihn sofort zum Haken. Nach einigen Wochen passiert es so gut wie nicht mehr, dass der Schlüssel nicht an seinem Haken hängt.

Handlungen automatisieren

Was wollen Sie automatisieren?

....

....

(1) Identifizieren Sie Ihren Knackpunkt:

....

....

....

(2) Neuerung:

....

....

....

(3) Erinnerungshilfe und unterstützende Selbstinstruktion:

....

....

....

....

(4) Das tue ich, wenn ich es einmal vergessen habe:

....

....

....

INFO 45 Visuelle Erinnerungshilfen

T

Erinnerungshilfen können vielerlei Gestalt haben. Es können geschriebene Nachrichten/Hinweise, etwa auf einem Post-it, sein oder Dinge, die Symbolcharakter haben (z. B. der Einkaufskorb vor der Eingangstür), im Handy eingespeicherte Erinnerungen oder sogar Kleidungsstücke. Hier gilt es kreativ zu sein. Es ist jedoch extrem wichtig, darauf hinzuweisen, dass der Hinweischarakter nur dann funktioniert, wenn etwas auffällt. Wenn es lange irgendwo steht, gewöhnt man sich so an den Anblick, dass der Hinweischarakter verloren geht.

Fallbeispiel

Eine Patientin hat eine ganz besonders eindrückliche visuelle Erinnerungshilfe geschaffen. Sie hat sich beim Aufräumen ihres Appartements oft ablenken lassen. Sie springt von einer Tätigkeit zur anderen und vergisst, an was sie gerade dran gewesen ist. Dadurch zieht sich das Aufräumen und Putzen immer ewig hin und sie hat das Gefühl, kaum Freizeit zu haben. Sie zieht sich jetzt zum Aufräumen und Putzen eine alte Schürze über, die sie von ihrer Großmutter geerbt hat. So erinnert sie sich immer wieder beim Anblick in den Spiegel oder wenn sie an sich hinunter sieht, welche Aufgabe sie eigentlich gerade hat und an was sie weiterarbeiten will.

Sprechen Sie folgende Fragen durch:

- Nutzen Sie sichtbare Erinnerungsstützen?
- Wenn ja, welche und wann?
- Erleichtern sie Ihnen den Alltag?
- Gibt es noch andere Möglichkeiten, wie Sie diese Technik in Ihrem Alltag gewinnbringend einsetzen können?

Visuelle Erinnerungshilfen

P

Gut sichtbare Dinge, die ins Auge fallen, können uns als Erinnerungshilfe dienen. Zum Beispiel ein Merkzettel oder Post-it, der Knoten im Taschentuch oder »Stolperfallen«. Letzteres sind die Dinge, die Sie keinesfalls vergessen wollen, wenn die vor der Eingangstür liegen, können sie nicht übersehen werden.

Aber Achtung, dies funktioniert nur, wenn der Gegenstand nicht ständig dort ist. Denn dann gewöhnt man sich an den Anblick und übersieht ihn.

Gibt es etwas, dass Sie oft vergessen oder von dem Sie sich im Alltag oft ablenken lassen und wofür Sie aktiv die Technik der visuellen Erinnerungshilfe einmal ausprobieren wollen?
Tragen Sie zunächst links ein, welchem Problem Sie mit der visuellen Erinnerungshilfe begegnen möchten. Suchen Sie sich passend dazu eine Erinnerungshilfe aus und tragen Sie diese rechts ein.

Welche Erinnerungshilfe könnte wofür wie eingesetzt werden?

Erinnerungshilfe	**Einsatz für …**
....	....
....	....
....	....
....	....
....	....
....	....
....	....
....	....
....	....

INFO 46 Checklisten oder To-do-Listen

T P

Wer Schwierigkeiten hat, sich alles zu merken oder sich oft verzettelt, muss auf externe Hilfen zurückgreifen. Bei den komplexen Anforderungen des heutigen Alltags kommt kein Mensch ohne Hilfsmittel aus. Ein einfaches Hilfsmittel ist das Listenschreiben. Abgesehen von der Tatsache, dass man beim Durchstreichen merkt, wie viel man getan hat, vergisst man auch weniger. Sobald einem wieder etwas einfällt, kann die Liste ergänzt werden. Die Liste dient als »externer Speicher« und der Geist kann sich auf anderes konzentrieren. Viele (auch kleine) Einzelheiten können vor dem Vergessen bewahrt werden. In ruhigen Zeiten oder wenn man gerade ein bisschen Leerlauf hat, kann man kurze Dinge von der Liste erledigen.

Checklisten dienen eher der Absicherung, dass alles Wichtige bedacht wurde und nichts vergessen geht. To-do-Listen dienen hauptsächlich der Sammlung von Dingen. Eventuell müssen diese Listenpunkte noch in einen Wochenplan eingepflegt werden. Die meisten Menschen benutzen Listen. Am besten bauen Sie ein System aus, das Sie sowieso schon verwenden, und ergänzen es sinnvoll.

Tipp

Notieren Sie die Dinge gleich in der Reihenfolge, in der Sie sie auch vorfinden (z. B. bei Einkaufs- oder Packlisten). Dann sind Sie effizienter und sparen sich unnötiges Hin- und Herlaufen.

Beispiel

Packliste für einen Sommerurlaub

- kurze Hosen
- lange Hosen
- T-Shirts
- Pullover
- Unterwäsche
- Socken
- Regenjacke
- Schuhe (Sandalen, Flipflops, feste Schuhe)
- Badeanzug
- Strandhandtuch
- Hut und Sonnencreme
- Reiseapotheke
- Zahnbürste, Zahnpasta, Zahnseide
- Haarbürste und Fön
- Nagelschere, Nagelfeile
- Shampoo und Duschmittel, Bodylotion, Handcreme/Gesichtscreme
- Tampons
- Rasierzeug
- Deo, Parfum
- Ladekabel und Adapter
- Unterhaltung: Buch, Zeitschriften, Spiele etc.

Checkliste zum Thema ....

P

☐ ....

☐ ....

☐ ....

☐ ....

☐ ....

☐ ....

☐ ....

☐ ....

☐ ....

☐ ....

☐ ....

☐ ....

☐ ....

☐ ....

☐ ....

☐ ....

☐ ....

☐ ....

☐ ....

☐ ....

☐ ....

☐ ....

☐ ....

To-do-Liste (nach Fälligkeit)

P

Legen Sie sich eine To-do-Liste an. Was wollen Sie noch alles erledigen? Schreiben Sie das Fälligkeitsdatum dazu, wenn es sich um etwas handelt, das bis zu einem bestimmten Tag erledigt sein soll.

Streichen Sie die Dinge durch, wenn sie erledigt sind. Kategorisieren bzw. priorisieren Sie, wenn nötig.

Was möchte ich tun?	**Bis wann?**	**Erledigt?**
....	....	☐
....	....	☐
....	....	☐
....	....	☐
....	....	☐
....	....	☐
....	....	☐
....	....	☐
....	....	☐
....	....	☐
....	....	☐
....	....	☐
....	....	☐
....	....	☐
....	....	☐
....	....	☐
....	....	☐
....	....	☐
....	....	☐
....	....	☐
....	....	☐

INFO 47 Komplexität der Aufgabe verringern

T P

Immer wieder steht man im Alltag vor dem Problem, dass es Aufgaben gibt, die man nicht angeht. Sie werden immer wieder aufgeschoben, ihre Bearbeitung scheint komplex und aktiviert innere Abwehr. Dies kann auch Leute betreffen, die nicht krankhaft aufschieben oder prokrastinieren.

Diese Aufgaben sind oft sehr komplex. Dadurch erscheinen sie groß, undefiniert und schwer fassbar. Es gilt dann, die Aufgabe in Teilschritte zu zerlegen. Diese sind oft klarer umrissen und erscheinen den Betroffenen auch eher bewältigbar, damit steigt die Chance, dass mit der Umsetzung auch tatsächlich begonnen wird.

Diese Technik ist auch als Salamitaktik bekannt. Anstatt die ganze Salami auf einmal verspeisen zu wollen, wird sie in Scheiben geschnitten und damit mundgerecht aufbereitet. Genauso ist es mit den komplexen Aufgaben. Aus einer großen, nicht fassbaren Aufgabe sollten kleine, machbare Einzelschritte gemacht werden.

Dazu sollten vier Schritte durchgegangen werden:

(1) Auswahl einer komplexen Aufgabe aus der To-do-Liste

(2) Auflistung der Teilkomponenten dieser Aufgabe
Dabei helfen folgende Fragen: »Was ist der erste Schritt?« und »Was kommt als Nächstes?« Diese Frage nach dem nächsten Schritt muss so oft wiederholt werden, bis die Aufgabe erledigt ist. Hier kann sich eine ganze Liste von Teilschritten ergeben.

(3) Realitäts-Check!
Schauen Sie sich die erarbeiteten Teilschritte an. Sind sie bewältigbar? Wie viel Zeit braucht es, sollte man dafür evtl. mehrere Tage einplanen? Gibt es immer noch Teilschritte, die vielleicht aufgeschoben würden, weil sie immer noch zu komplex sind?

(4) Schreiben Sie alle Unterpunkte auf Ihre To-do-Liste oder tragen Sie sie gleich in den Kalender ein.

Suchen Sie sich eine Aufgabe aus Ihrer To-do-Liste aus, die Sie bisher aufgeschoben haben oder an die Sie sich nicht so recht rantrauen, und zerlegen Sie die Aufgabe in Teilschritte.
Im übertragenen Sinne: So werden aus einer langen Salami viele Wurstscheiben, die leichter essbar sind.

(1) Bisheriger Eintrag auf der To-do-Liste:

....

(2) Listen Sie möglichst konkret alle notwendigen Teilschritte auf, um die Aufgabe zu bewältigen:

....

....

....

....

....

....

....

(3) Überprüfen Sie noch einmal und machen Sie gegebenenfalls Anpassungen!

(4) Schreiben Sie sich eine neue, aktualisierte To-do-Liste, die alle Teilschritte beinhaltet. Oder übertragen Sie die Punkte in ein anderes Organisationsmittel.

INFO 48 Rund um das Einkaufen

T P

Eine eigene Form der To-do-Liste ist die Einkaufsliste.

Sobald etwas im Haushalt leer wird, sollte es auf den **Einkaufszettel** geschrieben werden. Am besten gruppiert man die Gegenstände in der Weise, wie sie im Geschäft stehen (das erspart später Zeit und es wird weniger vergessen). Sollten Sie den Einkaufszettel einmal vergessen haben, so können Sie in Gedanken die Küchenschränke und den Kühlschrank durchgehen. Alles sollte sich bildlich vor dem inneren Auge vorgestellt werden.

Sie könnten sich auch eine **Checkliste** erstellen, auf der alles aufgelistet ist, was Sie regelmäßig benötigen. Diese Liste kann dann vor dem Einkauf zuhause noch einmal durchgegangen werden. Bei allem sollte nachgeschaut werden, ob es noch vorhanden ist, und dementsprechend die Einkaufsliste geschrieben werden. Bei dieser Methode werden Sie bestimmt nie wieder ohne Toilettenpapier dastehen.

Damit Sie nicht in einem Lebensmittelgeschäft ziellos umherlaufen, sollte die Aufteilung überdacht werden: Wo steht was, wie sind die Regale im Supermarkt angeordnet usw.? Der Einkaufszettel kann direkt beim Schreiben geordnet bzw. gruppiert werden. Arbeiten Sie dann Punkt für Punkt Ihre Liste ab und versuchen Sie, alles andere außer Acht zu lassen.

Neigt man zu Impulskäufen, könnte die **Reaktionsverzögerungsstrategie** helfen. Dabei geht es darum, über eine zeitliche Verzögerung Kontrolle zu bekommen. Bei Lebensmitteln sollte nur gekauft werden, was auf der Liste steht. Vor anderen Anschaffungen sollte man abwägen und eventuell Preise vergleichen. Um Zeit zu gewinnen, kann man Dinge im Laden zurücklegen lassen. Dann hat man die Zeit, noch einmal in Ruhe darüber nachzudenken.

INFO 49 Rund um die Papiere

T P

Jeder ADHS-Betroffene sollte sich ein Ordnungssystem erarbeiten. Betroffene können die effektive Ablage nicht einfach so. Sie brauchen Unterstützung. Gelegentlich kann dies jemand aus der Familie übernehmen. Oder eben der Therapeut oder die Therapeutin. Wichtig ist nur, dass ein sinnvolles System etabliert und dazu ermutigt wird, es regelmäßig zu pflegen. Denn ohne die Investition von Zeit wird sich nichts verändern.

Problematisch wird es, wenn schon Chaos da ist und ein ungeordnetes Durcheinander in den Papieren herrscht. Dann ist fraglich, ob der Betroffene das überhaupt allein bewältigen kann. Es wäre gut, Unterstützung im privaten Umfeld zu suchen, für das Anlegen eines Ordnersystems und beim Lichten des Chaos. Hat man es erst einmal auf einem einigermaßen ordentlichen Stand, geht es dann darum, am Ball zu bleiben. Dabei kann man auf ein dreigliedriges Ablagesystem zurückgreifen:

Bearbeiten **Abheften** **Lesen**

Fallbeispiel

Herr X. erzählt einige Zeit, nachdem er in der Therapie das Thema Papiere mit seinem Therapeuten besprochen hatte, dass er eine gute Lösung für sein »Zu lesen«-Fach gefunden habe. Früher sei dies nämlich immer übergequollen.

Er hat das Fach nun im Bad platziert. Dorthin zieht er sich gerne zurück, dort liest er sehr gerne und wird nicht gestört. Außerdem steht dort auch ein Papierkorb, in den er es danach gleich entsorgen kann.

Auf die Frage, was seine Frau von diesem neuen Arrangement halte, gibt er an, dass sie zwar zunächst skeptisch gewesen sei, es nun aber gut findet, da im Bad ja ohnehin schon immer etwas zu lesen gelegen hat. Und sie haben ausgehandelt, dass sie nach einiger Zeit den Inhalt des Korbes wegschmeißt, sodass er nicht mehr überquellen kann.

Legen Sie Ordner für alle wichtigen Unterlagen an (Beschriftung nicht vergessen). Versuchen Sie, die Dinge gleich abzuheften, wenn Sie sie bekommen. Wenn nicht, empfiehlt sich ein dreigliedriges vorläufiges Sortiersystem.

Bearbeiten **Abheften** **Lesen**

Für Unterlagen können Sie einen Kasten zum Wegsortieren einrichten (Ablegen), den Sie des Öfteren durchsehen und abarbeiten sollten. Machen Sie doch eine Routine daraus.

Ein weiteres Ablagefach sollte für Wichtiges, zu Bearbeitendes sein (Bearbeiten). Dort sollten Rechnungen und Ähnliches hineinkommen, wenn Sie sich nicht sofort nach Erhalt darum kümmern können. Diesen Stapel sollten Sie unbedingt einmal pro Woche durchgehen. Hierbei wäre eine Routine an einem bestimmten Tag ratsam.

Ein dritter Kasten sollte für »zu Lesendes« reserviert werden (Lesen). Überlegen Sie sich aber ganz genau, was da hinein soll. Schneiden Sie interessante Artikel aus der Zeitung aus, anstatt die gesamte Zeitung hineinzulegen.

Sobald Sie Ihre tägliche Post durchgesehen haben, sollten Sie entscheiden, in welches Ablagefach die jeweilige Sendung gehört. Werbung gehört sofort in den Mülleimer. Die Scheiben von der Bank werden direkt in das Fach zum späteren Ablegen gelegt, zu zahlende Rechnungen kommen in das Ablagefach für das Bearbeiten. (Sobald die Rechnung überwiesen ist, kommt sie entweder direkt in den Müll oder in das Ablegen-Fach.) Prospekte und ähnliches kommen entweder in den Müll oder zu den anderen zu lesenden Unterlagen.

Ihre Aufgabe:

- Haben Sie bereits ein Ablagesystem?
  - Wenn ja, wie klappt es?
  - Woran liegt es, falls es nicht effektiv ist?
  - Was können Sie tun, damit es besser klappt?
- Fangen Sie mit einem Ordnungssystem an. Besorgen Sie Ordner und Ablagefächer.
  - Beschriften Sie Ordner zum Abheften von wichtigen Unterlagen.
  - Richten Sie sich Ablagekästen ein, beschriften Sie diese mit »Bearbeiten«, »Abheften«, »Lesen«.
  - Suchen Sie in Ihrem Wochenplan eine Zeit, zu der Sie die Organisation regelmäßig machen können.

INFO 50 Abspeichern und Abrufen von Gedächtnisinhalten

T P

Vergesslichkeit im Alltag kann verschiedene Gründe haben. Es könnte sein, dass die relevanten Informationen nicht abgespeichert wurden oder sie zwar gespeichert sind, aber es schwerfällt, sie abzurufen.

Im Kurzzeitgedächtnis werden die Informationen so bearbeitet, dass sie gespeichert werden können (deshalb wird es manchmal auch als Arbeitsgedächtnis bezeichnet), oder die Information geht verloren. Zum Beispiel muss beim Sprechen und Zuhören immer der Anfang des Satzes noch im Kurzzeitgedächtnis präsent sein, um ihn zu verstehen. Gerade Worte wie »welche«, »der«, »die« oder »jenes« beziehen sich meist auf etwas zuvor Gesagtes. Hätte man dies schon vergessen, so könnte man keinem Gespräch folgen. Dabei ist die Kapazität des Kurzzeitgedächtnisses begrenzt. Vorstellen kann man sich das wie einen Trichter auf einer Flasche. Nur was dort hinein gelangt und dann durch den Flaschenhals rutscht, kann im Langzeitgedächtnis abgespeichert werden.

Die Arbeit des Kurzzeitgedächtnisses kann man unterstützen. Zum Beispiel lässt sich vieles mittels Wiederholung, inhaltlicher Gruppierung, sinnvoller Zusammenhänge, persönlicher Bezugnahme oder Verknüpfung mit bereits Bekanntem besser behalten.

Für die Überführung der Information vom Kurz- in das Langzeitgedächtnis muss die Information in die richtige Form gebracht, also encodiert werden. Folgende Techniken verbessern diese Übertragung:

- **Memorieren:** innerliche Wiederholung von Information, die man sich nur kurzfristig merken will (wie z. B. Auswendiglernen)
- **Organisieren:** Verdichtung der Information durch Zusammenfassen zu Gruppen und Überführung in sinnvolle Reihenfolgen (wie z. B. die Einkaufsliste in Sachgruppen aufteilen und in die Reihenfolge bringen, in der die Artikel im Geschäft stehen).
- **Elaborieren:** Die Informationen werden erweitert, indem sprachliche oder sinnliche Erfahrungen gedanklich zugefügt werden (wie z. B. Eselsbrücken, bildliche Vorstellungen, Melodien).

Tipp

Versuchen Sie einmal aktiv die Loci-Methode (s. AB 104 »Einspeicherhilfen«) aus. Meist ist es sehr erstaunlich, wie gut das klappt. Dies kann als Motivator dienen, Hilfstechniken tatsächlich anzuwenden, wenn man sieht, wie gut es auf einmal klappt.

Bildliche Hinweisreize/Schlüsselreize
Um sich an Einzelheiten aus der Vergangenheit zu erinnern, können Fotos sehr hilfreich sein. Zum Beispiel kann das Betrachten der Urlaubsfotos einen in Gedanken wieder an diesen Ort versetzen, man erinnert sich an Stimmungen, Gerüche, Inhalte und viele weitere Einzelheiten. Auch Babyfotos des eigenen Kindes können lebhafte Erinnerungen an diese Zeit wieder aufleben lassen. Das Foto dient in diesem Falle als Schlüssel- oder Ankerreiz, der eine ganze Reihe von vergessen geglaubten Erinnerungen aktiviert.

Alphabetisieren
Sollte Ihnen einmal ein Name einer Person oder eines Produkts entfallen sein, versuchen Sie, in Gedanken das Alphabet durchzugehen. Bei jedem Buchstaben sollten Sie sich fragen, ob dieser eventuell der Anfangsbuchstabe des gesuchten Wortes ist. Häufig sagt Ihnen Ihr Gefühl, welcher der richtige Buchstabe ist, und der Name fällt Ihnen wieder ein.

Phonetisches Vorgehen
Beim phonetischen Vorgehen sollen Sie versuchen, vergessene Wörter anhand ihres Wortklanges wiederzufinden. Im Gedächtnis ist nämlich nicht nur die Bedeutung des Wortes, sondern auch sein Klang gespeichert. Durch eine ähnliche Wortmelodie werden Sie dann an Ihr gesuchtes Wort erinnert. Gerade für ungewöhnliche Laute oder Fremdwörter bietet sich diese Methode an.

Kategorien bilden
Mit der Einordnung von Begriffen in Kategorien kann das spätere Abrufen erleichtert werden. Wenn Sie zum Beispiel überlegen, was Sie alles für den Sommerurlaub einpacken müssen, erleichtert Ihnen eine inhaltliche Aufteilung in verschiedene Gebiete die Arbeit enorm. Gehen Sie zunächst durch, welche Kleidung und Schuhe Sie brauchen, danach alle Toilettenartikel, Papiere usw. Sie können auch die Kategorien so bilden, wie die Dinge in Ihren Zimmern zu Hause verteilt sind. Erst alles aus dem Kleiderschrank und aus dem Schlafzimmer, dann die Schuhe aus dem Flur, alles aus dem Bad usw.

Episodisches Abrufen
Wenn Sie zum Beispiel vergessen haben, um wie viel Uhr Sie bei Freunden eingeladen sind, versuchen Sie, sich die Szene, in der Sie eingeladen wurden, genau in Erinnerung zu rufen. Wo war es, wann war es, wer war alles dabei, wie sah der Raum aus, wer saß wo, worum ging es noch in dem Gespräch usw. Je detaillierter Sie sich die Episode vorstellen, desto leichter wird es Ihnen fallen, sich an Einzelheiten zu erinnern. Diese Methode kann man auch für Lernstoff anwenden. Wann und wo habe ich dies und das gelernt, von wem, wie sah die Situation aus …? In Gesprächen passiert es manchmal, dass man etwas sagen möchte, aber wenn der andere aufgehört hat zu sprechen, ist einem der Gedanke entfallen. Dann kann es auch helfen, sich noch einmal bewusst zu machen, worum es gerade ging. Es kann sein, dass der Gedanke wiederkommt.

Versuchen Sie die verschiedenen Abrufstrategien doch einmal aus. Bestimmt haben auch Sie Momente, in denen Ihnen das Abrufen schwerfällt.

Sprechen Sie in der Therapie über Ihre Erfahrungen:
- Welche Methode haben Sie ausprobiert?
- Wie hat es geklappt?
- Welche Methode hat Ihnen gut gelegen?

Im Folgenden werden weitere Techniken vorgestellt, die schon bei der Einspeicherung angewendet werden müssen. Mit ihnen sollte Eingespeichertes auch leichter abrufbar sein. Diese Methoden lassen sich nur für neu zu lernendes Material verwenden. Gedächtnisinhalte, die bereits gespeichert sind, lassen sich durch sie nur schwer vereinfacht abrufen. Lediglich wenn schon Gelerntes in eine gewisse Abfolge gebracht, also umstrukturiert werden soll, können diese Techniken Verwendung finden.

Denken Sie daran, zum erfolgreichen Einspeichern bedarf es der Wiederholung.

Rhythmisieren

Eine Methode, sich Zahlenfolgen besser einzuprägen, ist die Rhythmisierung. Hierbei ist es wichtig, dass die Zahlen schon während der Einspeicherung in diesem bestimmten Rhythmus vorliegen. Mit den Zahlen wird dann die Sprachmelodie, der Klangrhythmus, abgespeichert. Beim Abrufen kommen durch die Erinnerung an die Melodie die Zahlen in der richtigen Reihenfolge wieder ins Gedächtnis.

Parallelen herstellen

Neue Informationen sollen mit bereits vorhandenen Gedächtnisinhalten verknüpft werden. Wenn Sie jemanden kennenlernen, so sollten Sie sich, sobald Sie den Namen hören, fragen, ob Sie jemanden mit dem gleichen oder einem ähnlichen Namen kennen, und diese beiden in Gedanken miteinander verbinden. Stellen Sie bei neuen Namen jedoch sicher, dass Sie ihn richtig gehört haben; versuchen Sie, ihn gleich mehrfach zu verwenden. Wollen Sie sich Zahlen oder Zahlenfolgen merken, überlegen Sie gleich, ob Sie diese Zahlenfolge nicht kennen, weil es das Geburtsdatum Ihres Partners ist, der Tag der Deutschen Einheit, Weihnachten oder Sonstiges.

Vorstellungsbilder

Einzelinformationen können Sie mit Bildern verknüpfen, bspw. beim Merken von Namen. Sollten Sie sich den Namen Baer merken wollen, so können Sie den Menschen Frau Baer bildlich mit dem Tier Bär verbinden. Bei vielen Namen ist das aber gar nicht so einfach. Versuchen Sie, bei diesen Namen eine Verbindung zu einem hervorstechenden Merkmal der Person zu finden. Oder Sie verändern den Namen geringfügig, sodass er ein Wort ergibt, das Sie sich merken. Denken Sie z. B. bei Frau Briegel an einen Riegel und schon haben Sie ein Vorstellungsbild.

Loci-Methode

Diese Methode stammt von den alten Griechen. Sie wurde von Schauspielern oder Rednern benutzt, die sich lange Texte merken wollten. Bei dieser Technik werden die wichtigsten Punkte als Stichwörter aufgelistet. Diese Stichwörter werden dann an bestimmten Orten gedanklich abgelegt. Um die richtige Reihenfolge der Wiedergabe zu gewährleisten, werden sie nicht irgendwie abgelegt. Man soll sich einen gut bekannten Weg ins Gedächtnis rufen, z. B. den Weg zur Arbeit. Aber auch ein Rundblick durch das heimische Wohnzimmer bietet sich an. Die zu lernenden Stichpunkte werden nun der Reihe nach an markanten Punkten des Weges abgelegt. Dies alles soll man sich bildlich vorstellen und mehrmals wiederholt durchgehen, um die Verknüpfung des gut Bekannten mit den neuen Informationen zu verfestigen. Sollen diese Informationen abgerufen werden, muss man nur den Weg vor seinem geistigen Auge entlang gehen.

Haben Sie Einspeicherhilfen schon einmal verwendet? Wie war das?

Gibt es etwas, was Sie sich gerne besser merken wollen? Vielleicht ein neues Passwort, einen Namen, eine Kontonummer oder einen Pin?

Das will ich mir merken:

....

Diese Technik möchte ich anwenden:

....

Das will ich mir merken:

....

Diese Technik möchte ich anwenden:

....

Das will ich mir merken:

....

Diese Technik möchte ich anwenden:

....

Sprechen Sie mit Ihrer Therapeutin/Ihrem Therapeuten über …

- Ihre Erfahrungen mit den verschiedenen Techniken
- Schwierigkeiten und Fallstricke
- Klären Sie, ob Sie eine dieser Techniken gewinnbringend für sich zukünftig einsetzen können.

Neben der inhaltlichen Organisation kann auch die Organisation des Arbeitsplatzes bzw. des Bereiches, der zu Hause für die Ablage und Organisation genutzt wird, hilfreich sein.

Prüfen Sie deshalb Ihren Arbeitsbereich und organisieren Sie, wenn nötig, um:

- Macht etwas ablenkende Geräusche (wie etwa Töne vom Handy, der PC, das Telefon, Fernseher oder Radio)?
- Blinkt etwas oder zieht die Aufmerksamkeit des Blickes auf sich?
- Ist es angenehm dort zu sitzen (Temperatur, Belüftung, Licht)?
- Haben Sie alles, was Sie brauchen, zur Hand/in Reichweite?

Sprechen Sie es mit Ihrem Therapeuten/Ihrer Therapeutin durch und überlegen Sie gemeinsam, wie Sie Ihren Bereich angenehmer gestalten können.

Dies möchte ich konkret verändern:

....

....

....

....

....

....

....

....

....

....

....

....

....

....

....

....

11 Prokrastination

Prokrastination, das Aufschieben von Aufgaben bis zum letzten Drücker (oder darüber hinaus), ist ein bei ADHS häufig zu beobachtendes Problem. Allerdings muss betont werden, dass Prokrastination kein Symptom der ADHS ist und natürlich auch bei vielen Menschen vorkommt, die nicht unter ADHS leiden. Prokrastination als solche ist auch keine psychische Störung im engeren Sinne und es findet sich in den Diagnose-Systemen auch keine Kodierung dafür. Problematisch wird die Prokrastination bei ADHS aber insbesondere deswegen, weil ja ein Symptom von ADHS die Abneigung gegen länger andauernde geistige Beschäftigung ist. Von ADHS betroffene Menschen haben daher eine erhöhte Anfälligkeit für das Aufschieben von solchen geistig anstrengenden Aufgaben. Viele Patient*innen werden dieses Problem als eines der akuten schildern, nicht zuletzt deswegen, weil es in der Natur der Prokrastination liegt, dass sich die durch sie entstehende Belastung kumuliert. Das ist sowohl hinsichtlich der Stressbelastung als auch daraus resultierender affektiver Symptome wie Depressivität ein regelmäßig zu beobachtendes Problem von ADHS-Betroffenen. Prokrastination kann damit maßgeblich sowohl zu einer reduzierten Lebensqualität als auch einer weiter beeinträchtigten Leistungsfähigkeit von Menschen mit ADHS beitragen.

Therapie-Tipp

Eine isolierte Behandlung von Prokrastination bei ADHS ist wenig zielführend. Sie sollte stets begleitet sein von einer Behandlung der ADHS-Symptome, insbesondere der Impulsivität, da das alleinige Aufnehmen einer unangenehmen Tätigkeit nicht ausreicht, wenn die kognitiven Ressourcen fehlen, um die aufgenommene Aufgabe auch erfolgreich abzuschließen. Die Adressierung der Prokrastination kann also nur Baustein einer multifokalen Behandlung sein.

Erfassung des Ausmaßes. Wenn die Patient*innen in der Therapie über ein Problem mit dem Aufschieben von Tätigkeiten klagen, so ist es sinnvoll, zunächst das Ausmaß von und die Belastung durch das Aufschiebeverhalten zu erfassen. Wenn man es noch genauer wissen möchte, kann auch ein Zeiterfassungsbogen eingesetzt werden, wie er auch beim Zeitmanagement verwendet wird (s. Kap. 9). Das Arbeitsblatt 106 »Erfassung der Prokrastinationsprobleme« enthält einen Explorationsfragebogen zur freien Erfassung von Problemen mit der Prokrastination. Das Arbeitsblatt 107 »Zeiten-Erfassungsbogen für Aufschiebeverhalten« enthält einen Zeiterfassungsbogen, auf dem auch die Prokrastination vermerkt werden kann.

Situationsanalyse. Stellt sich in der Exploration heraus, dass ein belastendes Problem vorliegt, kann man mithilfe eines einfachen Störungsmodells erarbeiten, wie die Problematik mit der ADHS zusammenhängt und wie sie sich aber auch über das Vermeidungs- und Ersatztätigkeitsverhalten verselbstständigt. Eine Situationsanalyse kann helfen, den Zusammenhang zwischen Emotionen/Stress vor und nach der Prokrastination und die auslösenden und aufrechterhaltenden Faktoren genauer zu erfassen und zu beschreiben. Anhand von typischen Ersatzhandlungen, die nicht aufgeschoben werden, können deren Funktion für das Aufrechterhalten des Problemverhaltens deutlich gemacht werden. Das Arbeitsblatt 108 »Situationsanalyse Aufschiebeverhalten« hilft bei der Situationsanalyse einer typischen Prokrastinationssituation und einer typischen Situation, in der keine Prokrastination stattfindet. Das Infoblatt 51 »Störungsmodell zum Aufschiebeverhalten« enthält ein auf die ADHS-Situation angepasstes Störungsmodell der Prokrastination nach Höcker et al. (2017).

Für Patient*innen mit geringen Problemen mit Prokrastination mag eventuell bereits die Bearbeitung des Arbeitsblattes mit Hinweisen zum sinnvollen Arbeiten bei Problemen mit Prokrastination ausreichen, das bei Bedarf mit den Patient*innen vor- oder nachbesprochen werden kann. Das Arbeitsblatt 109 »Arbeitsregeln zur Vermeidung von Aufschiebeverhalten« enthält Arbeitsregeln zur Vermeidung von Aufschiebeverhalten.

Verzögertes Beginnen. Ein meist bei Prokrastination zu beobachtendes Problem ist, dass die Betroffenen gar nicht erst oder nur sehr verzögert mit der Aufgabe, die sie sich vorgenommen haben, beginnen. Wenn die Exploration bzw. die Situationsanalyse (AB 106 und AB 107) Hinweise darauf gibt, dass hier ein entsprechendes Problem vorliegt, sollte mit den Betroffenen an der Aufnahme der Tätigkeit gearbeitet werden. Hier ist es insbesondere wichtig, wie schon in den im AB 109 »Arbeitsregeln zur Vermeidung von Aufschiebeverhalten« aufgeführten Arbeitsregeln enthalten, die Tätigkeit sowohl hinsichtlich des Inhaltes als auch hinsichtlich des Zeitplans genau zu planen und darüber hinaus ein Ritual einzuführen, dass den Start der Aufgabe initiiert. Das kann eine Tasse Tee oder Kaffee sein, die man bereitstellt, es kann eine kurze Achtsamkeits- oder Meditationsübung sein oder auch ein kurzer Spaziergang. Entscheidend ist, dass das Ritual kurz ist und es einen Anfang und ein Ende gibt, welches dann die Aufnahme der Tätigkeit einleitet. Das Arbeitsblatt 111 »Hilfen beim Anfangen« erleichtert das Anfangen mit einer üblicherweise aufgeschobenen Tätigkeit.

Gelingt es den Betroffenen nun, die Tätigkeit tatsächlich wie geplant aufzunehmen, können natürlich sowohl die Aufmerksamkeits- und Impulsivitätssymptome selbst, aber auch eine ungünstige Planung dazu führen, dass die Aufgabe trotzdem nicht erfolgreich bearbeitet werden kann. In diesen Fällen kann eine Hilfe bei einer genaueren Planung der Tätigkeit sinnvoll sein. Das Arbeitsblatt 111 »Hilfen beim Planen« unterstützt die Betroffenen bei der Planung einer üblicherweise aufgeschobenen Tätigkeit.

Tagebuch. Zur Überprüfung, ob die Interventionen Erfolge zeigen und zur Hilfe für die Betroffenen, weiter am Ball zu bleiben, kann ein Tagebuch verwendet werden, das die Fortschritte bei der Bewältigung des Prokrastinationsproblems und den Zusammenhang zwischen Prokrastination und Stimmung erfasst. Das Arbeitsblatt 112 »Tagebuch meines Aufschiebeverhaltens« enthält ein Arbeitstagebuch, das von den Patient*innen an mehreren Tagen ausgefüllt werden kann und die Bewältigung der Prokrastinationsprobleme im Alltag erfassen soll.

Therapie-Tipp

Die hier vorliegenden Materialien helfen, ein eher nachgeordnetes Problem mit Aufschiebeverhalten im Rahmen einer multifokalen Verhaltenstherapie zu adressieren. Wenn ein schwerwiegendes Prokrastinationsproblem vorliegt, empfiehlt es sich, das Manual zur Prokrastination von Höcker et al. (2017) zu verwenden, das ein umfassendes, evidenzbasiertes verhaltenstherapeutisches Behandlungsprogramm enthält und auch eine Anzahl diagnostischer Verfahren, mit deren Hilfe man Prokrastination als spezifisches, von ADHS abzugrenzendes Problem noch mal deutlich exakter beschreiben und behandeln kann.

Arbeits- und Informationsmaterialien

AB 106 Erfassung der Prokrastinationsprobleme

Dieses Arbeitsblatt enthält einen Explorationsfragebogen, mit dem Patient*innen erfassen können, bei welchen Aufgaben oder Tätigkeiten sie zum Aufschieben neigen und wie es ihnen dabei geht.

AB 107 Zeiten-Erfassungsbogen für Aufschiebeverhalten

Auf diesem Arbeitsblatt können die Betroffenen anhand eines Zeiterfassungsbogens protokollieren, welche Tätigkeiten sie erledigen möchten. Dabei sollen sie die geplanten und die tatsächlich benötigten Zeiten notieren.

AB 108 Situationsanalyse Aufschiebeverhalten
Dieses Arbeitsblatt hilft bei der Situationsanalyse einer typischen Prokrastinationssituation. Nach dem gleichen Muster kann dann eine Situation ohne Prokrastination analysiert werden.

INFO 51 Störungsmodell zum Aufschiebeverhalten
Dieses Infoblatt enthält ein auf die ADHS-Situation angepasstes Störungsmodell der Prokrastination nach Höcker et al. (2017).

AB 109 Arbeitsregeln zur Vermeidung von Aufschiebeverhalten
Dieses Arbeitsblatt enthält Arbeitsregeln zur Vermeidung von Aufschiebeverhalten. Die Betroffenen können notieren, ob sie die Regel eingehalten haben.

AB 110 Hilfe beim Anfangen
Mit diesem Arbeitsblatt können Betroffene eine Tätigkeit planen, die sie sich für den kommenden Tag vorgenommen haben. Sie verpflichten sich selbst gegenüber, dass sie sich an den Plan halten werden.

AB 111 Hilfe beim Planen
Dieses Arbeitsblatt unterstützt die Betroffenen bei der Planung einer üblicherweise aufgeschobenen Tätigkeit.

AB 112 Tagebuch meines Aufschiebeverhaltens
Das Arbeitsblatt enthält ein Arbeitstagebuch, das von den Patient*innen an mehreren Tagen ausgefüllt werden kann und die Bewältigung der Prokrastinationsprobleme im Alltag erfassen soll.

Erfassung der Prokrastinationsprobleme

(1) Wie häufig kommt es vor, dass Sie Aufgaben oder Tätigkeiten aufschieben?

.... mal in der Woche

(2) Welche Tätigkeiten schieben Sie besonders häufig auf?

....

....

(3) Wie lange schieben Sie Aufgaben auf?

.... Stunden ☐ bis kurz vor knapp ☐ bis es zu spät ist

(4) Was sind typische Ersatztätigkeiten, die Sie ausführen?

....

....

(5) Welche Gefühle treten beim Aufschieben von Aufgaben oder Tätigkeiten auf?

Vorher: ....

Währenddessen: ....

Danach: ....

(6) Welche Konsequenzen hat Ihr Aufschieben?

Positive: ....

Negative: ....

Zeiten-Erfassungsbogen für Aufschiebeverhalten

Bitte tragen Sie in die folgende Tabelle alle Tätigkeiten ein, die Sie im Laufe eines Tages erledigen. Wichtig sind auch die ungefähren Zeitangaben, schauen Sie deshalb bitte auf die Uhr. Schätzungen allein sind zu ungenau! Mehrere kurze Tätigkeiten können Sie auch zusammenfassen und als Block aufschreiben. (Beispiel: Mehrere Telefonate hintereinander werden einmal als Telefongespräche notiert; das Lesen der Post und E-Mails sowie deren Beantwortung können unter dem Stichwort Korrespondenz geführt werden.) Vermerken Sie außerdem, ob Sie die Tätigkeit wie geplant begonnen und beendet haben.

Anfangszeit	**Endzeit**	**Tätigkeit**	**Dauer**	**Wie geplant**	
				begonnen	**beendet**

Beschreiben Sie eine *typische Situation*, in der Sie eine geplante Tätigkeit *aufgeschoben* haben:

Tätigkeit: ....

Phase der Absicht

(1) Welche Gedanken gingen Ihnen durch den Kopf?

....

....

(2) Wie haben Sie sich gefühlt?

....

....

(3) Wie ging es Ihnen körperlich?

....

....

(4) Was haben Sie getan?

....

....

Phase der Planung

(1) Welche Gedanken gingen Ihnen durch den Kopf?

....

....

(2) Wie haben Sie sich gefühlt?

....

....

(3) Wie ging es Ihnen körperlich?

....

....

(4) Was haben Sie getan?

....

....

Phase der Durchführung

(1) Welche Gedanken gingen Ihnen durch den Kopf?

....

....

(2) Wie haben Sie sich gefühlt?

....

....

(3) Wie ging es Ihnen körperlich?

....

....

(4) Was haben Sie getan?

....

....

Phase nach der Durchführung

(1) Welche Gedanken gingen Ihnen durch den Kopf?

....

....

(2) Wie haben Sie sich gefühlt?

....

....

(3) Wie ging es Ihnen körperlich?

....

....

(4) Was haben Sie getan?

....

....

INFO 51 Störungsmodell zum Aufschiebeverhalten

T P

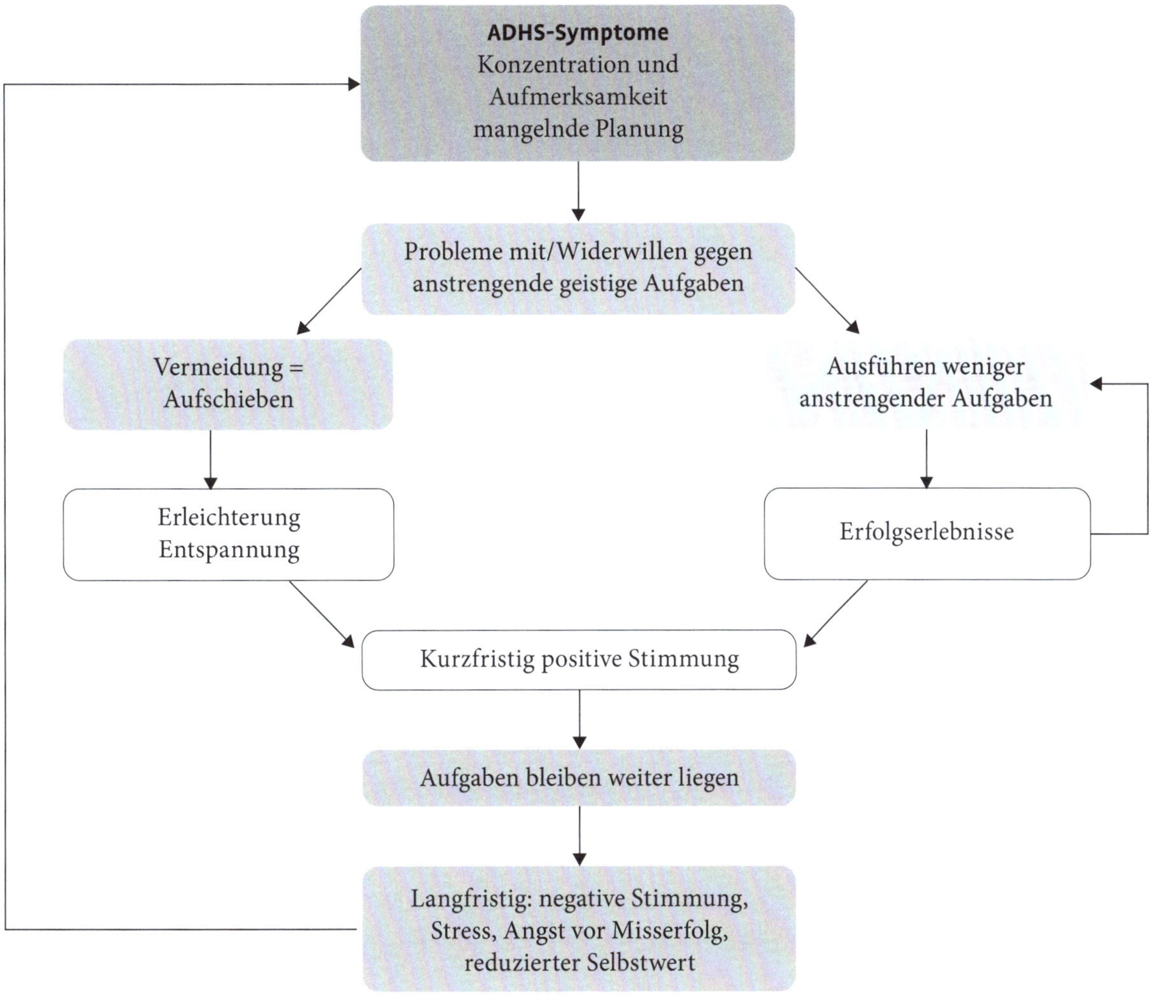

Arbeitsregeln zur Vermeidung von Aufschiebeverhalten

P

Tätigkeit	erledigt
Ich nehme mir vor, nur *eine* Aufgabe zu bearbeiten, die ich immer vor mir herschiebe, und trage sie oben ein.	
Ich zerlege die Aufgabe in möglichst viele kleine und konkrete Schritte, die ich nacheinander bearbeiten kann.	
Ich lege realistisch fest, mit wie vielen Teilschritten ich beginnen möchte: Schritte .... bis	
Ich lege einen Zeitpunkt fest, an dem ich mit der Aufgabe beginne: Zeitpunkt:	
Ich bestimme realistisch die Zeitspanne, die ich für die geplanten Teilschritte aufbringen will und kann: Arbeitsdauer:	
Ich lege einen Ort fest, an dem ich die Aufgabe bearbeite, und sorge dafür, dass dieser Ort möglichst wenige Ablenkungen bereithält: Ort:	
Ich überlege mir eine kleine Belohnung für das Einhalten meines Plans: Belohnung:	
Ich sorge dafür, dass ich an das Aufnehmen der Tätigkeit erinnert werde (Wecker, Handy, Partner).	
Ich fange zur eingeplanten Zeit wirklich an.	
Ich beende die Tätigkeit zur geplanten Zeit.	
Ich schaue mir hinterher an, wie es gelaufen ist, und bewerte, was gut und was schlecht geklappt hat.	
Ich belohne mich, auch wenn ich nur einen kleinen Schritt geschafft habe.	

Hilfe beim Anfangen

P

Es hat sich gezeigt, dass wir Tätigkeiten und Aufgaben leichter beginnen, wenn wir den Anfang und die Dauer genau planen. Außerdem beginnen wir auch dann eher mit etwas, wenn wir uns verbindlich dazu verpflichtet haben. Hier sollen Sie die Tätigkeit für den bevorstehenden Tag planen und sich selbst gegenüber verbindlich versprechen, dass Sie sich an den Plan halten.

(1) Das werde ich heute tun:

....

(2) Dann werde ich beginnen: .... Uhr

(3) So lange werde ich arbeiten: .... Minuten

(4) Damit erinnere ich mich an das pünktliche Beginnen:

....

(5) Mit diesem Satz motiviere ich mich, pünktlich zu beginnen:

....

....

....

....

(6) Mit diesem Ritual leite ich meine Tätigkeit ein:

....

(7) Ich werde mindestens .... Minuten bei der Sache bleiben, bevor ich eine Pause mache.

(8) Damit belohne ich mich, wenn ich mein Versprechen an mich selbst gehalten habe:

....

Ich verspreche mir selbst, mich an den Plan zu halten:

Datum: .... Unterschrift: ....

Hilfe beim Planen

Datum: ....

Tätigkeit, die ich planen möchte:

....

Daran erkenne ich, dass ich die Tätigkeit erfolgreich abgeschlossen habe:

....

Ich beginne mit der Tätigkeit am .... um .... Uhr.

Ich werde bis .... Uhr daran arbeiten und .... Pausen von .... Minuten machen.

Ich werde meinen Arbeitsplatz optimal vorbereiten, indem ich:

....

Das wird mir helfen, mit der Arbeit anzufangen:

....

Das wird mir helfen, am Ball zu bleiben:

....

Damit belohne ich mich, wenn ich es geschafft habe:

....

Ich werde folgende Teilschritte bearbeiten (bitte möglichst exakte Teilschritte planen aber nur so viele wie nötig und realistisch zu schaffen sind!):

Teilschritt	**Beginn**	**Ende**	**Pause von bis**
(1)	....	....	....
(2)	....	....	....
(3)	....	....	....
(4)	....	....	....

Ich verspreche mir selbst, mich an den Plan zu halten.

Datum: .... Unterschrift: ....

AB 112 **Tagebuch meines Aufschiebeverhaltens** P

Tag der Beantwortung: .... Uhrzeit: ....

(1) Wie ist Ihre derzeitige Stimmung?

☐ **sehr gut** ☐ **gut** ☐ **mittelmäßig** ☐ **schlecht** ☐ **sehr schlecht**

(2) Welche Aufgabe haben Sie sich für heute vorgenommen?

....

(3) Wie lange wollten Sie mit der Aufgabe verbringen?

.... Minuten von .... Uhr bis .... Uhr

(4) Wie lange haben Sie mit der Aufgabe verbracht?

.... Minuten von .... Uhr bis .... Uhr

(5) Wie häufig und wie lange haben Sie Ihre Tätigkeit unterbrochen?

.... mal für ca. .... Minuten

(6) Wann haben Sie Ihre Tätigkeit zum ersten Mal unterbrochen?

☐ **gleich zu Beginn** ☐ **bevor ich es geplant hatte** ☐ **zur geplanten Zeit** ☐ **als ich unkonzentriert wurde** ☐ **gar nicht**

(7) Was haben Sie gemacht, wenn Sie Ihre Tätigkeit unterbrochen haben?

....

(8) Wie viel von dem, was Sie sich vorgenommen haben, haben Sie geschafft und wie zufrieden sind Sie mit dem Ergebnis?

Zielerreichung: .... %

Zufriedenheit:

☐ **sehr** ☐ **ziemlich** ☐ **mittelmäßig** ☐ **wenig** ☐ **gar nicht**

(9) Was haben Sie sich für morgen vorgenommen?

Tätigkeit: ....

Beginn: .... Uhr Ende: .... Uhr

geplante Unterbrechungen: ....

Literatur

Baer, N. & Kirsch, P. (2010). TADSE – Training bei ADS im Erwachsenenalter. Weinheim: Beltz.

Baer, N. & Krisch, P. (2012). Alles nach Plan. Weinheim: Beltz.

Barkley, R. (2006). Attention-Deficit Hyperactivity Disorder: A Handbook for Diagnosis and Treatment (3. ed.). New York: The Guilford Press.

Bäumler, G. (1985). Farbe-Wort-Interferenztest (FWIT). Göttingen: Hogrefe

Bohus, M. & Wolf-Arehult, M. (2009). Interaktives Skillstraining für Borderline Patienten (2. Aufl.). Stuttgart: Schattauer.

Bratfisch, O. & Hagman, E. (2010). Differentieller Aufmerksamkeitstest (DAKT). Mödling: Schuhfried.

Brickenkamp, R., Schmidt-Atzert, L. & Liepmann, D. (2010). Test d2 – Revision – Aufmerksamkeits- und Konzentrationstest. Göttingen: Hogrefe.

Cambridge Cognition (2019). CANTAB® [Cognitive assessment software]. www.cantab.com.

Düker, H. & Lienert, G. A. (2001). Konzentrations-Leistungs-Test – Revidierte Fassung (KLT-R). Göttingen: Hogrefe.

Eismann, G. & Lammers, C.-L. (2017). Therapie-Tools Emotionsregulation. Weinheim: Beltz.

Faraone, S. V. & Larsson, H. (2019). Genetics of attention deficit hyperactivity disorder. Molecular Psychiatry, 24 (4), 562–575.

Härting, C., Markowitsch, H. J., Neufeld, H., Calabrese, P., Deisinger, K. & Kessler, J. (2000). Wechsler Gedächtnis Test — Revidierte Fassung (WMS-R). Bern: Huber.

Hinsch, R. & Pfingsten, U. (2015). Gruppentraining sozialer Kompetenzen GSK: Grundlagen, Durchführung, Anwendungsbeispiele (6. Aufl.). Weinheim: Beltz.

Höcker, A., Engberding, M. & Rist, F. (2017). Prokrastination – Ein Manual zur Behandlung des pathologischen Aufschiebens. Göttingen: Hogrefe.

Kamradt, J. M., Ullsperger, J. M. & Nikolas, M. A. (2014). Executive function assessment and adult attention-deficit/hyperactivity disorder: tasks versus ratings on the Barkley deficits in executive functioning scale. Psychological Assessment, 26, 1095–1105.

Kooij, J. J.S., Francken, M. H., Bron, A. & Wynchank, D. (2019). DIVA-5 – Diagnostisches Interview für ADHS bei Erwachsenen (3. Aufl.). Den Haag, NL: DIVA Foundation.

Knye, M. Roth, N., Westhus, W. &. Heine, A. (2003). Continuous Performance Test (CPT). Göttingen: Hogrefe.

Lauth, G. W. & Schlottke, P. F. (2019). Training mit aufmerksamkeitsgestörten Kindern (7. Aufl.). Weinheim: Beltz.

Linderkamp, F. & Lauth, G. W. (2011). Zur Wirksamkeit pharmakologischer und psychotherapeutischer Therapien bei Aufmerksamkeitsdefizit-/Hyperaktivitätsstörung (ADHS) im Erwachsenenalter: Eine empirische Metaanalyse. Verhaltenstherapie, 21, 229–238.

Meichenbaum, D. H. & Goodmann, J. (1971). Training impulsive children to talk to themselves: a means of developing self-control. Journal of Abnormal Psychology, 77, 115–126.

Moosbrugger, H. & Goldhammer, F. (2007). FAKT-II. Frankfurter Adaptiver Konzentrationsleistungs-Test II. Bern: Huber.

Oswald, W. D. (2016). Zahlen-Verbindungs-Test (ZVT) (3. Aufl.). Göttingen: Hogrefe.

Philipsen, A., Jans, T., Graf, E. et al. (2015). Effects of Group Psychotherapy, Individual Counseling, Methylphenidate, and Placebo in the Treatment of Adult ADHD: A Randomized Clinical Trial (COMPAS-Study). JAMA Psychiatry, 72 (12), 1199–1210.

Reitan, R. M. (1992). Trail Making Test. Tucson, AZ: Reitan Neuropsychology Laboratory.

Rösler, M., Retz-Junginger, P., Retz, W. & Stieglitz, R.-D. (2008). Homburger ADHS-Skalen für Erwachsene: HASE; Untersuchungsverfahren zur syndromalen und kategorialen Diagnostik der Aufmerksamkeitsdefizit-/ Hyperaktivitätsstörung (ADHS) im Erwachsenenalter. Göttingen: Hogrefe.

Safren, S. A., Perlman, C. A., Sprich, S. & Otto, M. W. (2005). Mastering your adult adhd – a cognitive-behavioral treatment program. New York: Oxford University Press. (Deutsch: Kognitive Verhaltenstherapie der ADHS des Erwachsenenalters. Berlin: Medizinisch Wissenschaftliche Verlagsgesellschaft, 2009).

Schmidt, S. & Petermann, F. (2013). ADHS-E. ADHS-Screening für Erwachsene (2. Aufl.). Frankfurt: Pearson.

Schug, S. (2016). Therapie-Tools Achtsamkeit. Weinheim: Beltz.

Stavemann, H. H. (2003). Therapie emotionaler Turbulenzen. Weinheim: Beltz.

Stavemann, H. H. (2015). Therapie-Tools Integrative KVT. Weinheim: Beltz.

Teasdale, J., Williams, M. & Segal, Z. (2017). Das MBCT-Arbeitsbuch. Freiburg: Arbor.

Tucha, O. & Lange, K. (2004). TL-D. Turm von London – Deutsche Version. Göttingen: Hogrefe.

Wender, P. H. (1995). Attention-deficit hyperactivity disorder in adults. New York, NY: Oxford University Press.

Wilken, B. (2003). Methoden der Kognitiven Umstrukturierung (2. Aufl.). Stuttgart: Kohlhammer.

Ufer, K. & Wilson, B. A. (2000). BADS: behavioural assessment of the dysexecutive syndrome (deutsche Übersetzung). Bury St Edmunds: Thames Valley Test Company.

Zimmermann, P. & Fimm, B. (2017). Testbatterie zur Aufmerksamkeitsprüfung, Version 2.3.1. Herzogenrath: PsyTest.

Kirsch • Haible-Baer

Therapie-Tools
ADHS im Erwachsenenalter

E-Book inside auf psychotherapie.tools

Mit dem untenstehenden Download-Code erhalten Sie dieses Buch als E-Book im PDF-Format. Hierfür ist eine Registrierung auf www.psychotherapie.tools notwendig:

1. www.psychotherapie.tools/e-book-inside öffnen.
2. Code eingeben.
3. Auf »Freischalt-Code einlösen« klicken.
   Der Code ist einmal gültig.
4. Im Warenkorb auf »Zur Kasse« klicken
   und Vorgang nach Login abschließen.

Das E-Book steht Ihnen in Ihrem Kundenkonto unter »Mein Material« zur Verfügung. Es ist ausschließlich für den persönlichen Gebrauch einer einzelnen Person bestimmt.

Für Institutionen und Teams bieten wir gestaffelte Mehrplatz-Lizenzen an, die sich an der Zahl Ihrer Nutzer:innen orientieren. Kontaktieren Sie uns unter vertrieb-psychotherapie.tools@beltz.de und sichern Sie sich Ihre Mehrplatz-Lizenz!

ABCX9JY4TK